编写人员名单

主　编：贾　青　王　静　李正艳

副主编：史宇颖　王　倩

编　者：贾　青　王　静　李正艳　史宇颖
王　倩　张芹芹　黄　梅　康　岩
李秀娟　吴春羚　江泽仙

前言

随着医学科学技术迅速发展，新理论、新知识、新技术的不断涌现以及诊疗仪器和医疗设备的不断更新，为进一步提高护理人员护理操作技能水平，做好技术风险的预测、防范和处理，依照《基础护理学》（第6版）、《临床护理实践指南》和《护理技术规范与风险防范流程》，结合临床编写了本书。本书旨在规范护理人员专业行为，强化其风险防范意识，引导其正确处理各种风险，具有重要的指导意义。

全书分“基础护理技术”和“专科护理技术”两篇，共92章，合计96项护理技术。每项护理技术都编写了其适用范围、目的、操作流程、评分标准、注意事项，重点护理技术介绍了操作风险防范。其中，操作流程主要突出其实用性和科学性，评分标准则强调其原则性和客观性，操作风险防范主要是强化护理人员对风险的识别和处理。本书可供护士长、临床护士、实习护士等使用，也可用于护理管理、护理教学、临床带教、在职护士继续教育等的教学参考。

本书由滕州市中心人民医院、江西省上饶市人民医院的优秀临床护理专家和护理管理者合作编写，在此对各位同行以及资料的提供者深表谢意。

由于编者水平有限，不足在所难免，恳请各位专家和护理同仁们批评指正，期望在共同学习的基础上不断完善和改进。

编　者

2021年4月

临床护理技术规范与风险防范

贾青 王静 李正艳 主编

LINCHUANG HULI JISHU GUIFAN
YU FENGXIAN FANGFAN

化学工业出版社
·北京·

内容简介

本书由两部分组成，上篇为基础护理技术，下篇为专科护理技术。详细介绍了各项护理技术的操作步骤、扣分细则和风险防范。其中，操作步骤主要突出其实用性和科学性，扣分细则则强调其原则性、标准性和客观性，风险防范主要强化护理人员对操作并发症的发生原因、临床表现、预防和处理的认识。

本书紧密结合临床实践，重点突出，实用性强，可供各科临床护士、实习护士等学习使用，也可用于护理管理、护理教学、临床带教、在职护士继续教育等的教学参考。

图书在版编目（CIP）数据

临床护理技术规范与风险防范 / 贾青，王静，李正艳主编.
—北京：化学工业出版社，2021.8
ISBN 978-7-122-39524-5

Ⅰ. ①临… Ⅱ. ①贾…②王…③李… Ⅲ. ①护理学 - 技术操作规程 Ⅳ. ① R47-65

中国版本图书馆 CIP 数据核字（2021）第 136062 号

责任编辑：满孝涵　　文字编辑：李　平　陈小滔
责任校对：边　涛　　装帧设计：史利平

出版发行：化学工业出版社（北京市东城区青年湖南街13号　邮政编码100011）
印　　刷：北京京华铭诚工贸有限公司
装　　订：三河市振勇印装有限公司
710mm×1000mm　1/16　印张25½　字数518千字　2021年10月北京第1版第1次印刷

购书咨询：010-64518888　　售后服务：010-64518899
网　　址：http://www.cip.com.cn
凡购买本书，如有缺损质量问题，本社销售中心负责调换。

定　　价：98.00元

目录

上篇

基础护理技术

第一章

患者入/出院护理

【适用范围】

所有住院患者。

【目的】

① 协助患者了解和熟悉环境，使患者尽快熟悉和适应医院生活，消除紧张、焦虑等不良情绪。

② 满足患者的各种合理需求，以调动患者配合治疗、护理的积极性。

③ 做好健康教育，满足患者对疾病知识的需求。

④ 护士在患者出院当日应根据出院医嘱停止相关治疗并处理各种医疗护理文件，协助患者或家属办理出院相关手续，整理病室及床单位。

【操作流程】

① 入院护理：完善信息，佩戴腕带→准备床位→介绍、指导→测量生命体征、护理评估→执行医嘱、落实护理措施→健康教育。

② 出院护理：接出院通知→书写整理出院病历→出院健康指导→征求意见、建议→清点病房内公用物品→协助患者或家属办理出院手续→取下腕带，护送出院→床单位终末处理，铺备用床。

【评分标准】

患者入/出院护理操作考核评分标准（100分）

病区______ 姓名______ 考试日期______ 监考人______ 得分______

项目	操作流程与标准	分值/分	扣分细则	扣分
准备	1. 护士：着装整齐，洗手 2. 用物：病历及病历夹、床单元、病员服、体重秤、测生命体征用物，必要时备急救物品、药品等	2 6	一项不合要求 -1 缺一项 -1	
操作流程	入院护理 1. 值班护士接到住院单后，完善电子信息，双人核对患者信息，协助患者佩戴腕带，及时通知主管医生、分管护士、护士长 2. 根据患者病情称体重，准备床位，将备用床改为暂空床，必要时备好急救物品和药品	6 4	一项不符合要求 -2 未落实首迎负责制 -2	

续表

项目	操作流程与标准	分值/分	扣分细则	扣分
操作流程	3. 分管护士详细介绍主管医生、病区环境、陪护探视制度等，指导使用床头呼叫器，请患者或家属签署入院宣教知情同意书	6	讲解不全面 -2，一项不符合要求 -2	
	4. 分管护士为患者做入院护理评估、制订护理计划。完成卫生处置、测量生命体征	10	一项不符合要求 -5	
	5. 分管护士根据医嘱要求，准确执行医嘱及各项护理措施	10	一处不合要求 -5	
	6. 分管护士了解患者的身心需要，根据患者情况适时进行健康教育，满足患者需求	10	健康宣教不全 -5, 未进行健康宣教此项不得分	
	出院护理			
	1. 值班护士接出院医嘱后，通知分管护士，做好出院准备工作	4	未落实该项不得分	
	2. 值班护士按照病历书写要求书写整理出院病历，做好出院信息归档	4	未落实该项不得分	
	3. 发放出院药物；根据患者病情及恢复情况，制订康复计划，完成出院健康指导，并提供健康咨询热线（回访联系卡）	10	讲解不全面 -2，未提供咨询电话 -2，听取不认真 -2	
	4. 分管护士认真听取患者住院期间意见及建议	4	未落实该项不得分	
	5. 分管护士协助患者整理用物，清点病房内公用物品	3	未落实该项不得分	
	6. 分管护士协助患者或家属办理出院手续	3	未落实该项不得分	
	7. 分管护士将腕带取下，做好出院登记，根据患者病情用平车、轮椅或步行送患者出院	6	一项不符合要求 -2	
	8. 床单位终末处理，铺好备用床，准备迎接新患者（传染性病床单位及病室，均按传染病终末消毒法处理）	6	床位未消毒 -3，未备好备用床 -3	
评价	1. 操作准确、熟练，规范 2. 爱伤观念强，与患者沟通有效 3. 操作时间：15min	6	酌情扣分 每超时 30s-1	

【注意事项】

① 物品准备应符合患者的需求，急、危、重症患者应得到及时救治。

② 入 / 出院介绍指导应熟练、完整，并具有条理性。

③ 使用服务用语，解释到位，使患者容易理解，使患者及家属满意。

④ 护理记录应完整。

（王　静、史宇颖）

第二章

洗手、卫生手消毒

【适用范围】

① 直接接触患者前后。

② 无菌操作前后。

③ 处理清洁或无菌物品之前。

④ 穿脱隔离衣前后，戴摘手套前后。

⑤ 接触不同患者之间或者从患者身体的污染部位移动到清洁部位时。

⑥ 处理污染物品后。

⑦ 接触患者的血液、体液、分泌物、排泄物、黏膜皮肤或者伤口敷料后。

【目的】

① 洗手：清除手部皮肤污垢和大部分暂住菌，切断通过手传播感染的途径。

② 卫生手消毒：清除致病性微生物，预防感染与交叉感染，避免污染无菌物品和清洁物品。

【操作流程】

取适量洗手液于掌心→掌心搓掌心→手指交错，掌心搓手背，两手互换→掌心相对，双手交叉沿指缝相互揉搓→两手互握，互擦指背→拇指在掌中转动，两手互换→指尖摩擦掌心，两手互换→旋转揉搓腕部、前臂，两侧交替→流动水下彻底冲洗→擦干双手。

【评分标准】

洗手、卫生手消毒操作考核评分标准（100 分）

病区______ 姓名______ 考试日期______ 监考人______ 得分______

项目	操作流程与标准	分值/分	扣分细则	扣分
准备	1. 着装符合要求，摘除首饰（戒指、手表等）、修剪指甲（指甲长度不超过指尖）	4	一项不符合要求 -2	
	2. 用物：非手触式（肘式、脚踏、感应）流动水洗手设施、洗手液、手消毒液、一次性纸巾（或烘干机）等 检查洗手液、手消毒液的有效期	6	一项不符合要求 -1，未检查洗手液、消毒液效期 -2	
	3. 操作环境清洁、宽敞、明亮	3	未评估环境 -3	

续表

项目	操作流程与标准	分值/分	扣分细则	扣分
操作流程	**洗手：** 1. 在流动水下，使双手充分淋湿	6	未充分淋湿或有遗漏 -2，溅湿衣服 -2	
	2. 用手掌根部按压取适量（约 3mL）洗手液于掌心，均匀涂抹至整个手掌、手背、手指和指缝	8	取洗手液方法、取液量不正确各 -2，未充分涂抹或有遗漏 -2	
	3. 按六步洗手法认真揉搓，每步至少 15s 第一步：掌心相对，手指并拢相互揉搓 第二步：手心对手背沿指缝相互揉搓，交换进行 第三步：掌心相对，双手交叉沿指缝相互揉搓 第四步：弯曲各手指关节，双手相扣进行揉搓，交换进行 第五步：一手握另一手大拇指旋转揉搓，交换进行 第六步：五指指尖并拢，在另一手掌心旋转揉搓，交换进行	20	每步洗手方法不正确 -3，时间过短 -1	
	每步至少来回洗五次，双手交替进行；必要时揉搓腕部至腕上 10cm（口述）	8	揉搓时间少于 15s -3，揉搓次数不足不得分，未口述 -1	
	4. 流动水下彻底冲洗双手，冲洗时肘部应高于手掌位置，让水向指尖处流下，避免污染双手	6	未冲洗干净 -2，冲洗时肘部位置不正确污染双手 -3	
	5. 取擦手纸，擦干双手或烘干双手	6	干手方法不正确 -4	
	卫生手消毒： 1. 用手掌尺侧按压取适量手消毒液于掌心，均匀涂抹至整个手掌、手背、手指和指缝	8	取手消毒液方法、取液量不正确各 -2	
	2. 按照洗手的步骤揉搓双手，必要时揉搓腕部及腕上 10cm（口述）	10	手消毒液未充分涂抹或有遗漏 -2，每步洗手方法不正确 -3，未口述 -1	
	3. 每部位揉搓至少 15s，至手部干燥	7	揉搓时间少于 15s -3，未充分干燥 -4	
评价	1. 洗手指征正确 2. 手清洗干净，肉眼看无异物存留 3. 操作时无水花四射的现象，洗手者衣服无水迹	8	酌情扣分	
	4. 操作时间：7min		每超时 30s -0.5	

【注意事项】

① 认真清洗指甲、指尖、指缝和指关节等易污染的部位。

② 手部不佩戴戒指等饰物。

③ 使用一次性纸巾擦干双手。

④ 手未受到患者血液、体液等明显污染时，可以使用速干手消毒剂消毒双手代替洗手。

（王　静、史宇颖）

第三章

协助更衣

【适用范围】

所有患者。

【目的】

使患者清洁、舒适，满足其身心需要。

【操作流程】

核对患者信息→解释、评估→环境准备→脱衣：先近侧，后远侧 / 先健侧，后患侧→穿衣：先远侧，后近侧 / 先患侧，后健侧→妥善保护伤口和管道→安置患者→整理用物。

【评分标准】

协助更衣操作考核评分标准（100 分）

病区______ 姓名______ 考试日期______ 监考人______ 得分______

项目	操作流程与标准	分值 / 分	扣分细则	扣分
准备	1. 着装整洁、修剪指甲、洗手、戴口罩	2	一项不符合要求 -1	
	2. 用物：合适干净的衣裤、扫床车等	4	漏一件 -1	
	3. 环境：整洁、安静、安全、光线明亮	2	一项不符合要求 -1	
操作流程	1. 携用物至床旁，核对患者身份	4	查对不认真 -1，未核对 -2	
	2. 解释更衣目的、配合方法；评估患者病情、意识、合作能力，患者肌力、移动能力、有无肢体偏瘫及皮肤黏膜损伤等，患者手术部位、麻醉方式、引流管等	6	解释不到位 -1，未解释 -2，评估不全面 -1，未评估不得分	
	3. 关闭门窗，拉床幔，保护患者隐私	4	一项不符合要求 -2	
	4. 根据患者病情采取不同的更衣方法，病情稳定可采取半坐卧位或坐位更换，脊髓损伤、手术或卧床可采取轴式翻身法更换	9	卧位不舒适 -2，未根据病情选择更衣方法 -4	
	5. 穿脱衣方法			
	①脱衣方法：无肢体活动障碍时，先近侧，后远侧；一侧肢体活动障碍时，先健侧，后患侧	16	脱衣顺序不合要求 -5，手法粗暴 -3，暴露太多 -3	

续表

项目	操作流程与标准	分值/分	扣分细则	扣分
操作流程	②穿衣方法：无肢体活动障碍时，先远侧，后近侧；一侧肢体活动障碍时，先患侧，后健侧	16	穿衣顺序不合要求 -5，手法粗暴 -3，暴露太多 -3	
	6. 更衣过程中适时安慰 / 鼓励患者，妥善保护伤口和各种管道，注意保暖	14	未适时安慰 / 鼓励 -3，保护不到位 -3，未注意保暖 -2	
	7. 密切观察患者病情，出现异常情况时，及时处理	5	未观察 -2，处理不及时 -3	
	8. 更衣完毕，拉开床幔，协助患者取舒适卧位	4	一项不符合要求 -2	
	9. 整理床单元及用物，交代注意事项	5	未整理 -2，未交代注意事项 -3	
	10. 洗手	2	未洗手 -2	
评价	1. 操作熟练，查对规范 2. 爱伤观念强，与患者沟通有效 3. 操作时间：10min	7	酌情扣分 每超时 30s -0.5	

【注意事项】

① 注意保暖，保护患者隐私。

② 妥善保护伤口和各种管道。

③ 护士动作应轻稳，切勿强硬拉拽，避免损伤患者皮肤及关节。

（王　静、史宇颖）

第四章

协助患者移向床头

【适用范围】

因疾病或治疗限制的长期卧床患者。

【目的】

协助滑向床尾而不能自行移动的患者移向床头，恢复舒适而安全的卧位。

【操作流程】

核对患者信息→解释、评估→固定床脚轮→将导管及输液装置安置妥当→枕头横立于床头→协助患者仰卧屈膝→移向床头方法正确→安置患者→整理床单位，保持管道通畅。

【评分标准】

协助患者移向床头操作考核评分标准（100分）

病区______　姓名______　考试日期______　监考人______　得分______

项目	操作流程与标准	分值/分	扣分细则	扣分
准备	1.着装整洁，洗手，戴口罩	2	一项不符合要求 -1	
	2.护士：视患者情况决定护士人数	2	未准备 -1	
	3.用物：根据病情准备枕头等物	2	缺一项 -1	
	4.环境：整洁、安静、温度适宜、光线充足	2	一项不符合要求 -1	
操作流程	1.携用物至床旁，核对患者身份	4	未核对 -4	
	2.向患者及家属做好解释，取得配合；评估患者的年龄、体重、病情、治疗情况、合作程度	6	未解释 -2，解释不到位 -2，评估少一项 -1，未评估 -3	
	3.固定床脚轮	4	未固定床脚轮 -4	
	4.将各种导管及输液装置安置妥当，必要时将盖被折叠至床尾或一侧	4	一项安置不妥当 -2	
	5.根据患者病情放平床头支架，枕头横立于床头	4	枕头位置不当 -4	
	6.协助患者移向床头			
	(1)一人协助患者移向床头法：适用于生活能部分自理且体重较轻的患者	2		

续表

项目	操作流程与标准	分值/分	扣分细则	扣分
操作流程	①协助患者仰卧屈膝，嘱其双手握住床头栏杆	4	卧位不符合要求 -2，未指导 -2	
	②护士靠近床侧，两腿适当分开	6	方法不符合要求一处 -5	
	③一手托住患者肩背部，另一手托住臀部	6	方法不符合要求一处 -5	
	④护士在托起患者的同时，嘱患者两脚蹬床面，挺身上移，移向床头	6	方法不符合要求一处 -5，移动不到位 -3	
	(2) 二人协助患者移向床头法：适用于重症或体重较重的患者	2		
	①患者仰卧屈膝	4	卧位不符合要求 -2	
	②两名护士分别站在床的两侧，交叉托住患者颈肩部和臀部，或一人托住患者颈、肩部及腰部，另一人托住臀部及腘窝部	6	方法不符合要求一处 -5	
	③两名护士同时用力，协调地将患者抬起，移向床头	10	未同时用力 -5，未抬离床面 -5，移动不到位 -3	
	7. 放回枕头，视病情需要抬高床头	4	未放回枕头 -2，未按需要抬高床头 -2	
	8. 协助患者取舒适卧位，整理床单元	6	卧位不舒适 -4，未整理 -2	
	9. 各种管道保持通畅	4	管道固定不合要求 -4	
	10. 移动过程密切观察患者病情，出现异常情况时，及时处理	5	未观察 -5	
评价	1. 操作熟练，有爱伤观念 2. 沟通到位，患者/家属对操作满意 3. 操作时间：8min	5	酌情扣分 每超时 30s -0.5	

【注意事项】

① 注意遵循节力原则。

② 护士动作应轻稳，避免对患者的拉、拽等动作，防止关节脱位，使患者舒适、安全。

（王　静、史宇颖）

第五章

协助患者翻身

【适用范围】

因疾病或治疗限制的长期卧床患者。

【目的】

① 协助不能起床的患者更换卧位，使患者感觉舒适。

② 满足检查、治疗和护理的需要，如背部皮肤护理、更换床单或者整理床单位等。

③ 预防并发症，如压力性损伤、坠积性肺炎等。

【操作流程】

核对患者信息→解释、评估→固定床脚刹车→将导管及输液装置安置妥当→协助患者仰卧，两手放于腹部，两腿屈曲→将患者移至近侧床缘→正确手法翻身→背部、胸前及两膝间放置软枕→保持管道通畅→观察受压处皮肤，护理→整理床单位，记录。

【评分标准】

协助患者翻身操作考核评分标准（100 分）

病区______ 姓名______ 考试日期______ 监考人______ 得分______

项目	操作流程与标准	分值/分	扣分细则	扣分
准备	1. 着装整洁，洗手，戴口罩	2	一项不符合要求 -1	
	2. 护士：视患者情况决定护士人数	1		
	3. 用物：翻身垫、软枕等用物	2	缺一项 -1	
	4. 环境：整洁、安静、温度适宜、光线充足，必要时进行遮挡	2	一项不符合要求 -1	
操作流程	1. 携用物至床旁，核对患者身份	3	未核对 -3	
	2. 向患者及家属做好解释，评估患者病情、意识、伤口和引流管情况及床单元是否整洁干燥；检查患者肢体活动、感觉状态及配合能力	6	未解释 -2，解释不到位 -2，评估少一项 -1，未评估 -3	
	3. 固定床脚刹车	4	未固定床脚轮 -4	

续表

项目	操作流程与标准	分值/分	扣分细则	扣分
操作流程	4. 将各种导管及输液装置安置妥当，拉起对侧床档	4	未固定管道 -2，未拉床挡 -2	
	5. 协助患者仰卧，两手放于腹部，两腿屈曲	5	卧位不适 -5	
	6. 翻身	5	未遵循节力、安全原则 -5	
	（1）一人协助患者翻身侧卧法			
	①将患者肩部、臀部移向护士侧床沿，再将患者双下肢移近护士侧床沿，协助或嘱患者屈膝	8	拖拉此项不得分	
	②护士一手托肩，一手扶膝，轻轻将患者转向对侧，使其背向护士	8	手法不对 -5，卧位不适 -3	
	（2）二人协助患者翻身侧卧法			
	①两名护士站在床的同一侧，一人托住患者颈、肩及腰部，另一人托住臀部及腘窝部，同时将患者稍抬起移向近侧	8	拖拉此项不得分，两人动作不协调 -5，手法不对 -2，未抬起 -5	
	②两人分别托扶患者肩、腰、臀和膝部，轻轻将患者转向对侧	8	手法不对 -10，卧位不适 -5	
	7. 在患者背部、胸前及两膝间放置软枕，使患者安全、舒适，拉起双侧床档	7	未规范使用减压用具 -4，卧位不安全 -3	
	8. 翻身过程中注意观察患者的面色，并询问其感受，适时安慰鼓励患者	4	未观察 -2，未安慰鼓励 -2	
	9. 检查并安置患者肢体各关节处于功能位置；保持各种管道通畅	6	未维持关节功能位 -3，管道固定不合要求 -3	
	10. 观察背部皮肤并进行护理	5	未观察 -5	
	11. 整理床单位，洗手，记录（翻身时间及皮肤状况），做好交接班	6	一项不符合要求 -2	
评价	1. 操作熟练，有爱伤观念 2. 操作体现人文关怀 3. 护理过程安全，皮肤无损伤，无并发症发生	6	酌情扣分	
	4. 操作时间：20min		每超时 30s -0.5	

【注意事项】

① 注意遵循节力原则。

② 护士动作应轻稳，避免对患者的拉、拽等动作，防止关节脱位，使患者舒适、安全。

③ 翻身时应注意为患者保暖并防止坠床。

④ 根据患者病情及皮肤受压情况，确定翻身间隔的时间，同时做好记录及交

接班。

⑤ 若患者身上有各种导管或输液装置时，应先将导管安置妥当，翻身后仔细检查导管是否有脱落、移位、扭曲、受压，以保持导管通畅。

⑥ 为手术患者翻身前应先检查伤口敷料是否潮湿或脱落，如已脱落或被分泌物浸湿，应先更换敷料并固定妥当后再行翻身，翻身后注意伤口不可受压。

（王　静、史宇颖）

第六章

轮椅运送技术

【适用范围】

不能行走但能坐起的患者。

【目的】

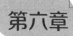

① 护送不能行走但能坐起的患者入院、出院、检查、治疗或者进行室外活动。

② 帮助患者下床活动，促进血液循环和体力恢复。

【操作流程】

① 坐轮椅：检查轮椅性能→核对患者信息→解释、评估→协助患者排便、排尿→安置引流管→正确位置摆放轮椅→固定车闸，翻起脚踏板→协助患者坐于床缘→正确方法搬运患者→翻下脚踏板，让患者双脚置于踏板上→系安全带→安置好患者体位，安全转运。

② 下轮椅：正确位置摆放轮椅→固定车闸，翻起脚踏板→安置引流管→协助患者坐于床缘→正确方法搬运患者→安置患者及管路→整理床单位，轮椅归位。

【评分标准】

轮椅运送技术操作考核评分标准（100 分）

病区______ 姓名______ 考试日期______ 监考人______ 得分______

项目	操作流程与标准	分值/分	扣分细则	扣分
准备	1. 着装整洁，洗手，戴口罩 2. 用物：轮椅，必要时备棉被 检查轮椅，保持各部件完好备用 3. 环境：移开障碍物，保证环境宽敞	3 4 3	一项不符合要求 −1 缺一项 −1 一项不符合要求 −1	
操作流程	坐轮椅： 1. 推轮椅至床旁，核对患者身份，解释，评估患者病情及配合能力 2. 协助患者排便、排尿 3. 妥善固定各引流管 4. 正确位置摆放轮椅（椅背与床尾平齐，椅面向床头或呈 45° 角）	 6 2 2 3	 未查对 −2，解释 / 评估不到位各 −1，未解释 / 评估各 −2 一项不符合要求 −1 未妥善固定 −2 一项不符合要求 −1	

续表

项目	操作流程与标准	分值/分	扣分细则	扣分
操作流程	5. 固定车闸，翻起脚踏板	4	一项不符合要求 -2	
	6. 必要时保暖（将棉被展开直铺在轮椅上，使棉被上端高过患者颈部 15cm）	3	一项不符合要求 -1	
	7. 扶患者坐于床缘，协助穿外衣、鞋	5	一项不符合要求 -2	
	8. 协助患者坐于轮椅中 ①护士面向患者站立，双膝微曲，腰背挺直，嘱患者将双手置于护士肩上，护士双臂伸入患者肩下或腰部，用自己的膝部抵住患者膝部，使其躯干前倾，协助其慢慢下床，并一起转向轮椅，使患者坐入轮椅	10	一项不符合要求 -3，动作粗暴 -2	
	②患者一侧手支撑于轮椅远侧扶手，一侧支撑于床面。向前倾斜躯干，抬起臀部，以双足为支点旋转身体直至背靠轮椅坐下。护士必要时协助	5	一项不符合要求 -3	
	9. 翻下脚踏板，让患者双脚置于踏板上，系好安全带	4	患者双脚未置于踏板上 -2，未系安全带 -2	
	10. 注意安全（患者手扶轮椅扶手，坐于轮椅中，尽量向后靠）。必要时保暖	2	一项不符合要求 -1	
	11. 松闸后推患者至目的地（口述：下坡时，倒转轮椅，使轮椅缓慢下行，患者头及背部应向后靠），推行时注意病情	4	未松闸 -2，未观察 -2	
	下轮椅： 1. 下轮椅时，将轮椅推至床尾，平齐或与床尾呈 45° 角，患者面向床头	5	一项不符合要求 -2	
	2. 固定车闸，翻起脚踏板	4	未固定 -2，未翻起 -2	
	3. 协助患者坐回床缘（让患者双手放于护士肩上，护士双手环抱患者腰部，用膝顶住患者的膝部，协助患者慢慢转向床缘）	8	一项不符合要求 -3，动作粗暴 -2	
	4. 协助患者脱去鞋和外衣，取舒适体位	4	一项不符合要求 -1	
	5. 妥善固定各引流管	3	未妥善固定 -3	
	6. 整理床单位，观察病情	4	未整理 -2，未观察 -2	
	7. 将轮椅放回原处	2	未归位 -2	
评价	1. 评估全面，操作熟练，查对规范，运用节力原则 2. 与患者有效沟通消除患者紧张情绪，取得患者积极配合 3. 动作轻柔、爱伤观念强	10	酌情扣分	
	4. 操作时间：10min		每超时 30s -0.5	

【注意事项】

① 经常检查轮椅，保持各部件完好，随时取用。

② 上下轮椅前固定好车闸，以确保安全。

③ 推轮椅下坡时应减速，上坡或过门槛时，应翘起前轮，使患者头、背部后

倾，并抓住扶手，以免发生意外。

④ 注意观察患者面色和脉搏，询问有无疲劳、头晕等不适。

⑤ 根据室外温度适当地增加衣服、盖被，以免患者着凉。

轮椅运送技术操作风险防范

摔伤

1. 发生原因 周围环境、疾病、年龄等。

2. 临床表现 在转移及运送过程中摔倒所致的肢体擦伤、疼痛、肿胀或骨折表现。

3. 预防

① 在运送转移前与患者进行有效沟通，了解外出检查的目的，取得主动配合。

② 全面评估患者病情，如肌力、感觉等情况，合理选择运输工具和转移方式。

③ 转移前先固定轮椅刹车，待患者坐上轮椅后予系好安全带。

④ 加强对送检护工的培训，认真执行操作规范，加强责任心的培养。

⑤ 定期对运送工具进行保养和检修。

4. 处理

① 初步评估患者情况，给予测量生命体征。

② 安置患者于合适的体位。

③ 全面检查摔倒部位的皮肤和肢体有无擦伤、肿胀、畸形等，必要时拍片。

④ 听取患者主诉，对症处理。

⑤ 如发生肢体骨折或其他损伤，应通知医生，同时做好相应的处理，如固定、包扎、止血。

⑥ 做好患者或家属的安抚工作。

⑦ 按意外事件上报相关人员和部门。

（王　静、史宇颖）

第七章

平车运送法

【适用范围】

适用于不能起床的患者。

【目的】

护送不能起床的患者入院，做各种特殊检查、治疗、手术或转运。

【操作流程】

检查平车性能→核对患者信息→解释、评估→协助患者排便、排尿→妥善固定引流管→正确位置摆放平车→根据患者病情及体重，使用正确方法搬运患者→安置好患者体位，固定两侧护栏→整理床单位，安全转运。

【评分标准】

平车运送法操作考核评分标准（100 分）

病区______ 姓名______ 考试日期______ 监考人______ 得分______

项目	操作流程与标准	分值/分	扣分细则	扣分
准备	1. 着装整洁，洗手，戴口罩	2	一项不符合要求 -1	
	2. 用物：平车、布中单等 检查平车的性能	2	缺一项 -1	
	3. 环境宽敞、安全，便于操作	2	一项不符合要求 -1	
操作流程	1. 携用物至床旁，核对患者身份	2	查对不认真 -1，未查对 -2	
	2. 向患者和家属解释，取得理解和配合	2	解释不到位 -1，未解释 -2	
	3. 评估患者病情、意识状态、肢体肌力及配合能力，有无约束及各种管道情况	3	评估少一项 -1，未评估不得分	
	4. 协助患者排便、排尿，妥善固定好各引流管	2	一项不符合要求 -1	
	5. 移开床旁桌椅，松盖被，协助穿衣	3	未松盖被 -1，未予协助 -1	
	6. 推平车至床尾，平车头端与床尾成钝角，固定车闸	2	一项不符合要求 -2	
	7. 根据患者病情及体重，确定搬运方法 ①挪动法：协助患者按正确顺序向平车挪动，挪动顺序为上半身、臀部、下肢，协助患者卧于平车中间。从平车移回床上时，挪动顺序为下肢、臀部、上身	12	一项不符合要求 -3，动作粗暴 -2	

续表

项目	操作流程与标准	分值/分	扣分细则	扣分
操作流程	②一人搬运法：协助患者屈膝，护士一臂自患者近侧腋下伸至对侧肩部外侧，一臂伸入患者臀下或大腿下，指导患者双臂交叉于护士颈后，托起患者轻放于平车中间	12	未移到位 -3，一项不符合要求 -3，动作粗暴 -2	
	③二人搬运法：护士甲、乙站于病床同侧，将患者双手置于胸前或腹部，协助其移至床缘；甲一手托住患者头、颈、肩下部，另一手托住腰部；乙一手托住患者臀部，另一手托住患者腘窝部，使患者身体稍向护士倾斜；两名护士同时合力抬起患者，同步移向平车，轻放于平车中间	12	一项不符合要求 -3，两人用力不均匀 -5，动作粗暴 -2	
	④三人搬运法：护士甲、乙、丙站于病床同侧，将患者双手置于胸前或腹部，协助其移至床缘；甲护士双手托住患者头、肩胛部，乙护士托住患者背部、臀部；丙护士托住患者腘窝、小腿部；由一人发令，三人同时抬起，使患者身体稍向护士倾斜，再把患者移向护士近侧，同步移向平车，轻放于平车中间	12	一项不符合要求 -3，三人用力不均匀 -5，动作粗暴 -2	
	⑤四人搬运法：在患者腰臀下铺布中单，平车推至床旁并紧靠床边，固定车闸。甲护士站于床头，双手托住患者头、颈、肩部；乙护士站于床尾，托起患者双腿；丙、丁护士分别站于床及平车两侧，双手紧握中单四角；由一人发令，四人同时抬起患者，轻放于平车中间，盖好盖被	12	一项不符合要求 -3，四人用力不均匀 -5，动作粗暴 -2	
	8. 妥善安置患者，注意保暖和隐私保护，固定两侧护栏，必要时予以保护性约束	4	一项不符合要求 -2	
	9. 整理床单位，将床铺改成暂空床	2	一项不符合要求 -2	
	10. 松闸后，安全转运：推送时，护士应位于患者头部，随时注意观察病情变化；推行中，平车小轮端在前，速度不可过快；上、下坡时，患者头部应位于高处，并嘱其抓紧扶手，保证安全；保持输液管道、引流管道通畅；颅脑损伤、颌面部外伤及昏迷者，应将头偏向一侧；颈椎损伤患者，头部应保持中立位	10	未打开刹车 -2，有安全隐患 -5	
评价	1. 操作熟练、轻柔，患者安全舒适、无损伤 2. 操作中告知患者配合事项，自然、亲切 3. 操作时间：6min	4	酌情扣分 每超时 30s -0.5	

【注意事项】

① 搬运患者时动作应轻稳，协调一致，确保患者安全、舒适。

② 尽量使患者靠近搬运者，以达到节力的目的。

③ 将患者头部置于平车的大轮端，以减轻颠簸与不适。

④ 推车时车速适宜。护士站于患者头侧，以观察病情，下坡时应使患者头部在高处一端。

⑤ 对骨折患者，应在平车上垫木板，并固定好骨折部位再搬运。

⑥ 在搬运患者过程中保证输液和引流的通畅。

平车运送法操作风险防范

一、摔伤

1. 发生原因

① 搬运前评估不到位，未检查平车性能，搬运时动作不协调。

② 操作前与患者沟通解释不到位。

2. 临床表现 搬运过程中，患者摔倒，伤口及骨折处疼痛加重或出现新的部位疼痛，皮肤或软组织损伤，病情危重者可出现生命体征改变，甚至危及生命。

3. 预防

① 操作前仔细检查，确保平车性能良好，移动前先将车闸制动。

② 搬运前正确评估患者，告知操作的方法、目的，指导患者如何配合。

③ 选择合适的搬运方法，搬运过程中动作要协调一致。

④ 搬运时尽量缩短搬运距离，让患者靠近搬运者，动作轻稳。

⑤ 平车和床面尽量在同一高度。

⑥ 运送途中拉好护栏，选择合适运送路线，上下坡时注意速度适宜，以防意外发生。

4. 处理

① 立即报告医生，协助评估患者生命体征、神志、神经系统的相应症状和体征，判断有无其他新的损伤。

② 病情允许时，立即将患者安置于床上，取舒适体位。

③ 根据医嘱及时采取有效处理措施。

④ 做好患者及家属的安抚、解释工作，消除其紧张、恐惧心理。

⑤ 密切观察病情变化，做好伤情及病情详细记录。

二、管道脱出

1. 发生原因

① 导管固定连接不紧密，固定不合适或过松。

② 移动患者时活动幅度过大，管道受牵拉。

③ 翻身时对管道滑脱的预见性差。

2. 临床表现 引流管从置管处脱出或引流瓶及引流袋与引流管分离，可导致出血、疼痛、引流液外溢等。

3. 预防

① 仔细检查各种管道，向患者解释，使其能配合，如患者意识不清或躁动应做好肢体约束。

② 所有管道必须做好标记，妥善固定各种管道，保证管道有足够长度，搬运前妥善安置各管道，保持引流通畅。

③ 转运前再次检查，转运过程中随时观察引流管。

4. 处理

① 发现引流管从置管处脱出，立即用无菌纱布覆盖伤口，并检查管道断端的完整性，通知医生，如需重新插管需做好置管准备。

② 如引流瓶及引流袋与引流管分离，立即反折或夹闭引流管，并给予更换。

③ 观察患者伤口渗血、渗液情况及生命体征，并遵医嘱给予及时处理。

④ 耐心做好患者及家属的安慰、解释工作。

⑤ 记录导管滑脱的时间、原因及处理经过，做好交接班。

（王　静、史宇颖）

第八章

生命体征测量技术

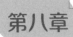

一、医用水银体温计、血压计测量技术

【适用范围】

所有患者。

【目的】

测量并记录患者的体温、脉搏、呼吸、血压，了解病情变化，协助诊断治疗。

【操作流程】

清点、检查用物→核对患者信息→解释、评估→再次检查体温计→解开衣领，擦干腋下汗液→体温计放置部位正确→测量时间正确→读表正确，手不接触水银端→体温表用后妥善处置→测量脉搏部位、方法、时间、结果正确→测量呼吸方法、时间、结果正确→患者体位正确→血压计放置合理→缠袖带符合要求→打开水银槽开关→听诊器使用方法正确，胸件放置部位正确→关气门，打气→放气平稳→测量结果正确→告知患者、记录→整理用物，安置患者。

【评分标准】

生命体征测量技术（医用水银体温计、血压计）操作考核评分标准（100 分）

病区______　姓名______　考试日期______　监考人______　得分______

项目	操作流程与标准	分值/分	扣分细则	扣分
准备	1. 衣帽整洁，修剪指甲，洗手，戴口罩	2	一项不符合要求 -1	
	2. 用物：治疗盘、体温计清洁盒（内装体温计）、盛 75% 酒精的容器盒、血压计、听诊器、纱布、弯盘、带秒针的表、笔、记录本等，必要时备棉絮	5	缺一项 -1	
	检查体温计、血压计、听诊器		漏检查一项 -2，方法不正确一项 -1	
	3. 环境安静、光线充足、室温适宜	2	一项不符合要求 -1	
操作流程	1. 携用物至床旁，核对患者身份	4	未核对 -4	
	2. 向患者解释，取得配合；评估患者病情、年龄、自理程度、心理状况、情绪状态及出汗等情况；了解患者有无剧烈运动，测口温的患者 15 ～ 30min 前有无进食过冷、过热的食物	6	未解释 -1，漏评估一项 -1	
	3. 检查体温计是否完好，将水银柱甩至 35℃以下	4	未甩表或表破损 -2	

续表

项目	操作流程与标准	分值/分	扣分细则	扣分
操作流程	4. 根据病情、年龄选择测温部位 腋下测温：解开衣领，擦干腋窝下汗液，体温计水银端放腋窝深处并紧贴皮肤，屈臂过胸，夹紧体温计，时间为10min	6	未选择合适的方法、未擦干腋下各 -2，未屈臂过胸、未紧贴皮肤各 -2，未口述时间 -1	
	5. 取出，检视体温计读数，记录	4	未检视、未记录各 -2	
	6. 将体温计水银柱甩至35℃以下，放置消毒液容器中，30min后取出（口述）	4	未口述 -1，口述少一项各 -1	
	7. 清水冲净，晾干或擦干，放清洁容器内备用（口述）	4	未口述 -2，口述少一项各 -1	
	8. 将患者近侧手臂置舒适位置并使腕部伸展，以食指、中指、无名指的指端按在患者桡动脉处，计数30s，所得数字乘以2	7	手法不正确 -4，时间不足 -2，数值误差 -2（允许误差 ±2 次）	
	9. 护士测量脉搏后仍保持诊脉手势，观察患者胸或腹部起伏，一起一伏为一次呼吸，记数30s，所得数乘以2，做记录。危重患者呼吸不易被观察时，将少许棉絮置于患者鼻孔前，观察棉絮吹动次数，计数1min（口述）	6	未保持诊脉手势 -2，时间不足 -2，观察时未看表 -2，数值误差 -2（允许误差 ±2 次） 未口述 -2，口述不全 -1	
	10. 测量血压	2	未选择测压部位 -2	
	（1）上肢血压测量法			
	①检查血压计	2	未检查者 -2	
	②协助患者采取坐位或仰卧位，露出手臂	4	卧位不适 -1，上臂暴露不充分、袖口过紧各 -2	
	③伸直肘部，手掌向上外展45°，肱动脉应与血压计汞柱零点、心脏在同一水平上	4	姿势不正确 -2	
	④放平血压计，驱尽袖带内的空气，平整地缠于上臂，其下缘距肘窝2～3cm，松紧以能插入一指为宜，打开水银槽开关	4	袖带不平整、松紧不符合要求、部位不正确各 -2	
	⑤戴听诊器，触摸肱动脉搏动，将听诊器胸件置肱动脉搏动最明显处并固定，关气门，向袖带内充气至肱动脉搏动音消失，再升高20～30mmHg后放气，使汞柱以4mmHg/s的速度缓慢下降	4	未摸动脉搏动 -2，胸件置袖带内 -2，充气过快 -2，视线不平 -2	
	⑥当听诊器听到第一次搏动，汞柱所指刻度为收缩压；继续放气，到搏动音突然变弱或消失，汞柱所指刻度为舒张压。相隔2min后重复测量，告知患者结果	6	数值误差 -5（误差 > 5mmHg），重复测量时水银未降至“0”点 / 未相隔2min再测各 -3，未告知 -1	
	⑦取下袖带，排尽空气，倾斜45°关闭水银槽开关	4	气未排尽、袖带不平整各 -2	
	⑧整理血压计、患者衣袖，记录血压值	4	装盒不符合要求 -2，不记录 -2	
	（2）下肢血压测量法			
	①检查血压计，袖带比测量上肢的血压计袖带宽2cm	2	袖带不合要求 -2	
	②协助患者采取仰卧、俯卧或侧卧，卷裤，必要时脱一侧裤子，暴露大腿	2	卧位不正确 -2	
	③袖带缠于大腿下部，其下缘距腘窝3～5cm，听诊器置于腘动脉搏动最明显处	3	测量位置不正确 -3	
	④其余操作同上肢血压测量法			
	11. 整理床单位及用物，妥善安置患者	3	一处不符合要求 -1	

续表

项目	操作流程与标准	分值/分	扣分细则	扣分
评价	1. 动作轻稳、熟练，测量和记录准确、及时 2. 患者安全、舒适，沟通有效，患者 / 家属满意 3. 操作时间：6min	2	酌情扣分 每超过 30s -0.5	

【注意事项】

① 如有影响测量生命体征的因素时，应当推迟 30min 测量。

② 发现测量结果与病情不符时，应当复测。

③ 异常脉搏、呼吸应测量 1min。

④为偏瘫患者测量血压、脉搏，应选择健侧肢体。

⑤ 小儿、意识不清或不合作者，要注意固定体温计，防止意外发生。如患者不慎咬破水银体温计，应当立即清除口腔内玻璃碎片，再口服蛋清或牛奶延缓汞的吸收。若病情允许，服用富含纤维的食物以促进汞的排泄。

⑥ 脉搏短绌患者，应两人同时分别测量脉搏与心率 1min，记录方式为心率 / 脉率；不可用拇指诊脉，因拇指小动脉搏动较强，易与患者的脉搏相混淆。

⑦ 呼吸的速度会受到意识的影响，测量时不必告诉患者。

⑧ 对于需长期观察血压的患者，应做到“四定”，即定时间、定部位、定血压计、定体位。操作者视线应与血压计刻度平行。当动脉搏动音听不清或异常时，应分析、排除外界因素，需要重复测量时，应将袖带内的空气驱尽，汞柱降至“0”点，2min 后再测量。

⑨ 下肢血压测量法一般不采用屈膝仰卧位。

二、医用电子体温计、电子血压计操作技术

【适用范围】

所有患者。

【目的】

测量并记录患者的体温、脉搏、呼吸、血压，了解病情变化，协助诊断治疗。

【操作流程】

确认电子体温计、电子血压计性能完好→核对患者信息→解释、评估→按下电子体温计开关→根据病情、年龄选择测温部位→体温计放置部位正确→体温计发出连续“滴、滴、滴”三声，取出→读取数据→体温表关机→测量脉搏部位、方法、时间、结果正确→测量呼吸方法、时间、结果正确→患者体位正确→缠袖带符合要求→电子血压计测量方法正确→读取数据、关机→告知患者→整理用物，安置患者→记录。

【评分标准】

生命体征测量技术（医用电子体温计、电子血压计）操作考核评分标准（100 分）

病区______　姓名______　考试日期______　监考人______　得分______

项目	操作流程与标准	分值/分	扣分细则	扣分
准备	1. 衣帽整洁，修剪指甲，洗手，戴口罩	2	一项不符合要求 -1	
	2. 用物：治疗盘、体温计清洁盒（内装医用电子体温计）、便携式医用电子血压计、纱布、带秒针的表、弯盘、笔、体温记录本、75% 酒精棉球等，必要时备一次性薄膜外套、听诊器、棉絮	3	缺一项 -1	
	检查电子体温计、电子血压计性能完好，电源充足		漏检查 -2，方法不正确一项 -1	
	3. 环境安静、光线充足、室温适宜	2	一项不符合要求 -1	
操作流程	1. 携用物至床旁，核对患者身份	2	未核对 -2	
	2. 向患者解释，取得配合；评估患者病情、年龄、自理程度、心理状况、情绪状态及出汗等情况；了解患者有无剧烈运动等	4	未解释 -2，漏评估一项 -1	
	3. 按下电子体温计开关，“滴”声后显示屏显示上次测试数据	2	未按开关键 -2	
	4. 当显示屏中显示“LO”符号时，表示体温计已处于待测状态	2	未处于待测状态 -2	
	5. 根据病情、年龄选择测温部位	2	未选择合适的部位 -2	
	（1）腋下测温			
	①协助患者取坐位或卧位，解开衣领，擦干腋窝下汗液	5	未擦干腋下 -5	
	②将体温计探头放于腋窝深处并紧贴皮肤，屈臂过胸，夹紧	6	未屈臂过胸、未紧贴皮肤各 -3	
	（2）背部测温			
	①患儿取去枕仰卧位	2	卧位不适 -2	
	②将体温计探头经一侧（左或右）由颈后轻轻插入脊柱与肩胛骨之间斜方肌部位，插入深度 5 ～ 6cm，以患儿自身体重的重力作用，使其与背部皮肤和床褥紧贴	5	放置位置不妥 -5	
	6. 待体温计发出连续“滴、滴、滴”三声，取出	3	未及时取出 -3	
	7. 读取数据	2	未读数 -2	
	8. 按下 ON/OFF 键关机	3	未及时关机 -3	
	9. 洗手、记录	2	未洗手、未记录各 -1	
	10. 体温与病情不符者，或体温突然升高者，需重测	3	未口述 -3	
	11. 测量脉搏部位、方法、时间、结果正确	4	测量脉搏不正确一项 -1	
	12. 测量呼吸方法、时间、结果正确，并记录	4	测量呼吸不正确一项 -1	

续表

项目	操作流程与标准	分值/分	扣分细则	扣分
操作流程	13. 协助患者露出一侧手臂，衣袖卷至肩部，上臂与心脏位于同一水平	4	上臂暴露不充分、袖口过紧各 -2，姿势不正确 -2	
	14. 手掌朝上，缠绕袖带，使其下缘距肘关节 2～3cm，电子血压计袖带标记“INDEX ▼ ARTERY”处对准上臂动脉	6	手掌未朝上 -2，袖带位置不正确 -3，▼未对准上臂动脉 -3	
	15. 袖带中心位置与心脏位于同一水平	5	存在 10cm 的高度差异 -5	
	16. 选择电子血压计测量模式			
	(1) 正常模式：按“开始 / 停止”键，机器自动开始测量	2	重复按键 -2	
	(2) 听诊模式：适用于儿童、脉律不齐的患者			
	①关机状态下，连按 2 次模式键，出现 Au5off	2	不符合要求 -2	
	②按右向键，显示 Au5on	3	未调出模式 -3	
	③操作者佩戴听诊器，触摸肱动脉搏动，将听诊器胸件置肱动脉搏动最明显处并固定	2	胸件放置不正确 -2	
	④按开始键加压	2	顺序错误 -2	
	⑤听诊器听到第一声搏动音，按下模式键确定收缩压	3	听到第一声后未及时按键 -3	
	⑥继续减压，听到变音或消失音，按下模式键确定舒张压	3	听到变音或消失音未及时按键 -3	
	17. 测量完毕，自动显示收缩压、舒张压	2	未读数 -2	
	18. 关机，长按“开始 / 停止”键 3s 关闭机器	2	未正确关机 -2	
	19. 协助患者拉好衣袖，整理床单位，安置患者	2	未整理 -2	
	20. 洗手，记录	2	未洗手、未记录各 -1	
评价	1. 动作轻稳、熟练，测量和记录准确、及时	2	酌情扣分	
	2. 患者安全、舒适，沟通有效，患者 / 家属满意			
	3. 操作时间：6min		每超过 30s -0.5	

【注意事项】

① 电子体温计 / 血压计：勿随意拆卸、摔打和弯曲；勿将其浸没于水中或接触化学溶剂或稀释剂；勿让阳光直射；避免用硬物刺破袖带。

② 使用电子血压计时尽可能远离会产生电磁波的仪器（如手机、高频电刀、除颤仪等），并禁止带入放射性仪器和 MRI 管理区、高压氧舱。

③ 每次使用完毕，将体温计、血压计及袖带用 75% 医用酒精擦拭干净后存放备用，不能用高温消毒，不要让液体浸入到袖带内，不要用湿布擦拭

DC 插座。

④ 特殊感染患者测量体温时，需使用 PE 塑料套包裹体温计进行测量。

⑤ 测量基础血压，应在清晨、患者没有起床活动前。偏瘫、肢体有骨折伤口的患者，应测量健侧肢体血压。要求密切观察血压的患者应做到定部位、定时间、定体位。

⑥ 勿将袖带佩戴在以下部位：正在进行点滴、输血的四肢；佩戴着 SpO_2 传感器或 IBP 导管的四肢；为了进行血液透析治疗而佩戴了分流器的四肢。

（王　静、史宇颖）

第九章

无菌操作技术

【适用范围】

一切微生物可以侵入人体和造成无菌物品、无菌区域被污染的医疗、护理操作。

【目的】

避免污染无菌物品、无菌区域及无菌伤口，防止感染或交叉感染。

【操作流程】

清洁治疗盘→打开无菌巾包方法正确→根据包内物品取出的量使用无菌包→持钳方法正确→取、放钳方法正确→铺无菌盘→物品放置合理，不跨越无菌区→注明铺盘时间→倒取无菌溶液：查对、开瓶、倒液、盖塞、记录→戴无菌手套→操作完毕，脱去手套→整理用物。

【评分标准】

无菌操作技术考核评分标准（100 分）

病区______ 姓名______ 考试日期______ 监考人______ 得分______

项目	操作流程与标准	分值/分	扣分细则	扣分
准备	1. 着装整洁，修剪指甲，洗手，戴口罩	3	一项不符合要求 -1	
	2. 用物：治疗车、治疗盘、无菌持物钳 1 套、无菌巾包、无菌纱布缸、无菌溶液、无菌容器（内放治疗碗、镊子）、无菌手套、无菌洞巾包、记录纸、签字笔、弯盘等	5	缺一项 -1	
	3. 环境：清洁、光线明亮，操作前 30min 停止清扫工作并减少走动	2	一项不符合要求 -1	
操作流程	1. 清洁治疗盘	4	未清洁 -2、清洁不符合要求 -2	
	2. 检查无菌物品名称及灭菌日期，检查手套号码	4	漏查一件 -1	
	3. 打开无菌巾包，系带置包皮下，持无菌持物钳夹无菌巾于盘上，剩余按原折包好，注明开包日期及时间	6	污染一处 -2，未注开包日期及时间 -2，注明时间未看表 -2，记录不符 -1	
	持钳方法正确：打开容器盖，手持上 1/3 处，闭合钳端，将钳移至容器中央，垂直取出，关闭容器盖	6	无菌容器开盖不正确 -2，持钳手法不正确 -2，钳触及容器口边缘一次 -2	

续表

项目	操作流程与标准	分值/分	扣分细则	扣分
操作流程	取、放钳方法正确：使用时保持钳端向下，在腰部以上视线范围内活动；用后闭合钳端，打开容器盖，快速垂直放回容器，关闭容器盖	6	钳低于腰部 -2，跨越无菌面一次 -2	
	4. 将无菌巾双折平铺于盘上，将上层呈扇形折叠到对侧，边缘向外	6	折叠开口向内 -5，跨越无菌面一次 -2	
	5. 放下列物品于盘内：镊子、洞巾、纱布	6	漏取一件 -2	
	6. 将无菌巾边缘对齐盖好，将开口处向上翻折两次，两侧边缘向下翻折一次	6	一项不符合要求 -2，不平整 -2	
	7. 注明铺盘时间	2	未注明时间 -2	
	8. 取出治疗碗放手上，然后置于桌面上	4	一处不符合要求 -2	
	9. 倒取无菌溶液			
	①检查并核对无菌溶液的名称、有效期及质量	6	漏查一次 -2	
	②开瓶盖不污染，消毒瓶塞，待干后打开	4	一项不符合要求 -2	
	③瓶签朝掌心持瓶，倒出少量溶液旋转冲洗瓶口，再由原处倒出溶液至无菌容器中	6	沾湿瓶签 -2，未旋转冲洗 -2，未由原处倒出 -2，倒液时高度不符合要求 -2	
	④盖塞，瓶签上注明开瓶日期、时间并签名，放回原处	4	未记录 / 未放回原处各 -2	
	10. 戴手套：打开无菌手套包，取出无菌手套，两拇指对齐戴好	6	戴手套于腕关节以下 -2，污染（未戴手套的手触及手套的外面、戴手套的手触及未戴手套的手）一处 -3	
	11. 脱手套：一手捏住另一手腕部外面，翻转脱下；再将脱下手套的手插入另一手套，将其往下翻转脱下	6	手套外面触及皮肤一处 -2	
	12. 整理用物	4	漏掉一件 -1	
评价	1. 动作准确、熟练、节力、规范 2. 无菌观念强，无菌盘平整，符合无菌技术操作原则	4	酌情扣分	
	3. 操作时间：5min		每超过 30s -0.5	

【注意事项】

① 严格遵守无菌操作原则。

② 无菌持物钳不能用于换药、消毒皮肤及夹取油纱布。

③ 远处取物时，将无菌持物钳及无菌罐一起移至取物处使用。

④ 打开或关闭容器盖 / 无菌包时，手不可触及容器盖 / 无菌包的内面。

⑤ 手持无菌容器时，应托住容器底部，不可触及容器边缘及内面。

⑥ 不可将物品伸入无菌溶液瓶内蘸取溶液，已倒出的溶液不可再倒回瓶内。

⑦ 无菌物品递送时，无菌面应朝向无菌区域。

⑧ 如包内物品被污染或包布受潮，须重新灭菌。

⑨ 无菌持物钳及无菌罐定期更换，无菌容器定期消毒；无菌盘在4h内有效。

⑩ 未戴手套的手不可触及手套外面；戴手套的手不可触及未戴手套的手或另一手套的内面。

⑪ 脱手套时，不可用力强拉手套边缘或手指部分。

无菌技术操作风险防范

感染

1. 发生原因

① 操作过程中未严格执行无菌技术操作原则。

② 患者抵抗力下降。

2. 临床表现　操作过程中未严格执行无菌技术操作原则，导致局部出现红、肿、热和疼痛，严重者可出现高热、畏寒、谵妄等。

3. 预防

① 严格遵守无菌技术原则。

② 禁止使用不合格的无菌物品。

③ 取远处物品时，应连容器一起搬移到物品旁使用，无菌持物钳不能夹取未灭菌的物品，也不能夹取油纱布。

④ 用无菌钳不能低于腰部。

⑤ 使用无菌容器时，不可污染盖的内面、容器的边缘及内面。

⑥ 戴手套时，注意未戴手套的手不可触及手套的外面，戴手套的手不可触及未戴手套的手或另一手套的内面。

⑦ 戴手套后发现有破损，应立即更换。

⑧ 铺无菌盘区域必须清洁、干燥，无菌治疗巾避免潮湿，非无菌物品不可触及无菌面。

4. 处理

① 规范无菌技术操作。

② 密切观察患者症状、体征，并进行相应的处理。

（王　静、史宇颖）

第十章

穿、脱隔离衣技术

【适用范围】

为隔离患者进行护理操作时。

【目的】

保护医护人员和患者，避免交叉感染。

【操作流程】

① 穿隔离衣：自身准备→取下手表，卷袖过肘→手持衣领，取下隔离衣→清洁面朝向自己，露出肩袖内口→穿衣袖→两手持衣领中央，系衣领→系袖口→解开腰带→两侧衣边在背后对齐，向一边折叠→系腰带。

② 脱隔离衣：解开腰带，在前面打一活结→解开袖口→消毒双手→解衣领→拉下衣袖→对肩缝→持衣领，挂隔离衣。

【评分标准】

穿、脱隔离衣技术操作考核评分标准（100分）

病区______　姓名______　考试日期______　监考人______　得分______

项目	操作流程与标准	分值/分	扣分细则	扣分
准备	1. 护士：着装整洁，修剪指甲，取下手表，卷袖过肘，洗手，戴口罩	5	一项不符合要求 -1	
	2. 用物：隔离衣、衣架及夹子、手消毒用物等	4	缺一件 -2	
	3. 评估：隔离种类，隔离衣大小是否合适，挂放是否得当，操作环境是否清洁	4	未评估 -4，评估少一处 -1	
操作流程	**穿隔离衣：**			
	1. 手持衣领取下隔离衣，两手将衣领的两端向外折，使内面向着操作者，并露出袖子内口	5	持衣手法不正确 -2，隔离衣触地或碰物各 -2	
	2. 将左臂入袖，举起手臂，使衣袖上抖；用左手持衣领，同法穿右臂衣袖	5	污染衣领 -3，一项不符合要求 -2	
	3. 两手持衣领中央，沿着领边向后将领扣扣好	5	污染一处 -3，一处不符合要求 -2	
	4. 扣好袖扣	5	漏扣一侧 -5	
	5. 解开腰带	4	未解腰带 -4	

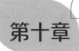

续表

项目	操作流程与标准	分值/分	扣分细则	扣分
操作流程	6. 将隔离衣的一边渐向前拉，直至触到边缘后用手捏住，同法捏住另一侧，两手在背后将两侧边缘对齐，向一侧折叠，以一手按住，另一手将腰带拉至背后压住折叠处，将腰带在背后交叉，再回到前面打一活结	10	污染一处 -2，隔离衣内面外露 -3，手法不正确 -2，污染隔离衣清洁面 -5	
	7. 双手置胸前，不能低于腰部以下	6	双手未置胸前 -4	
	脱隔离衣：			
	1. 解开腰带，在前面打一活结	5	不打结 -3，活结脱落、打死结各 -2	
	2. 解开两袖扣，在肘部将部分袖子塞入工作服衣袖下，使两手露出	5	挽袖不符合要求 -2，污染一处 -3，一处不符合要求各 -2	
	3. 洗手，擦干	4	一项不符合要求 -2	
	4. 解开领扣	5	不洗手解衣领或不解衣领 -5	
	5. 左手伸入右侧袖口内拉下衣袖过手，再用衣袖遮住的右手在衣袖外面拉下左手衣袖过手，双手轮换握住袖子，手臂逐渐退出	10	污染一处 -5，一项不符合要求 -5	
	6. 用右手自衣内握住肩缝，随即用左手拉住衣领，使隔离衣外面向外两边对齐，挂在衣架上。不再穿的隔离衣将清洁面向外卷好，投入污衣桶	7	污染一处 -3，一处不符合要求 -2	
	7. 清理用物	5	未清理用物 -3	
评价	1. 遵守操作原则 2. 操作过程熟练，动作一次到位	6	酌情扣分	
	3. 操作时间：6min		每超时 30s -0.5	

【注意事项】

① 隔离衣只能在规定区域内穿脱，穿前检查有无潮湿、破损，长短须能全部遮盖工作服。

② 穿好隔离衣后，双臂保持在腰部以上，视线范围内；不得进入清洁区，避免接触清洁物品。

③ 脱下的隔离衣挂于半污染区，清洁面朝外；挂于污染区，污染面朝外。

④ 穿脱隔离衣过程中避免污染衣领、面部、帽子和清洁面，始终保持衣领清洁。

⑤ 每日更换隔离衣一次，如有污染、潮湿，应立即更换。

（王　静、史宇颖）

第十一章

床上洗头

【适用范围】

长期卧床、关节活动受限、肌肉张力降低或共济失调的患者。

【目的】

① 去除头皮屑和污物，清洁头发，减少感染机会。

② 按摩头皮，促进头部血液循环及头发生长代谢。

③ 促进患者舒适，增进身心健康，建立良好护患关系。

【操作流程】

核对患者信息→解释、评估→温度适宜→毛巾围于颈下→铺中单和浴巾于枕上→患者取仰卧位→头下放置洗头盆→保护眼、耳→洗发→解下颈部毛巾，擦干头发→取下护眼、耳用物→撤去洗发用物→安置患者→整理用物→洗手、记录。

【评分标准】

床上洗头操作考核评分标准（**100** 分）

病区______　姓名______　考试日期______　监考人______　得分______

项目	操作流程与标准	分值/分	扣分细则	扣分
准备	1. 着装整洁，修剪指甲，洗手，戴口罩	3	一项不符合要求 -1	
	2. 用物：中单1个、毛巾2条、浴巾1条、别针、眼罩或纱布1块、耳塞或棉球2个（以不吸水棉球为宜）、洗发液、梳子、洗头盆1套、水桶2个（内盛43～45℃热水）、量杯1个、胶布2条、弯盘1个，需要时可备电吹风	5	缺一项 -1	
操作流程	1. 携用物至床旁，核对患者身份	4	核对不认真 -2，未核对 -4	
	2. 向患者及家属解释操作的目的和配合方法，取得合作；评估患者病情、配合程度、头发卫生情况及头皮状况；询问大小便，酌情关闭门窗	6	一项不符合要求 -1	
	3. 调节室温（22～25℃）、水温（43～45℃）	4	温度不符合要求各 -2	
	4. 将衣领松开向内折，将毛巾围于颈下，用别针固定好	6	一项不符合要求 -2	
	5. 铺中单和浴巾于枕上	4	漏铺一项 -2	

续表

项目	操作流程与标准	分值/分	扣分细则	扣分
操作流程	6. 协助患者取仰卧位，上半身斜向床边，将枕垫于患者肩下。头下放置洗头盆，连接接水管，下端置于污水桶中	6	一项不符合要求 -2	
	7. 用棉球或耳塞塞好双耳，用纱布或眼罩遮盖双眼	4	未保护耳、眼各 -2	
	8. 洗发			
	①松开头发，将水壶内的温水倒入量杯中	3	一项不符合要求 -2	
	②用量杯内的温水慢慢湿润头发，直至全部润湿	3	一项不符合要求 -2	
	③取适量洗发液于掌心，均匀涂遍头发，由发际至脑后部反复揉搓，同时用指腹轻轻按摩头发	6	涂洗发液不符合要求 -2，手法不符合要求 -2，揉搓力度不符合要求 -2	
	④一手抬起头部，另一手洗净脑后部头发	4	抓伤头皮 -3	
	⑤用温水冲洗头发，直至冲净	4	头发未洗净 -3	
	9. 在洗发过程中，注意询问患者感受，保护伤口和各种管道，并观察面色、脉搏、呼吸，如有异常立即停止	4	未询问 -2，未观察 -2，伤口溅湿 -2，管路处理不妥 -2	
	10. 洗头完毕，解下颈部毛巾，擦去头发上的水分，取下眼部的眼罩和耳内的棉球，用毛巾包好头发，擦干面部	6	一项不符合要求 -2	
	11. 撤去洗头盆、中单	4	一项不符合要求 -2	
	12. 将枕从患者肩下移向床头，协助患者仰卧于床正中，枕于枕上	4	一项不符合要求 -2	
	13. 解下包头毛巾，再用浴巾擦干头发，用梳子梳理整齐。用电吹风吹干头发，梳理成型	6	一项不符合要求 -2	
	14. 协助患者取舒适卧位，根据情况更换病员服及床单，整理床单位、处理用物	4	卧位不适 -2，未按需更换 -2，未整理 -2，用物漏一件 -2	
	15. 洗手、记录	4	未洗手 -2，未记录 -2	
评价	1. 操作规范、熟练，患者感觉舒适 2. 与患者沟通有效 3. 爱伤观念强	6	酌情扣分	
	4. 操作时间：7min		每超时 30s-0.5	

【注意事项】

① 运用人体力学原理，护士身体尽量靠近床边，保持良好姿势，避免疲劳。

② 为患者保暖，观察患者病情变化，有异常情况应及时处理。

③ 操作中保持患者体位舒适，保护伤口及各种管路，防止水流入耳、眼。

④ 洗发时间不宜过久，避免引起患者头部充血或疲劳不适。

⑤ 病情危重和极度衰弱患者不宜洗发。

（王　静、史宇颖）

第十二章
背部皮肤护理

【适用范围】

长期卧床、生活不能自理或自理能力下降的患者。

【目的】

① 清洁皮肤，预防皮肤感染。

② 促进皮肤的血液循环，增强排泄功能，预防压疮等并发症。

③ 活动肢体，防止肌肉挛缩、关节僵硬等并发症。

④ 满足患者对舒适和清洁的需要。

⑤ 观察和了解患者的一般情况。

【操作流程】

核对患者信息→解释→拉床幔、关闭门窗→协助患者大小便→协助患者取平卧位→备水→松开患者衣裤、腹带→安置引流管→协助患者翻身，背靠近床沿→检查背部皮肤及骨突处→清洁背部→按摩→更换衣裤，穿同侧衣服→协助患者平卧→至对侧穿衣服→整理用物→洗手、记录。

【评分标准】

背部皮肤护理操作考核评分标准（100 分）

病区______ 姓名______ 考试日期______ 监考人______ 得分______

项目	操作流程与标准	分值/分	扣分细则	扣分
准备	1. 着装整洁，洗手，戴口罩	3	一项不合要求 -1	
	2. 用物：手套、衣裤 1 套、脸盆、毛巾、浴巾、热水（50 ～ 52℃）、床刷及套，必要时备床单、屏风等	5	缺一项 -1	
操作流程	1. 备齐用物，携至床旁，核对患者身份	5	核对不认真 -1，未核对 -4	
	2. 向清醒患者解释操作目的、方法，取得患者的合作	3	未解释 -3，解释不到位 -2	
	3. 拉床幔（屏风），关闭门窗，其他人员回避	4	每项不符合要求 -1	
	4. 询问 / 协助患者大小便	3	未询问 -3	
	5. 协助患者取平卧位	3	未取平卧位 -3，卧位不舒适 -2	
	6. 准备热水（50 ～ 52℃）	4	水温不合适 -4	

续表

项目	操作流程与标准	分值/分	扣分细则	扣分
操作流程	7. 松开患者衣裤、腹带，检查伤口敷料，妥善固定引流管，将枕头稍移向操作者侧	5	未松衣裤腹带 -1，未检查伤口 -1，未固定 -2，未移动 -1	
	8. 协助患者翻身，背靠近床沿，脱去一侧衣袖垫于背下，脱裤至臀下	5	一项不符合要求 -1	
	9. 检查背部皮肤及骨突处	3	未遵循从头到脚的顺序检查骨隆突部位皮肤 -3	
	10. 将棉被覆盖背部，注意保暖（每次擦洗及按摩时掀开），浴巾垫于背下	3	未覆盖 -1，未垫浴巾 -1	
	11. 清洁背部：左手固定患者肩部，右手持毛巾自肩部开始向下擦洗至骶尾部	5	未固定肩部 -2，擦洗顺序不对 -1，擦洗不彻底 -2	
	12. 按摩：毛巾沿脊柱两侧按摩，由靠近骶尾部开始旋转向上至肩部，保持毛巾较高温度。按摩力度适中，肥胖患者可增加力度，否则只对表皮产生影响。骨突出部位要特别注意	15	手法不对 -5，按摩力度不合适 -5 清洁及按摩时未关注水温 -2，毛巾接触患者面不平整 -3	
	13. 按摩过程一般持续 3 ～ 5min，骶尾部及肩胛部每处按摩时间不少于 1min，必要时叩背	5	未口述 -5	
	14. 更换衣裤，整理床单位 ①穿同侧衣服，整理床单位，拉床栏 ②协助患者平卧 ③至对侧穿衣服 ④脱裤子，检查足跟及内外踝 ⑤穿裤子，协助患者取舒适卧位，整理床单位	10	未协助穿衣 -2，未拉床栏 -1，卧位不舒适 -1，未检查足部 -2，其余每项不符合要求 -1	
	15. 整理用物	5	每漏一项 -1	
	16. 洗手、记录	4	未洗手 -3，记录不全 -2	
评价	1. 操作规范、熟练，爱伤观念强 2. 沟通到位，患者 / 家属对操作满意 3. 操作时间：15min	10	酌情扣分 每超时 30s -0.5	

【注意事项】

① 应遵循人体力学原则，注意节时省力。

② 操作过程中，注意监测患者生命体征，如有异常应立即停止操作。

③ 按摩力量适中，避免用力过大造成皮肤损伤。

背部皮肤护理操作风险防范

一、跌倒坠床

1. 发生原因

① 皮肤护理过程中防跌倒措施不到位，如未拉好床栏。

② 解释不到位，患者不配合。

③ 患者意识不清，烦躁不安。

2. 临床表现 根据坠床严重程度，可出现皮肤受损、软组织损伤、骨折、出血等。

3. 预防

① 操作前做好防跌倒宣教。

② 操作时拉好床栏。

③ 对于烦躁和不配合的患者两人以上配合操作，必要时予以适当的约束。

4. 处理

① 勿移动或搬动患者。

② 立即评估患者损伤部位。

③ 根据损伤情况选择合适的搬运方法。

④ 评估生命体征。

⑤ 报告医生和护士长。

⑥ 根据需要采取治疗和护理。

⑦ 填写意外事件报告表。

⑧ 记录坠床跌倒的时间、周围环境、患者受伤情况、生命体征及采取的措施。

二、烫伤

1. 发生原因

① 水温过高。

② 患者皮肤感觉减退。

2. 临床表现 根据烫伤严重程度，可出现局部皮肤发红、水疱、渗液等。

3. 预防

① 皮肤护理的水温应适宜，不宜过高。

② 沐浴前测试水的温度。

4. 处理

① 立即评估患者烫伤程度及部位。

② 报告医生和护士长。

③ 根据需要采取治疗和护理。

④ 填写意外事件报告表。

⑤ 记录烫伤的时间、患者烫伤情况及采取的措施。

三、皮肤损伤

1. 发生原因

① 擦洗皮肤用力过大。

② 患者营养状况差，皮肤弹性减弱，容易破损。

2. 临床表现 局部皮肤发红疼痛或皮肤破损。

3. 预防

① 皮肤护理力度应适中。

② 注意保护患者皮肤薄弱易受损部位。

4. 处理

① 立即评估患者皮肤破损部位及程度。

② 根据需要采取适当的治疗和护理。

③ 记录皮肤破损的时间、部位及采取的措施。

（王　静、史宇颖）

第十三章

床上擦浴

【适用范围】

适用于病情较重、长期卧床、制动或活动受限（如使用石膏、牵引）及身体衰弱而无法自行沐浴的患者。

【目的】

① 去除皮肤污垢，保持皮肤清洁，促进身心舒适，增进健康。

② 促进皮肤血液循环，增强皮肤排泄功能，预防感染和压疮等并发症发生。

③ 促进患者身体放松，增加患者活动机会。

④ 为护士提供观察患者并与其建立良好护患关系的机会。

⑤ 观察患者一般情况，活动肢体，防止肌肉挛缩和关节僵硬等并发症发生。

【操作流程】

核对患者信息→解释、评估→患者取平卧位→关闭门窗，拉床帘→备水→擦洗面部及颈部→患者翻身面朝操作者→擦对侧上肢、背部、臀部→擦干皮肤→洗净并擦干手→更换干净衣服→患者取平卧位→脱去脏衣服→擦同侧上肢、胸腹部→擦干皮肤，穿好同侧衣服→脱去裤子→擦双下肢→洗净并擦干足→穿干净裤子至会阴部以下→换毛巾、脸盆，戴手套→洗净并擦干会阴部→穿好裤子→梳头→安置患者→整理床单位及用物→洗手、记录。

【评分标准】

床上擦浴操作考核评分标准（100 分）

病区______ 姓名______ 考试日期______ 监考人______ 得分______

项目	操作流程与标准	分值/分	扣分细则	扣分
准备	1. 着装整洁，修剪指甲，洗手，戴口罩 2. 用物：热水、水温计、毛巾、大毛巾/浴巾、脸盆、衣服 1 套，沐浴露、床刷及套、必要时备屏风等 3. 环境：调节室温在 24℃以上	2 3 2	一项不合要求 -1 缺一项 -1 不合要求 -2	

续表

项目	操作流程与标准	分值/分	扣分细则	扣分
操作流程	1. 携用物至床旁，核对患者身份	2	核对不认真 -1，未核对 -2	
	2. 向患者及家属解释操作的目的和配合方法，取得合作；评估患者病情、配合程度、皮肤卫生状况；询问大小便	4	未解释 -2，解释不到位 -1，漏评估一项 -1	
	3. 协助患者取平卧位，尽量靠近护士	3	卧位不符合要求 -2	
	4. 关好门窗，拉床帘，注意保暖	4	未保护患者隐私 -2，未注意保暖 -2	
	5. 倒好热水，调节水温（50 ～ 52℃）。按需放入免洗沐浴露	3	一项不符合要求 -1	
	6. 擦洗面部及颈部 顺序为洗眼（由内眦向外眦擦拭）、额部、鼻翼、面部、耳后直到颌下、颈部，然后用大毛巾擦干	6	一处擦洗顺序不对 -1，未擦干 -2	
	7. 将患者翻身面朝操作者，脱去对侧上衣，松开裤带，下垫大毛巾	4	未朝操作者 -1，未脱上衣 -2，未松裤带 -1，未垫大毛巾 -1	
	8. 擦洗对侧上肢，直至腋窝、背部、臀部	6	腋窝、臀部等皮肤皱褶处不洁 -2	
	9. 再用热水毛巾重复擦净，用大毛巾擦干皮肤	3	未擦干 -3	
	10. 协助患者将手浸于脸盆中，洗净并擦干，根据情况修剪指甲	4	手指间皮肤不洁 -2	
	11. 换上干净衣服，将脏的及干净衣服塞在患者身下，同时拿出大毛巾垫至近侧	6	未换衣服 -3，未垫毛巾 -2	
	12. 患者平卧后侧身拉出衣服，脱去脏衣服	3	一项不符合要求 -1	
	13. 同法擦同侧上肢、胸腹部（擦洗女性患者乳房时应环形用力，注意擦净乳房下皮肤皱褶处。必要时，可将乳房抬起以擦洗皱褶处皮肤）	6	一处擦洗顺序不对 -1，脐部和腹股沟处皮肤皱褶处不洁 -3	
	14. 擦洗过程中应保持浴巾盖于患者胸、腹部，保护患者隐私并避免着凉	2	暴露过多 -2	
	15. 擦干皮肤，穿好同侧衣服，扣好纽扣，拉平整	3	一项不符合要求 -1	
	16. 根据需要换水，测试水温	2	水温未测试 -2	
	17. 脱去裤子，盖于会阴部，下垫大毛巾	4	未脱裤子 -2，未盖会阴 -1，未垫毛巾 -2	
	18. 同法擦双下肢：依次擦洗踝部、膝关节、大腿	6	一处擦洗顺序不对 -1	
	19. 移盆于足下，将足部轻轻置于盆内浸泡，洗净并擦干足部。根据情况修剪趾甲	4	脚趾间皮肤不洁 -2	
	20. 穿干净裤子至会阴部以下	2	裤子位置不合适 -2	
	21. 换水，更换毛巾、脸盆，戴手套	3	未更换 -1，未测水温 -2	
	22. 洗净并擦干会阴部（见会阴部护理）	3	一处擦洗顺序不对 -1	
	23. 协助患者穿好清洁裤子	2	裤子未穿好 -2	
	24. 协助患者取舒适体位，为患者梳头	2	一项不符合要求 -1	
	25. 整理床单位，按需更换床单	2	未整理床位 -2	
	26. 整理用物，洗手，记录	2	未洗手 -1，记录不全 -1	

续表

项目	操作流程与标准	分值/分	扣分细则	扣分
评价	1. 操作规范、熟练，爱伤观念强 2. 沟通到位，患者 / 家属对操作满意 3. 操作时间：15min	2	酌情扣分 每超时 30s -0.5	

【注意事项】

① 操作过程中，注意遵循节力原则。

② 擦浴时注意保护患者隐私，尽可能减少暴露。

③ 擦浴时应注意患者保暖，控制室温，随时调节水温，及时为患者盖好浴巾，避免着凉。

④ 操作时动作敏捷、轻柔，减少翻动次数。通常于 15 ～ 30min 内完成擦浴。

⑤ 擦浴过程中应注意观察患者病情变化及皮肤情况，如出现寒战、面色苍白、脉速等征象，应立即停止擦浴，并给予适当处理。

⑥ 擦浴过程中，注意保护伤口和管路，避免伤口受压、管路打折或扭曲。

（王　静、史宇颖）

第十四章

酒精擦浴技术

【适用范围】

高热患者。

【目的】

为高热患者降温。

【操作流程】

掌握使用范围→核对患者信息→解释、评估→关闭门窗→松被尾→置冰袋、热水袋→脱去衣裤→擦拭方法、顺序、时间正确→擦拭过程中询问并观察→取下热水袋、浴巾→监测体温变化→取下冰袋→安置患者→整理用物→洗手、记录。

【评分标准】

酒精擦浴技术操作考核评分标准（100分）

病区______　姓名______　考试日期______　监考人______　得分______

项目	操作流程与标准	分值/分	扣分细则	扣分
准备	1. 着装整洁，符合规范，洗手，戴口罩	3	一项不符合要求 -1	
	2. 用物：浴巾、小毛巾、热水袋及布套、冰袋及布套、治疗碗（内盛25%～35%酒精200～300mL）、手消毒液、治疗车、干净衣裤等，必要时备屏风、便器、床单	5	缺一项 -1	
	3. 环境清洁、空气流通	2	一项不符合要求 -1	
操作流程	1. 正确掌握酒精擦浴的使用范围	3	未掌握 -3	
	2. 携用物至床旁，核对患者身份	4	未核对 -2	
	3. 向患者解释，询问过敏史，查看局部组织状态、皮肤情况，协助大小便	6	未询问过敏史 -2，未解释 -1，未查看 -3	
	4. 关闭门窗，拉上床幔，注意遮挡	3	未注意隐私保护 -2	
	5. 协助患者取舒适位，松开床尾盖被	3	一项不符合要求 -1	
	6. 置冰袋于患者头顶部，置热水袋于足底部	6	冰袋、热水袋放置不合要求各 -3	
	7. 脱去上衣，浴巾垫于擦拭部位下，小毛巾浸入酒精中，拧至半干，缠于手上成手套状	4	一项不符合要求 -1	

续表

项目	操作流程与标准	分值/分	扣分细则	扣分
操作流程	8. 按顺序进行全身擦浴，以离心方向边擦边按摩 （1）双上肢：患者取仰卧位 ①颈外侧→肩→肩上臂外侧→前臂外侧→手背 ②侧胸→腋窝→上臂内侧→前臂内侧→手心 ③重复数次，同法擦拭对侧 （2）腰背部：患者取侧卧位。从颈下肩部→臀部 （3）擦拭完毕，更换上衣，脱去近侧裤腿，露出下肢 （4）双下肢：患者取仰卧位 ①外侧：髂骨→下肢外侧→足背 ②内侧：腹股沟→下肢内侧→内踝 ③后侧：臀下→大腿后侧→腘窝→足跟 ④重复数次，同法擦拭对侧 ⑤擦拭完毕，更换裤子	23	擦拭顺序一处不符合要求 -2，擦拭手法不正确、力度不符合要求各 -3，酒精毛巾湿度不适宜 -3	
	9. 时间：每侧（四肢、背腰部）3min，全过程 20min 以内	3	擦拭时间不符合要求 -3	
	10. 擦拭过程中注意询问患者感受，观察患者有无出现寒战、面色苍白、脉搏及呼吸异常等病情变化，注意保暖和隐私保护	4	未询问 -2，未观察 -3	
	11. 取下热水袋、浴巾	4	一项未取下 -2	
	12. 协助患者取舒适卧位，盖好盖被，必要时更换床单	4	一项不符合要求 -1	
	13. 擦浴后 30min，如果体温降至 39℃以下，应取下头部冰袋	4	未取下 -3，取下时机不正确 -3	
	14. 整理床单位，告知患者酒精擦浴的相关注意事项，礼貌离开病房	5	交代不全 -2，未交代 -3	
	15. 分类处理污染用物	4	未整理 -2，漏一件 -1	
	16. 洗手，记录擦浴时间、效果、反应；半小时后复测患者体温，记录在体温单上	4	记录不全 -1，未记录 -2，未复测 -2	
评价	1. 操作准确、熟练，查对规范 2. 沟通到位，患者 / 家属对操作满意 3. 体现爱伤观念 4. 操作时间：20min	6	酌情扣分 每超时 30s -0.5	

【注意事项】

① 擦拭过程中，应注意观察患者病情变化，一旦患者出现寒战、面色苍白、脉搏和呼吸异常等情况，应立即停止擦拭，与医生联系，给予相应处理。

② 腋窝、肘窝、腹股沟和腘窝等有大血管经过的浅表处，应多擦拭片刻，以促进散热。

③ 胸前区、腹部、后颈、足底为擦浴的禁忌部位。

④ 新生儿，有出血倾向、皮疹、皮下出血点及皮肤损害患者禁用酒精擦浴。

酒精擦浴操作风险防范

一、寒战

1. 发生原因

① 擦拭部位选择不当，患者对冷刺激敏感。

② 患者裸露面积过大，短时间散发热量过多。

2. 临床表现 患者出现寒战、面色苍白、脉搏和呼吸异常等。

3. 预防

① 禁擦胸前区、腹部、足底、后颈等对冷热刺激比较敏感的部位，否则会引起心跳加速等不良反应。

② 要密切观察患者全身情况和生命体征的变化。

③ 擦浴部位不能一次全部裸露，擦某部位露出某部位，擦浴过程中，局部皮温很快下降，可引起周围血管收缩及血流淤滞。

4. 处理

① 若出现寒战、脉快或呼吸异常，应立即停止擦浴。

② 通知医生，给予相应处理。

二、急性酒精中毒

1. 发生原因 酒精经皮肤吸收进入血管通过血脑屏障，引起一系列神经系统表现。

2. 临床表现 烦躁不安、面色潮红、频繁呕吐、呼吸极度困难等。

3. 预防

① 选择浓度为 25% ～ 35% 的酒精擦浴。

② 擦浴全程应控制在 20min 内。

③ 擦拭过程中，应注意观察患者病情变化。

4. 处理

① 若出现急性酒精中毒，应立即停止擦浴。

② 与医生联系，给予相应处理，对症支持治疗。

（王 静、史宇颖）

第十五章

冰敷技术

【适用范围】

高热、局部水肿患者。

【目的】

降温、局部消肿、止血、止痛、消炎。

【操作流程】

核对患者信息→解释→拉上床幔→正确放置冰袋→掌握冰敷时间→观察→取下冰袋→安置患者→整理用物→洗手、记录。

【评分标准】

冰敷技术操作考核评分标准（100分）

病区______ 姓名______ 考试日期______ 监考人______ 得分______

项目	操作流程与标准	分值/分	扣分细则	扣分
准备	1. 着装整洁，符合规范，洗手，戴口罩	2	一项不符合要求 -1	
	2. 环境清洁、空气流通	2	一项不符合要求 -1	
	3. 用物：冰袋、小毛巾、热手袋及布套、体温计等 检查冰袋无破损，倒提无漏水，无锐角后装入一次性塑料袋中	3	缺一项 -1	
操作流程	1. 核对患者身份，协助患者取舒适卧位	5	核对不认真 -2，未核对 -5	
	2. 向患者解释操作目的，取得配合	5	解释不到位 -2，未解释 -5	
	3. 拉上床幔（或遮挡屏风），保护患者隐私	5	未保护患者隐私 -5	
	4. 查看局部组织状态、皮肤情况；冰袋用小毛巾包好	6	未检查 -3，未包裹小毛巾 -2	
	5. 正确放置冰袋（前额、头顶部或体表大血管经过处，如颈部两侧、腋窝、腹股沟等处），避开患者枕后、耳郭、心前区、腹部、阴囊及足底部位。降温的同时可在足心置热水袋	15	冰袋放置位置不合要求 -15	
	6. 正确掌握时间（用于治疗不超过30min；用于降温30min后测量体温，体温降至39℃以下，取下冰袋；如需长时间使用，间隔60min后再使用）	10	冰袋使用时间不符合要求 -10	

续表

项目	操作流程与标准	分值/分	扣分细则	扣分
操作流程	7. 观察效果与反应，注意定时更换部位，防止冻伤，观察患者体温和一般状况，严格交接班	10	未观察 -4，未更换部位 -3，未交接班 -3	
	8. 观察冰袋有无破损、漏水、融化等现象，及时更换	10	未观察 -10	
	9. 用毕去除一次性塑料袋，将冰袋放入冰箱备用	5	冰袋处理不符合要求 -5	
	10. 整理床单位，妥善安置患者	5	未整理 -2，未妥善安置患者 -3	
	11. 洗手、记录（记录冰敷的部位、时间、效果、反应）	5	记录不全 -3，未记录 -5	
	12. 30min 后测量体温并记录于体温单上（不宜在放置冰袋的腋下测体温）	5	未复测 -5	
评价	1. 操作准确、熟练，查对规范 2. 与患者沟通有效 3. 爱伤观念强 4. 操作时间：4min	7	酌情扣分 每超时 30s -0.5	

【注意事项】

① 观察冰敷部位局部情况、皮肤色泽，防止冻伤。倾听患者主诉，有异常立即停止冰敷。

② 随时检查冰袋、化学制冷袋有无破损漏水现象，布套潮湿后应立即更换，冰融化后应立即更换。

③ 如为了降温，冰袋使用后 30min 需测体温，当体温降至 39℃以下，应取下冰袋，并在体温单上做好记录。

冰敷操作风险防范

一、局部冻伤

1. 发生原因 持续冰敷时间过长，多见于老年和幼小感觉迟钝患者及昏迷患者。

2. 临床表现 局部皮肤颜色变青紫，感觉麻木，局部僵硬，变黑，甚至组织坏死。

3. 预防

① 冰敷时间每次 20 ～ 30min，若需长时间使用冰敷，每次至少间隔 30 ～ 60min，冰袋外面加布套或包裹小毛巾。

② 经常巡视，观察冰敷局部皮肤情况，如有苍白、青紫、疼痛或感觉麻木，须立即停止冷敷，及时处理，预防组织坏死。

③ 刺激、过敏或末梢血管功能有异常（如雷诺病）时，应禁止冰敷。

④ 冰敷部位选择在前额、头顶部、颈、腋窝、腹股沟等处，避开耳后、心前区、腹部、阴囊及足底处。

4. 处理 一旦发生冻疮，立即停止冰敷，轻者给予保暖，重者按医嘱处理。

二、局部压力性损伤

1. 发生原因 未及时更换冰敷部位。

2. 临床表现 局部疼痛不适。

3. 预防

① 避免将冰块、冰袋压在身体下。

② 经常更换冰敷部位。

③ 改用化学冰袋或盐水冰袋。

4. 处理

① 局部减压，使用水胶体敷料。

② 严格交接班。

三、全身反应

1. 发生原因 冰敷温度过低，持续时间过长。

2. 临床表现 寒战、面色苍白、体温降低。

3. 预防

① 定时观察，询问患者，如有不适及时处理。

② 感染性休克、末梢循环不良患者禁止冰敷，尤其对老幼患者更应谨慎。

4. 处理 一旦出现全身反应，立即停止冰敷，给予保暖等处理。

四、化学制冷袋药液外渗损伤皮肤

1. 发生原因 使用前未仔细检查化学制冷袋是否完好无渗漏。

2. 临床表现 皮肤潮红或水疱形成。

3. 预防 使用前确保化学制冷袋完好无渗漏。

4. 处理

① 皮肤潮红处用食醋外敷。

② 出现水疱者用 75% 酒精消毒后，再用无菌注射器抽尽水疱渗出液，加盖无菌纱布。

（王　静、史宇颖）

第十六章

物理降温法

【适用范围】

高热患者。

【目的】

为高热患者降温。

【操作流程】

核对患者信息→解释、评估→患者取舒适体位→关闭门窗、调节室温、拉上床幔→正确使用冰袋→正确使用冰帽→冷湿敷应用→温水擦浴→安置患者→整理用物→记录→监测体温变化。

【评分标准】

物理降温法操作考核评分标准（100 分）

病区______ 姓名______ 考试日期______ 监考人______ 得分______

项目	操作流程与标准	分值/分	扣分细则	扣分
准备	1. 着装整洁，洗手，戴口罩	2	一项不符合要求 -1	
	2. 用物：小毛巾、大毛巾（2 块）、病员服、床单、止血钳 2 把、冰袋、凡士林、棉签、一次性治疗巾、纱布、冰帽、冰桶（内盛冰块）、脸盆、水桶、布套、32 ～ 34℃温水、热水袋（备用）、治疗车、屏风、湿敷垫、海绵垫、油布或一次性中单（按照实际操作项目准备用物）等，必要时备干净衣服、床单	5	缺一项 -1	
操作流程	1. 携用物至床旁，核对患者身份	3	核对不认真 -2，未核对 -2	
	2. 向患者解释操作目的，取得配合；评估患者对冷、热刺激耐受程度及自理程度，局部皮肤情况；了解患者病情、意识状态	4	解释不到位 -2，未解释 -4，评估少一项 -1，未评估不得分	
	3. 协助患者取舒适体位，保护患者隐私	4	一项不符合要求 -2	
	4. 关闭门窗，室温调至 25℃以上，拉上床幔（或遮挡屏风），用床单代替盖被，盖于患者身上，必要时帮助患者脱去衣物，放于治疗车下，然后进行物理降温	5	一项不符合要求 -1	

续表

项目	操作流程与标准	分值/分	扣分细则	扣分
操作流程	冰袋使用			
	①检查冰袋有无破损，擦干冰袋外壁	2	未检查 -2，未擦干 -1	
	②用一次性中单包裹冰袋	2	未包裹冰袋 -2	
	③再次核对，将冰袋置于所需部位。高热降温时，将冰袋置于前额、头顶部或体表大血管分布处	4	未核对 -2，冰袋放置位置一处不合要求 -1	
	④每 10min 观察一次局部皮肤颜色，注意询问患者感受，有无皮肤苍白、青紫或麻木感等冻伤情况	3	观察不及时 -2，不全面 -1，未观察 -2，未询问 -2	
	⑤严格执行交接班制度	2	交接班不认真 -1，未交接班 -2	
	⑥ 30min 后，撤掉冰袋，用毛巾擦干	2	使用时间不符合要求 -2，未擦干 -1	
	冰帽使用			
	①检查冰帽有无破损，擦干冰帽外壁	2	未检查 -2	
	②用患者毛巾包裹患者头部	2	未包裹毛巾 -2	
	③双耳外面放置纱布	2	一项不符合要求 -1	
	④再次核对，冰帽戴于患者头部	3	未核对 -1，冰帽放置不合要求 -2	
	⑤每 10min 观察一次局部皮肤颜色，注意询问患者感受，有无皮肤苍白、青紫或麻木感等冻伤情况	3	观察不及时 -2，不全面 -1，未观察 -2，未询问 -2	
	⑥严格执行交接班制度	2	交接班不认真 -1，未交接班 -2	
	⑦ 30min 后，撤掉冰帽，用毛巾擦干	2	使用时间不合要求 -2，未擦干 -1	
	冷湿敷应用			
	①协助患者取舒适卧位，适当暴露患处	3	卧位不舒适 -1，暴露不充分 -2	
	②在受敷部位下垫防水治疗巾，受敷部位盖凡士林纱布	2	一项不符合要求 -1	
	③将敷布浸入冰水盆中，双手各持一把钳子将浸在冰水中的敷布拧干，抖开敷布，折叠后敷在患处	4	水温不符合要求 -2，敷布浸透不均匀 -2，敷布放置位置不合要求 -2	
	④敷布紧贴患处部位皮肤，注意观察局部皮肤颜色和皮肤温度变化，并经常询问患者感受	3	观察不及时 -2，不全面 -1，未观察 -2，未询问 -1	
	⑤每 3 ～ 5min 更换一次敷布，一般冷湿敷时间为 15 ～ 20min	2	更换敷布不及时 -2，湿敷时间不符合要求 -2	
	⑥冷湿敷结束后，撤去敷布和凡士林纱布，擦净皮肤	2	一项不符合要求 -1	

续表

项目	操作流程与标准	分值/分	扣分细则	扣分
操作流程	**温水擦浴** ①松开床尾盖被，协助脱去上衣，冰袋置于头部，热水袋置于足下	4	冰袋、热水袋放置不合要求各 -2，其余一项不符合要求 -1	
	②暴露擦拭部位，将浴巾垫于擦拭部位下，用浸湿的小毛巾包裹手掌，以离心方向拭浴，边擦边按摩，再用浴巾擦干，擦拭过程中注意询问患者感受	4	暴露不充分 -2，未垫浴巾 -1，擦拭手法不对 -3，未询问 -2，未擦干 -1	
	③擦拭顺序 a. 仰卧位：颈外侧→肩→上臂外侧→前臂外侧→手背（3min）；侧胸→腋窝→上臂内侧→肘窝→前臂内侧→手心（3min） b. 侧卧位：颈下肩部→臀部（3min）穿好上衣，撤去裤子 c. 仰卧位：髋部→下肢外侧→足背（3min）；腹股沟→下肢内侧→内踝（3min）；臀下沟→下肢后侧→腘窝→足跟（3min）穿好裤子	6	擦拭顺序一处不符合要求 -2，力度不符合要求 -2，未达到擦拭的效果 -6	
	d. 擦拭完毕，取下热水袋（拭浴后 30min 测量体温，若低于 39℃，取下头部冰袋，在体温单上记录降温后的体温）	3	一项不符合要求 -2	
	5. 根据情况更换衣服和床单，协助患者取舒适卧位（如需长时间使用，间隔 60min 后再使用冰袋 / 冰帽），交代注意事项	4	未按需要更换衣服及床单 -2，卧位不适 -1，交代不全 -1，未交代 -2	
	6. 整理床单位及用物	2	未整理 -2，漏一件 -1	
	7. 记录用冷部位、时间、反应	2	记录不全 -1，未记录 -2	
	8. 半小时后测量患者体温	2	未复测 -2	
评价	1. 操作准确、熟练，查对规范 2. 沟通到位，患者 / 家属对操作满意 3. 爱伤观念强 4. 操作时间：20min	3	酌情扣分 每超时 30s -0.5	

【注意事项】

① 物理降温材料有冰袋、冰帽、温水 / 酒精、降温贴，遵医嘱医用。

② 随时观察患者病情变化及体温变化情况。

③ 随时检查冰袋、冰囊、化学制冷袋有无破损漏水现象，布套潮湿后应立即更换，冰融化后应立即更换。

④ 观察患者皮肤状况，严格交接班制度，如患者发生局部皮肤苍白、青紫或者有麻木感时，应立即停止使用，防止冻伤发生。

⑤ 物理降温时，应当避开患者的枕后、耳郭、心前区、腹部、阴囊及足底

部位。

⑥ 用冰帽时，应当保护患者耳部，防止发生冻伤。

物理降温操作风险防范

一、寒战

1. 发生原因

① 擦拭部位选择不当，患者对冷刺激敏感。

② 裸露面积过大，短时间散发热量过多。

2. 临床表现 寒战、面色苍白、脉搏和呼吸异常。

3. 预防

① 禁擦胸前区、腹部、足底、后颈等对冷热刺激比较敏感的部位，否则会引起心跳加速等不良反应。

② 要密切观察患者全身情况和生命体征的变化。

③ 擦浴部位不能一次全部裸露，擦某部位露出某部位，擦浴过程中，局部皮温很快下降，可引起周围血管收缩及血流淤滞。

4. 处理

① 若出现寒战、脉快或呼吸异常，应立即停止擦浴。

② 通知医生，给予相应处理。

二、局部冻伤

1. 发生原因

① 末梢循环不良，低温下维持血供的小动脉易发生痉挛，造成局部组织缺血、坏死。

② 冰袋温度低，持续用冷时间过长，使局部营养、生理功能及细胞代谢均发生障碍，严重者会发生组织坏死。

2. 临床表现 局部皮肤颜色变青紫，感觉麻木，局部僵硬，变黑，甚至组织坏死。

3. 预防

① 冷敷时间不能过长，每 3 ～ 4h 一次，每次 20 ～ 30min。

② 经常巡视，观察冰敷局部皮肤情况，防止组织坏死。

③ 刺激、过敏或末梢血管功能有异常者应立即停止。

④ 冰敷部位一般选择在头、颈、腋窝、腹股沟、胸(避开心前区)、腹或四肢，一般不选择手、足、枕后、耳郭、阴囊等处。

4. 处理 一旦发生冻伤，立即停止用冷。轻者保暖可逐渐恢复，重者按医嘱处理，对症治疗。

三、全身反应

1. 发生原因 冷敷温度过低，持续时间过长。

2. 临床表现 寒战、面色苍白、体温降低。

3. 预防

① 定时观察，对清醒患者应询问其感受，如有不适及时处理。

② 感染性休克、末梢循环不良患者，禁止冷敷，尤其对老幼患者更应慎用。

4. 处理 一旦出现全身反应，立即停止冷敷，给予保暖等处理。

四、局部压疮

1. 发生原因 翻身时不慎将冰块、冰袋压在身下，而冰块及冰袋硬度高、有棱角，与体表面积接触少，受压时间过长，可引起局部压疮。

2. 临床表现 局部压痕，疼痛不适。

3. 预防

① 注意避免将冰块、冰袋压在身体下。

② 缩短冰敷时间，经常更换冰敷部位。

4. 处理 一旦发生压疮，立即停止用冷。轻者可逐渐恢复，重者按医嘱处理，对症治疗。

（王　静、史宇颖）

第十七章

口腔护理

【适用范围】

高热、昏迷、危重、禁食、鼻饲、血液病、口腔咽喉疾病、大手术后及生活不能自理的患者。

【目的】

① 保持口腔清洁、湿润、舒适，预防口腔感染等并发症。

② 预防或减轻口腔异味，清除牙垢，增进食欲，确保患者舒适。

③ 观察口腔黏膜、舌苔的变化及有无口腔气味，提供病情变化的信息。

【操作流程】

核对患者信息→解释、评估→清点棉球的数量→协助患者侧卧或仰卧，头偏向护士侧→铺巾、置盘→湿润口唇→漱口→检查口腔情况→按顺序擦拭（牙齿、颊部、硬腭、舌面）→再次漱口→再次检查口腔→润唇，酌情使用外用药→清点棉球数→整理用物→安置患者→洗手、记录。

【评分标准】

口腔护理操作考核评分标准（100 分）

病区______ 姓名______ 考试日期______ 监考人______ 得分______

项目	操作流程与标准	分值/分	扣分细则	扣分
准备	1. 仪表整洁，修剪指甲，洗手，戴口罩	3	一项不符合要求 -1	
	2. 用物：治疗盘、治疗碗 2 个（一碗内放生理盐水棉球，另一碗放漱口水及吸水管）、口护包（内放弯血管钳、镊子、压舌板、治疗巾）、棉签、石蜡油、手电筒等，必要时备开口器	5	缺一项 -1	
	3. 环境清洁、光线明亮	2	一项不符合要求 -1	
操作流程	1. 携用物至床旁，核对患者身份	4	未核对 -2，核对不认真 -1	
	2. 向患者 / 家属解释，取得合作；评估患者病情、意识、配合程度及口腔卫生状况	6	未解释 -2，漏评估一项 -1	
	3. 清点棉球的数量，协助患者侧卧或仰卧，头偏向护士侧	6	未清点 -4，清点不准确 -1，卧位不合要求 -2	

续表

项目	操作流程与标准	分值/分	扣分细则	扣分
操作流程	4. 铺治疗巾于患者颌下及枕上，置弯盘于口角旁	4	一项不符合要求 -2	
	5. 湿润口唇，协助清醒患者用温水漱口	5	清醒者未漱口 -2，昏迷者漱口 -5	
	6. 嘱患者张口，护士持手电筒观察口腔情况，并正确使用压舌板或开口器；有活动义齿，应取下并放于冷水杯中	6	未指导 -2，未观察 -3，压舌板 / 开口器使用不规范 -2，义齿未取 -2	
	7. 用棉球擦净口唇，嘱患者咬合上下齿，用压舌板轻轻撑开一侧颊部，用血管钳夹棉球由内向外擦洗左侧牙齿的外面。纵向擦洗牙齿，按顺序由臼齿洗向门齿。同法擦拭另一侧。嘱患者张开上下齿，擦洗牙齿左上内侧面、左上咬合面、左下内侧面、左下咬合面，弧形擦洗左侧颊部。同法擦洗右侧牙齿。擦洗硬腭及舌面部。（每个棉球只擦一面，棉球以不滴水为宜。）	30	一处不符合要求或不到位各 -1，镊子使用不当（拧棉球时）一次 -1，棉球滴水一次 -1，缺一步骤 -2，压舌板使用不当一次 -1	
	8. 擦洗完毕，再次协助患者漱口（昏迷患者严禁漱口），纱布擦净口唇；有义齿者，协助佩戴	6	一项不符合要求 -2	
	9. 再次检查口腔（用手电筒检查），口腔疾病处理正确（如有溃疡，酌情涂药于溃疡处；口唇干裂者涂以液状石蜡）	6	未检查、有溃疡未涂药各 -2，口唇未涂石蜡油 -1	
	10. 清点棉球数，撤治疗巾和弯盘	6	未清点 -4，少撤一件 -2	
	11. 协助患者取舒适卧位，整理床单位及用物	3	一项不符合要求 -2	
	12. 洗手、记录（口腔卫生状况及护理效果）	2	未洗手 -1，未记录 -1	
评价	1. 操作熟练，动作轻柔，遵守无菌操作原则 2. 擦洗方法及顺序正确 3. 与患者沟通自然，语言通俗易懂	6	酌情扣分	
	4. 操作时间：10min		每超过 30s -0.5	

【注意事项】

① 昏迷患者禁忌漱口，开口器应从臼齿处放入；如痰液过多，应及时吸出。

② 根据口腔情况选择合适的漱口液。

③ 口唇干裂者，先用温水湿润，再张口检查，防止出血；擦洗后，涂上石蜡油。

④ 擦洗动作应轻柔，勿损伤黏膜及牙龈；擦洗牙齿内、外面时，应纵向擦洗，由内而外；“U”形擦洗颊黏膜；“W”形擦洗硬腭；“S”形擦洗舌面及舌下。擦洗硬腭及舌面时勿伸入过深，以免引起恶心。

⑤ 每次擦洗只用一个棉球，且不宜过湿。拧棉球方法正确：左手拿有齿镊、右手拿弯血管钳；有齿镊在上，弯血管钳在下，两者成 90°，不可以触碰。

⑥ 义齿用冷开水刷净，佩戴或放在清水中备用，每日更换清水一次。

⑦ 观察口腔时，对长期使用抗生素和激素的患者，应注意观察口腔内有无真菌感染。WHO 口腔黏膜炎分级标准见下表。

WHO 口腔黏膜炎分级标准

分级	分级标准
0 级	口腔黏膜无异常
Ⅰ级	口腔黏膜有 1 ～ 2 个小于 1cm 的溃疡
Ⅱ级	口腔黏膜有 1 个大于 1cm 的溃疡和数个小溃疡
Ⅲ级	口腔黏膜有 2 个大于 1cm 的溃疡和数个小溃疡
Ⅳ级	口腔黏膜有 2 个以上大于 1cm 的溃疡和（或）融合溃疡

口腔护理操作风险防范

一、窒息

窒息是指异物滞留在食管、气管或支气管，阻塞呼吸道而引起呼吸困难或发绀等一系列临床表现。

1. 发生原因

① 医护人员为昏迷患者或使用了某些抗精神病药致吞咽功能障碍的患者行口腔护理时，由于粗心大意，将棉球遗留在口腔，导致窒息。

② 有假牙的患者，操作前未将假牙取出，操作时假牙脱落，严重者造成窒息。

③ 为兴奋、躁动、行为紊乱患者进行口腔护理时，因患者不配合操作，造成擦洗的棉球脱落，掉入气管或支气管，造成窒息。

2. 临床表现 轻者出现呼吸困难、缺氧、面色发绀，重者出现面色苍白、四肢厥冷、大小便失禁、鼻出血、抽搐、昏迷，甚至呼吸停止。

3. 预防

① 操作前清点棉球的数量，每次擦洗时只能夹一个棉球，以免遗漏棉球在口腔。操作结束后，再次核对棉球的数量，认真检查口腔内有无遗留物。

② 对于清醒患者，操作前询问其有无假牙；昏迷患者，操作前仔细检查牙齿有无松脱、假牙是否活动等。如为活动假牙，操作前取下存放于有标记的冷水杯中。

③ 对于兴奋、躁动、行为紊乱的患者，尽量在其较安静的情况下进行口腔护理。操作时，最好取坐位；昏迷、吞咽功能障碍的患者，应采取侧卧位，棉球不宜过湿以防误吸。夹取棉球最好使用弯止血钳，不易脱落。

4. 处理

① 如患者出现窒息，应及时处理。迅速有效清除吸入的异物，及时解除呼吸道梗阻。快速用血管钳取出异物，利用负压吸引器吸出阻塞的痰液或液体，也可使患者头面部向下，用手拍击背部，利用重力作用使异物滑落。

② 如果异物已进入气管，患者可出现呛咳或呼吸受阻。紧急情况下，先用粗针头在环状软骨下 1 ～ 2cm 处刺入气管，以争取时间行气管插管，在纤维支气管镜下取出异物，必要时行气管切开术解除呼吸困难。

二、吸入性肺炎

1. 发生原因 口腔护理的清洗液和口腔内分泌物误入气管，成为吸入性肺炎的主要原因。

2. 临床表现 发热、咳嗽、咳痰、气促、胸痛等，叩诊呈浊音，听诊肺部有湿啰音，胸部 X 线片可见斑片状阴影。

3. 预防

① 为昏迷患者进行口腔护理时，患者取仰卧位，将头偏向一侧，防止漱口液流入呼吸道。

② 进行口腔护理的棉球要拧干，不应过湿；昏迷患者不可漱口，以免引起误吸。

4. 处理 已出现肺炎的患者，根据病情遵医嘱应用抗生素积极抗感染治疗，并结合相应的临床表现采取对症处理。高热可用物理降温或用小量退热剂；气急、发绀可给氧气吸入；咳嗽、咳痰可用镇咳祛痰剂。

三、口腔黏膜损伤

1. 发生原因

① 擦洗口腔过程中，护理人员操作动作粗暴，止血钳碰伤口腔黏膜及牙龈，尤其是为放化疗的患者进行口腔护理时，更易引起口腔黏膜损伤。

② 为昏迷牙关紧闭患者进行口腔护理时，使用开口器协助张口方法欠正确或力量不当，造成口腔黏膜损伤。

③ 漱口液温度过高，造成口腔黏膜烫伤。

2. 临床表现 口腔黏膜充血、出血、水肿、炎症、溃疡形成，严重者出血、脱皮、坏死组织脱落。患者感口腔疼痛。

3. 预防

① 为患者进行口腔护理时，动作要轻柔，尤其是放化疗患者，不要使血管钳或棉签的尖部直接与患者的口腔黏膜接触。

② 医护人员正确使用开口器，应从臼齿处放入，并套以橡皮套或纱布缠绕，牙关紧闭者不可使用暴力使其张开。

③ 选择温度适宜的漱口液，口腔护理时，加强对口腔黏膜的观察。

4. 处理

① 发生口腔黏膜损伤者，应用复方硼砂溶液、呋喃西林液或 0.1% ～ 0.2% 过氧化氢液含漱。

② 如有口腔溃疡疼痛时，溃疡面用锡类散吹敷，必要时用 2% 利多卡因喷雾止痛或将氯己定漱口液用注射器直接喷于溃疡面。

四、口腔及牙龈出血

1. 发生原因

① 患有牙龈炎、牙周病的患者，龈沟内皮组织充血，炎性反应使肉芽组织形成，口腔护理对患处的刺激极易引起血管破裂出血。

② 操作时动作粗暴，也易造成口腔及牙龈出血，尤其是凝血机制障碍的患者。

③ 为昏迷患者进行口腔护理时，开口器应用不当，造成口腔及牙龈损伤、出血。

2. 临床表现 以牙龈出血持续不止为主要症状，出血时间由数小时至数天不等。

3. 预防

① 进行口腔护理时，动作要轻柔、细致，特别对凝血机制差、有出血倾向的患者，擦洗过程中，要防止碰伤黏膜及牙龈。

② 正确使用开口器，应从患者臼齿处放入，并套以橡皮套或纱布缠绕，牙关紧闭者不可使用暴力强行使其张口，以免造成损伤，引起出血。

4. 处理 若出现口腔及牙龈出血者，遵医嘱给予局部止血如明胶海绵填塞；必要时进行全身止血治疗，同时针对原发疾病进行治疗。

五、恶心、呕吐

1. 发生原因 如操作时棉签、镊子等物品刺激咽喉部，易引起恶心、呕吐。

2. 临床表现 恶心为上腹不适，紧迫欲吐的感觉并伴有迷走神经兴奋的症状，如皮肤苍白、流涎、出汗、血压降低及心动过缓等；呕吐物为胃内容物。

3. 预防

① 擦洗时动作务必要轻柔，擦舌部和软腭时不要触及咽喉部，以免引起恶心。

② 出现恶心、呕吐时立即停止口腔护理操作，待患者酌情休息后再操作。

③ 对口腔护理时容易发生恶心、呕吐的患者，若必须做口腔护理时尽量在饭后 1h 后操作。

4. 处理 症状明显时汇报医生，遵医嘱对症处理。

（王　静、史宇颖）

第十八章
鼻饲

【适用范围】

需通过胃管将食物、水分及药物灌入胃内提供营养及治疗的患者。

【目的】

保证不能经口进食的患者摄入足够的营养、水分和药物，以利早日康复。

【操作流程】

① 置管：确认有效医嘱→核对患者信息→解释、评估→摆体位→铺巾、置盘→清洁鼻孔→备胶布→检查并打开胃管、注射器及石蜡油→戴手套→测量长度并标记胃管→润滑胃管→插入胃管→确认胃管在胃内→胶布固定→擦净患者口鼻，撤去弯盘，脱手套→胃管末端置标识→清洗针筒→少许温开水冲洗胃管→推注流质饮食 / 药物→再注入少许温开水冲洗胃管→处理胃管末端→固定胃管于肩部 / 枕旁→安置患者→整理用物→洗手、记录。

② 拔管：核对患者信息→解释、评估→去除别针→铺巾、置盘→去胶布→拔出胃管→清洁口鼻部，撤巾→安置患者→整理用物→洗手、记录。

【评分标准】

鼻饲技术操作考核评分标准（100 分）

病区______　姓名______　考试日期______　监考人______　得分______

项目	操作流程与标准	分值 / 分	扣分细则	扣分
准备	1. 着装整洁，洗手，戴口罩	2	一项不符合要求 -1	
	2. 用物：一次性冲洗器、一次性注射器（20mL）、听诊器、胃管、石蜡油棉球、无菌棉签、治疗巾、一次性手套、手电筒、纱布、压舌板、温水、鼻饲流食（38 ～ 40℃）、鼻贴、胶布、弯盘、别针、皮筋、胃管标识贴、水温计等	4	缺一项 -1	
	3. 环境清洁、无异味	2	一项不符合要求 -1	
操作流程	1. 确认有效医嘱，携用物至床旁，核对患者身份	4	一项不符合要求 -2	
	2. 向患者解释操作目的，取得合作	2	未解释 -2，解释不到位 -1	

续表

项目	操作流程与标准	分值/分	扣分细则	扣分
操作流程	3. 评估患者合作程度，询问有无插管经历；了解鼻腔状况，包括既往有无鼻部疾病、鼻中隔偏曲等，取下眼镜和假牙	3	评估少一项 -1，未评估不得分	
	4. 协助患者取平卧或半坐卧位，昏迷患者头稍后仰	2	卧位不适 -2	
	5. 将治疗巾垫在患者颌下，弯盘置于口角旁，清洁鼻孔	4	一项不符合要求 -2	
	6. 备胶布，检查并打开胃管、注射器及石蜡油的包装	4	未检查 -2，打开方式不正确 -2	
	7. 戴手套，取出胃管并检查是否通畅	5	未戴手套 -2，未检查 -3，未试通畅 -2	
	8. 测量插管的长度并标记（自前额发际至剑突，或由鼻尖经耳垂至剑突的距离），为 45 ～ 55cm	4	测量不准确 -4	
	9. 润滑胃管前端，右手持胃管，沿一侧鼻孔缓缓插入，插入胃管 10 ～ 15cm 时，嘱患者做吞咽动作，同时顺势将胃管轻轻插入所需长度（在插管过程中适时给予鼓励）	10	未润滑 -2，插管手法不对 -5，插管失败 -10，未指导 -3，未鼓励 -2	
	10. 验证胃管是否在胃内（有导丝的胃管抽出导丝）	8	未验证 -8，验证一种方法或不规范 -5	
	11. 确定胃管在胃内后，将胃管用鼻贴在鼻翼及颊部固定	3	固定不规范 -3	
	12. 擦净患者口鼻，撤去弯盘，脱手套，在胃管末端 10cm 处标注置管时间、长度	4	一项不符合要求 -2	
	13. 连接注射器于胃管末端，抽吸见有胃液抽出，再注入 20mL 温开水，反折胃管末端，抽吸所需流质或药物，接胃管缓推入胃中（喂食中询问患者有无不适）	8	未抽吸 -3，温度及量不合要求各 -5，注入过快 -2，前后未注入温开水各 -2，未询问 -2	
	14. 鼻饲完毕，再次注入 20mL 温开水并上提	2	未上提 -2	
	15. 将胃管末端反折并用纱布（皮筋）包扎，用别针将胃管固定于患者肩部衣服上 / 枕旁	4	一项不符合要求 -2	
	16. 撤去治疗巾，协助患者取舒适体位，指导患者维持原卧位 30 ～ 60min	4	未撤巾 -2，卧位不适 -2，未指导 -2	
	17. 拔管			
	①核对、评估患者，向患者解释	4	未评估 -2，未解释 -2	
	②去除别针，将治疗巾和弯盘置于患者颌下，去胶布	4	一项不符合要求 -2	
	③指导患者深呼吸，在患者呼气时拔管，到咽喉处迅速拔出，清洁口鼻部，撤巾	5	未指导 -2，拔管时机不正确 -3，未清洁 -2，未撤巾 -2	
	18. 整理床单位及用物，洗手，记录（鼻饲置管：置管深度、时间，鼻饲时间、量，患者反应等；拔管：拔管时间、患者反应）	4	一项不符合要求 -2	
评价	1. 操作准确、熟练，查对规范 2. 体现人文关怀，与患者沟通有效，爱伤观念强	4	酌情扣分	
	3. 操作时间：12min		每超时 30s -0.5	

【注意事项】

① 每次鼻饲前应证实胃管在胃内且通畅，并用少量温水冲管后再进行喂食，鼻饲完毕后再次注入少量温开水，防止鼻饲液凝结。

② 鼻饲后 30min 内应避免搬动患者或进行可能引起误吸的操作，如吸痰等。痰液较多的患者应在鼻饲前给予吸痰，鼻饲后保持半卧位 30 ～ 60min。

③ 长期鼻饲者每日口腔护理 2 次。

④ 根据胃管特点决定更换的时间，一般当晚进食后 2h 拔出，次日早餐前由另一鼻孔再插入。

⑤ 昏迷患者插管时先将头后仰，插入 10 ～ 15cm 后将头前倾，下颌尽量靠近胸骨，再插入胃管。

⑥ 拔管后注意观察患者进食情况。

鼻饲技术操作风险防范

一、腹泻

1. 发生原因

① 鼻饲液过多引起消化不良性腹泻。

② 流质内含脂肪过多引起脂性腹泻。

③ 灌注的速度太快，营养液浓度过大，温度过高或过低，刺激肠蠕动增强。

④ 鼻饲液配制过程中未严格遵循无菌原则，食物被细菌污染，导致肠道感染。

⑤ 对牛奶、豆浆不耐受，易出现腹泻。

2. 临床表现 患者大便次数增多，部分排水样便，伴或不伴有腹痛，肠鸣音亢进。

3. 预防

① 鼻饲液配制过程中应防止污染，每日配制当日量，于 4℃冰箱内保存，食物及容器应每日煮沸灭菌后使用。

② 鼻饲液温度以 38 ～ 40℃最为适宜。

③ 注意浓度、容量与滴速。浓度由低到高，容量由少到多，滴速一开始 40 ～ 80mL/h，3 ～ 5 日后增加到 100 ～ 125mL/h，直到患者能耐受的营养需要量。

④ 认真询问饮食史，对饮用牛奶、豆浆等易致腹泻，胃肠功能差或从未饮过牛奶的患者要慎用含牛奶、豆浆的鼻饲液。

4. 处理

① 室温较低时，有条件者可使用加温器以保持适宜的温度。

② 菌群失调患者，可口服乳酸菌制剂；有肠道真菌感染者，给予抗真菌药。严重腹泻无法控制时，可暂停喂食。

③ 腹泻频繁者，要保持肛周皮肤清洁、干燥，防止皮肤溃烂。

二、胃食管反流、误吸

胃食管反流是胃内食物经贲门、食管、口腔流出的现象，为最危险的并发症，不仅影响营养供给，还可致吸入性肺炎，甚至窒息。

1. 发生原因

① 年老、体弱或有意识障碍的患者反应差，贲门括约肌松弛而造成反流。

② 患者胃肠功能减弱，鼻饲速度过快，胃内容物潴留过多，腹压增高引起反流。

③ 吞咽功能障碍使分泌物及食物误吸入气管和肺内，引起呛咳及吸入性肺炎。

2. 临床表现 在鼻饲过程中，患者出现呛咳、气喘、心动过速、呼吸困难、咳出或经气管吸出鼻饲液。吸入性肺炎患者体温升高，咳嗽，肺部可闻及湿啰音和水泡音。

3. 预防

① 选用管径适宜的胃管，坚持匀速、限速滴注。

② 昏迷患者翻身应在管饲前进行，以免胃因受机械性刺激而引起反流。

③ 对危重患者，管饲前应吸净气道内痰液，以免管饲后吸痰憋气使腹内压增高引起反流。管饲时和管饲后需取半卧位，防止反流。

④ 喂养时辅以胃肠动力药（多潘立酮、莫沙必利）可解决胃轻瘫、反流等问题，一般在喂养前半小时由鼻饲管内注入。在鼻饲前先回抽，检查胃潴留量。鼻饲过程中保持头高位 30° ～ 40° 或抬高床头 20° ～ 30° ，能有效防止反流，注意勿使胃管脱出。

4. 处理

① 误吸发生后，立即停止管饲，取头低右侧卧位，吸除气道内吸入物；气管切开者可经气管套管内吸引。

② 遵医嘱给予胃肠减压。

③ 有肺部感染迹象者及时遵医嘱应用抗生素。

④ 密切观察患者意识及生命体征的变化。

三、便秘

1. 发生原因 长期卧床的患者胃肠蠕动减弱，加上鼻饲食物中含粗纤维较少，致使大便在肠内滞留过久，水分被过多吸收造成大便干结、坚硬和排出不畅。

2. 临床表现 大便次数减少，甚至大便秘结，患者出现腹胀。

3. 预防 调整营养液配方，增加纤维素丰富的蔬菜和水果的摄入，食物中可适量加入蜂蜜和香油。

4. 处理

① 必要时遵医嘱应用开塞露 20mL 肛管注入，酚酞片 0.2g 每日 3 次管内注入，必要时用 0.2%～0.3%肥皂水 200～400mL 灌肠。

② 老年患者因肛门括约肌较松弛，加上大便干结，往往灌肠效果不佳，需人工取便，即用手指由直肠取出嵌顿粪便。

四、鼻、咽、食管黏膜损伤和出血

1. 发生原因

① 反复插管或因患者烦躁不安自行拔出胃管，损伤鼻、咽及食管黏膜。

② 长期留置胃管对黏膜的刺激引起口、鼻黏膜糜烂及食管炎。

2. 临床表现 咽部不适，疼痛，吞咽障碍，难以忍受，鼻腔流出血性液体，部分患者有感染症状，如发热。

3. 预防

① 对长期留置胃管者，选用聚氨酯和硅胶喂养管。此类喂养管质地软，管径小，可减少插管对黏膜的损伤。

② 向患者做好解释，取得患者合作，置管时动作要轻柔、熟练；长期鼻饲者应定期更换胃管且两侧鼻腔交替使用。

③ 每日行口腔护理 2 次，保持口腔清洁。

4. 处理

① 鼻腔黏膜损伤引起出血量较多时，可用冰生理盐水和去甲肾上腺素浸湿的纱条填塞止血；咽部黏膜损伤可雾化吸入地塞米松、庆大霉素等，每日 2 次，每次 20min，以减轻黏膜充血水肿；食管黏膜损伤出血可给予制酸药物、保护黏膜药物。

② 溶栓患者 24h 内避免鼻饲插管。

五、胃出血

1. 发生原因

① 鼻饲的重型颅脑损伤患者因脑干、自主神经功能障碍，胃肠血管痉挛，黏膜坏死，发生神经源性溃疡致消化道出血。

② 注入食物前抽吸过于用力，使胃黏膜局部充血，微血管破裂。

③ 患者躁动不安，体位不断变化，胃管反复刺激引起胃黏膜损伤。

2. 临床表现 轻者胃管内可抽出少量鲜血，出血量较多时呈陈旧性咖啡色血液，严重者血压下降，脉搏细速，出现休克。

3. 预防

① 注食前抽吸力量应适当。

② 牢固固定鼻胃管，躁动不安的患者可遵医嘱适当使用镇静剂。

③ 患者出血停止 48h 后，无腹胀、肠麻痹，能闻及肠鸣音，胃空腹潴留液＜100mL 时，方可慎重开始喂养，初量宜少，每次＜15mL，每 4～6h 一次。

4. 处理

① 胃出血时可用凝血酶200U 胃管内注入，3 次 / 天。

② 暂停鼻饲，做胃液潜血试验，按医嘱应用奥美拉唑 40mg 静脉滴注，2 次 / 天。

六、胃潴留

1. 发生原因

① 一次喂饲的量过多或间隔时间过短。

② 胃肠黏膜出现缺血缺氧，影响胃肠道正常消化，胃肠蠕动减慢，胃排空障碍，营养液潴留于胃内。

2. 临床表现 呈胃内容物积聚而未及时排空的异常状态，可呕吐出 4 ～ 6h 的食物；或空腹 8h 以上，胃内残留物仍＞ 200mL 者，表明存在胃潴留。

3. 预防

① 间歇鼻饲患者，每次鼻饲的量不超过 200mL，间隔时间不少于 2h。

② 每次鼻饲完后，可协助患者取高枕卧位或半坐卧位 30 ～ 60min，以防止胃内的食物反流入食管。

③ 在患者病情许可的情况下，增加翻身的次数，鼓励患者床上及床边活动，促进胃肠功能恢复，并可依靠重力作用使鼻饲液顺肠腔运行，预防和减轻胃潴留。

4. 处理

① 有胃潴留的重病患者，遵医嘱给予甲氧氯普胺 60mg，每 6h 一次，加速胃排空。

② 胃内残余量＞ 200mL，应注回 200mL，暂停鼻饲 1 次，1h 后再评估患者，如仍＞ 200mL，通知医生做相应的处理。

七、呼吸、心搏骤停

1. 发生原因

① 患者既往有心脏病、高血压病等病史，或合并有慢性支气管炎的老年患者，当胃管进入咽部即产生剧烈的咳嗽反射，重者可致呼吸困难，进而诱发严重心律失常。

② 插管时恶心、呕吐较剧，引起腹内压骤升，内脏血管收缩，回心血量骤增，导致心脏负荷过重，引起呼吸、心搏骤停。

③ 患者有昏迷等脑损伤症状，脑组织缺血缺氧，功能发生障碍。胃管刺激咽部，使迷走神经兴奋，反射性引起患者屏气和呼吸道痉挛，致通气功能障碍；同时患者出现呛咳、躁动等，使机体耗氧增加，进一步加重脑缺氧。

④ 处于高度应激状态的患者对插胃管这一刺激反应增强，机体不能承受，导致功能进一步衰竭，使病情恶化。

2. 临床表现 插管困难，患者突发恶心、呕吐、抽搐、双目上视、意识丧失、面色发绀，血氧饱和度下降，继之大动脉（颈动脉、股动脉）搏动消失，呼吸停止。

3. 预防

① 对有心脏病史的患者插胃管时须谨慎小心。

② 在患者生命垂危，生命体征极不稳定时，应避免插胃管，防止意外发生。如因病情需要必须进行，要持谨慎态度，操作前备好抢救用物，在医生指导下进行。

③ 操作要轻稳、快捷、熟练，尽量一次成功，避免反复刺激。操作中严密监测生命体征，如发现异常，立即停止操作，并采取相应的抢救措施。

4. 处理 对合并有慢性支气管炎的老年患者，插管前 10min 可选用适当的镇静剂或阿托品肌内注射，床旁备好氧气，必要时给予氧气吸入。

八、血糖紊乱

1. 发生原因

① 患者自身疾病的影响，如重型颅脑损伤患者，机体处于应激状态，肾上腺素水平增高，代谢增加，血糖升高；再者，大量鼻饲高糖溶液也可引起血糖增高。

② 低血糖症：多发生于长期鼻饲饮食忽然停止者，因患者已适应吸收大量高浓度糖，忽然停止给糖，但未以其他形式加以补充。

2. 临床表现 高血糖症表现为餐后血糖高于正常值；低血糖症可出现出汗、头晕、恶心、呕吐、心动过速等。

3. 预防

① 鼻饲配方尽量不加糖或由营养师配制。

② 为避免低血糖症的发生，应缓慢停用要素饮食，同时补充其他糖。

③ 加强血糖监测。

4. 处理

① 对高血糖症患者可补给胰岛素或改用低糖饮食，也可注入降糖药。

② 一旦发生低血糖症，立即静脉注射高渗葡萄糖。

九、水、电解质紊乱

1. 发生原因

① 患者由饥饿状态转入高糖状态，或由于渗透性腹泻引起低渗性脱水。

② 尿液排出多，盐摄入不足，鼻饲液的营养不均衡。

2. 临床表现

① 低渗性脱水：患者早期出现周围循环衰竭，特点是直立性低血压，后期尿量减少，尿比重低，血清钠＜ 135mmol/L，脱水征明显。

② 低钾血症：患者可出现神经系统症状，表现为中枢神经系统抑制和神经－肌肉兴奋性降低症状，早期表现为烦躁，严重者神志淡漠、嗜睡、软弱无力，腱反射减弱或消失和软瘫等。可出现窦性心动过速、心悸、心律不齐、血压下降。血清电解质检查示钾＜ 3.5mmol/L。

3. 预防

① 严格记录出入量，以调整营养液的配方。

② 监测血清电解质的变化及尿素氮的水平。

4. 处理

① 低渗性脱水患者，遵医嘱给予正确补水和补钠。

② 低钾血症患者，遵医嘱给予补钾，及时纠正低钾血症。

十、食管狭窄

1. 发生原因

① 鼻饲时间过长，反复插管及胃管固定不当或因咳嗽等活动的刺激，造成食管黏膜损伤发生炎症、萎缩，引起食管狭窄。

② 胃食管反流导致反流性食管炎，严重时发生食管狭窄。

2. 临床表现　拔管后饮水出现呛咳、吞咽困难。

3. 预防

① 尽量缩短鼻饲的时间，尽早恢复正常饮食。

② 插管时动作要轻、快、准，避免反复插管。插管后牢固固定胃管，咳嗽或剧烈呕吐时将胃管先固定，以减少胃管上下活动而损伤食管黏膜。

③ 拔管前让患者带管训练喝奶、喝水，直到吞咽功能完全恢复即可拔管。

4. 处理　食管狭窄者行食管球囊扩张术，术后饮食从流质、半流质逐渐过渡。

（王　静、史宇颖）

第十九章

胃肠减压

【适用范围】

需通过胃肠减压技术进行疾病预防、诊断、治疗的患者。

【目的】

① 解除或者缓解肠梗阻所致的症状。

② 进行胃肠道手术的术前准备，以减少胃肠胀气。

③ 术后减轻腹胀，减轻缝线张力和伤口疼痛，促进伤口愈合。

④ 通过胃肠减压判断胃液性质，协助诊断。

【操作流程】

① 置管：确认有效医嘱→解释、评估→检查鼻腔→拉床幔，询问大小便→摆体位→戴手套，垫巾→清洁鼻孔→选择、检查并打开胃管、注射器及石蜡油→测量长度并标记胃管→润滑胃管→插入胃管→确认胃管在胃内→胶布固定→连接负压球→固定负压球→做好标识→安置患者→整理用物→洗手、记录。

② 拔管：核对患者信息→解释、评估→置盘，去除别针、鼻贴→分离负压球与胃管→关闭胃管末端→拔出胃管→清洁、检查鼻腔→安置患者→整理用物→洗手、记录。

【评分标准】

胃肠减压技术操作考核评分标准（100 分）

病区______ 姓名______ 考试日期______ 监考人______ 得分______

项目	操作流程与标准	分值/分	扣分细则	扣分
准备	1. 着装符合要求，洗手，戴口罩 2. 用物：治疗盘、一次性胃管、一次性注射器（20mL）、负压球、石蜡油棉球、纱布、听诊器、治疗巾、手电筒、治疗碗（内盛生理盐水）、棉签、乳胶手套2副、压舌板、鼻贴、胶布、弯盘、别针、胃肠减压标识贴等，必要时准备 pH 试纸 检查物品质量，如有效期、外包装有无破损等	2 4	一项不符合要求 -1 缺 1 件 -1	

续表

项目	操作流程与标准	分值/分	扣分细则	扣分
操作流程	1. 确认有效医嘱，携用物至床旁，核对患者身份	4	一项不符合要求 -2	
	2. 向患者解释操作目的、方法、注意事项	3	解释不到位 -2，未解释 -3	
	3. 评估患者病情、意识状态、自理能力、合作程度，鼻腔及胃肠道病史、有无义齿及插管经历	3	评估不全面 -2，未评估 -3	
	4. 使用手电筒检查鼻腔情况	3	未检查 -3	
	5. 拉床幔，询问清醒患者的大小便情况	2	未注意隐私保护 -2	
	6. 取坐位或半卧位，昏迷患者取平卧位	2	体位不适 -2	
	7. 戴手套，垫治疗巾于颌下，选择鼻孔，用湿棉签清洁鼻腔	4	一项不符合要求 -1	
	8. 根据患者身高和体型、鼻孔大小，选择型号合适的胃管	3	胃管型号未选择 -3	
	9. 准备好石蜡油棉球、鼻贴及胶布	3	漏准备一项 -1	
	10. 打开注射器，注气检查胃管是否通畅；夹闭胃管末端	4	一项不符合要求 -2	
	11. 测量插入胃管的长度（患者鼻尖至耳垂加鼻尖到剑突的长度或前额发际至剑突下，为 45 ～ 55cm，据患者身高及治疗需要适当延长）并做好标记，注意保暖	5	测量不正确 -5	
	12. 再次宣教患者配合的方法（深呼吸、吞咽动作）	3	未再次宣教 -3	
	13. 插管：石蜡油润滑胃管，左手托住胃管，右手握住胃管前端，沿一侧鼻腔缓缓插入，至咽喉部时（约 15cm），嘱患者做吞咽动作，然后继续插入预定长度。如为昏迷患者，插管时将头后仰，当胃管达咽喉部时（约 15cm），将患者头部抬起，使下颌靠近胸骨柄，然后顺势将胃管插入预定长度	10	一项不符合要求 -2	
	14. 检查口腔内有无胃管盘曲，进行初步固定	5	未检查 -2，未初步固定 -3	
	15. 验证胃管是否在胃内后，用鼻贴叠瓦式固定胃管，在鼻梁与面颊部分别再次固定	6	未验证 -5，漏验证一项 -2，固定不规范 -3，未二次固定 -2	
	16. 将负压球压至 1/3（-7kPa）后接到胃管末端，打开调节器	5	压力不合要求 -3，未打开 -2	
	17. 胃肠减压期间随时调整负压，引流液满 1/2（-5kPa）时及时倾倒或更换，且将负压球再次压至 1/3（-7kPa），并观察引流液的颜色、量、性状及患者的反应	4	一项不符合要求 -2	
	18. 脱手套，妥善固定负压球，做好胃管、负压球标识	4	一项不符合要求 -2	
	19. 拔管：①核对并解释；②置弯盘于患者颌下，去除别针、鼻贴；③先将负压球与胃管分离，关闭胃管末端；④拔管至 10 ～ 15cm 处嘱患者吸气并屏气，迅速拔除胃管，拔出时以纱布捏住胃管前端，防止误吸；⑤清洁、检查鼻腔	10	拔管一项不符合要求 -2	
	20. 协助患者取合适体位，进行置管 / 拔管后宣教	4	卧位不适 -2，未进行宣教 -2	
	21. 整理用物，洗手，记录	3	一项不符合要求 -1	

续表

项目	操作流程与标准	分值/分	扣分细则	扣分
评价	1. 操作过程熟练、轻柔，动作一次到位 2. 操作达到预期的治疗目的，患者安全 3. 交流恰当，体现人文关怀 4. 操作时间：10min	4	酌情扣分 每超过 30s -0.5	

【注意事项】

① 妥善固定胃肠减压装置，防止变换体位时加重对咽部的刺激，以及受压、脱出影响减压效果。

② 胃肠减压者每日口腔护理 2 次。

③ 观察引流物的颜色、性质、量，并记录 24h 引流总量。

④ 胃肠减压期间，注意观察患者水电解质及胃肠功能恢复情况。

胃肠减压操作风险防范

一、引流不畅

1. 发生原因

① 食物残渣或食物黏稠、血凝块阻塞胃管、胃管前端紧贴胃壁。

② 负压吸引装置漏气。

③ 胃管置入过深，如胃肠吻合术时，胃管置入吻合口下的肠腔内。

④ 患者不配合，胃管置管过急过多，在胃内盘曲、反折等。

⑤意外拔管，胃管向外滑出脱离胃腔。

⑥ 使用时间过长，胃管老化、变脆，管腔内粘连。

2. 临床表现 腹胀无缓解或加剧；负压引流装置无引流物引出；注射器回抽时阻力增大；听诊无气过水声；冲洗胃管，引流量明显小于冲洗量。

3. 预防

① 医护人员操作技术应熟练。

② 采用适宜的胃管固定方法，定时检查胃管是否通畅、固定是否有效，做好患者和家属的有效宣教。

③ 做好交接班，及时发现和纠正脱出的胃管。

④ 定时更换胃管。

⑤ 昏迷、烦躁的患者必要时予以适当的约束。

⑥ 如从胃管内注入药物，需要用生理盐水冲洗胃管。

⑦ 禁食。

4. 处理

① 如发现胃管阻塞，如无禁忌，可先将胃管送入少许，仍无液体引出，再缓慢地将胃管退出，边退边回抽胃液，每天定时转动胃管变动胃管位置。

② 如确定为阻塞胃管，可从胃管内注入酶溶液以稀释和溶解胃液。

③ 上述方法无效，则拔除胃管，更换胃管重置。

④ 胃液过少而不能引出时，更换体位。

⑤ 胃肠减压器的位置应低于胃部，以利于引流；质量不合格引起漏气应及时更换。

二、呃逆

1. 发生原因 留置胃管过程中膈神经受胃管刺激而产生。

2. 临床表现 喉间呃逆连声，持续不断，声短而频繁发作，不能自制，严重影响患者的呼吸、休息和睡眠。

3. 预防 做好口腔护理，可使用温开水，棉球或棉棒不可过湿。

4. 处理

① 采用分散注意力的方法，如对患者突然的提问或交谈等。

② 按压合谷、翳风等穴位，必要时针灸。

③ 若无效，根据医嘱肌内注射氯丙嗪等。

三、呼吸困难

1. 发生原因

① 插管过程中，胃管进入气道。

② 胃管脱出，盘旋在口咽部。

③ 反复插管或长时间胃肠减压导致喉头水肿。

2. 临床表现 患者出现呼吸困难，呼吸的节律、频率变快及幅度加深，呼吸变浅，发绀，频繁咳嗽，血氧饱和度下降，心率加快，并有焦虑、恐惧等心理反应。

3. 预防

① 向患者做好解释，严密观察其病情变化，如患者出现呛咳、呼吸困难等症状，立即拔出胃管，让患者休息片刻后重新置管。

② 插管后用三种方法（在胃管末端连接注射器抽吸，能抽出胃液；置听诊器于患者胃部，快速经胃管向胃内注入10mL空气，听到气过水声；将胃管末端置于盛水的治疗碗中，无气泡逸出），观察确定胃管是否在胃腔内。

③ 病情允许应尽早拔管。

4. 处理 查明引起呼吸困难的原因，采取相应的处理措施，同时予氧气吸入。

四、吸入性肺炎

1. 发生原因

① 胃肠减压过程中，患者咽喉部分泌物增加而又不敢咳嗽。

② 胃肠减压患者长期卧床引起胃肠道蠕动功能减弱或逆蠕动，或胃肠减压引

流不畅导致胃食管反流。

③ 胃肠减压期间患者禁食、禁水致使细菌在口腔内大量繁殖，口腔护理清洗欠彻底。

④ 细菌向呼吸道蔓延引起肺部感染。

2. 临床表现 高热、面颊绯红、皮肤干燥、寒战、胸部疼痛、咳嗽、痰黏稠、呼吸增快或呼吸困难。肺部听诊湿啰音，胸部 X 线检查可见肺部有片状实变影；痰中可以找到致病菌，白细胞增高。

3. 预防

① 鼓励患者咳嗽、排痰，加强翻身、拍背。

② 保证胃肠减压引流通畅，防止胃液反流。

③ 每日进行口腔护理 2 次。

④ 病情允许应尽早拔管。

4. 处理

① 卧床休息，高热时给予物理降温或小量退热剂。

② 氧气吸入，镇咳祛痰剂鼻饲。

③ 密切观察患者病情，尤其注意老年体弱者的呼吸、心率、心律、体温、血压的变化。

④ 根据痰和血培养的结果选择敏感的抗生素进行治疗。

五、消化道出血

1. 发生原因

① 插管动作粗暴或患者剧烈恶心、呕吐时强行插管，损伤食管、胃黏膜。

② 胃管粘在胃黏膜上，负压吸引致使胃黏膜缺血、坏死形成溃疡所致。

2. 临床表现 负压引流液由墨绿色变成咖啡色、暗红色，甚至鲜红色。出血量较大时，出现柏油便、出汗、口渴，严重者出现晕厥等失血过多的症状。

3. 预防

① 插管操作动作应熟练、轻柔，必要时使用专用导丝，以防引起机械性损伤。剧烈恶心、呕吐时，暂停插管，休息片刻，缓解后缓缓将胃管送入。

② 如不通畅可向胃管内注入少许生理盐水再回抽，不可盲目回抽。

4. 处理

① 如发现有鲜红色血液立即停止吸引，报告医生，遵医嘱治疗。

② 急诊胃镜检查，确定出血部位，可采用胃镜下介入治疗，予冰盐水加去甲肾上腺素止血、钛夹止血、生物蛋白胶喷洒止血等。

③ 如上述措施无效，行外科手术治疗。

六、声音嘶哑

1. 发生原因

① 胃管过粗、留置时间过长、反复插管使声带水肿、充血及闭合不全。

② 胃管质地过硬，插管过程中损伤喉返神经。

③ 留置胃管期间，患者剧烈咳嗽、咳痰、呕吐等致使胃管移动或胃管的机械刺激，导致喉头组织水肿，压迫喉返神经，造成声带麻痹。

2. 临床表现 患者声带闭合不全和发音困难。

3. 预防

① 选择粗细合适、质地较柔软、表面光滑的胃管，勿强行插管。

② 胃肠减压过程中，遇剧烈咳嗽、呕吐时先固定胃管。

③ 病情允许应尽早拔除胃管。

4. 处理

① 出现声音嘶哑者，注意嗓音保健，加强口腔护理。

② 拔除胃管后，发音应由闭口音练到张口音。

③ 物理治疗：可用超声波理疗和碘离子透入法。

④ 药物治疗：可用 B 族维生素或类固醇激素及抗生素雾化吸入。

七、低钾血症

1. 发生原因 患者持续胃肠减压，时间过长，大量胃液引出，而患者禁食、钾盐补给不足。

2. 临床表现 早期烦躁，严重者神志淡漠或嗜睡、肌肉软弱无力、腱反射减弱或消失，严重时出现软瘫。可有口苦、恶心、呕吐和腹胀症状，肠鸣音减弱或消失。心动过速、心悸、心律不齐、血压下降，严重者可发生心室纤颤而死亡。心电图出现 U 波、T 波降低、ST 段降低、QT 间期延长。血钾在 3.5mmol/L 以下。

3. 预防

① 持续胃肠减压患者，定期检测血钾水平，发现不足，及时静脉补钾。

② 病情允许尽早拔除胃管，减少胃液中钾的丢失。

4. 处理 低钾血症时应及时静脉补充氯化钾，并动态监测患者血钾水平。

八、插管困难

1. 发生原因

① 急性肠梗阻的患者，在无任何刺激的情况下已经频繁地呕吐，插管时胃管刺激咽部黏膜，导致呕吐反射加剧，胃管随着呕吐冲力冲出口腔。

② 患者精神紧张，在插管中出现过度换气、头后仰等自卫动作，胃管进入咽喉部不能顺利进入食管，致使插管失败。

③ 合并慢性支气管炎的老年患者，胃管进入咽部，即产生剧烈的咳嗽反射，迫使操作停止。

④ 昏迷患者吞咽反射减弱或消失，对咽部刺激不敏感，插管时不能配合吞咽，胃管不易进入食管上口。

⑤ 医务人员操作技术欠熟练等。

2. 临床表现 插管困难可致鼻黏膜和咽部黏膜的水肿、损伤，甚至出血；反复插管引起剧烈咳嗽，严重者出现呼吸困难。

3. 预防

① 做好患者心理护理，指导患者做有节律的吞咽动作，保证胃管的顺利插入。

② 动作应轻柔，操作应熟练。

③ 选用质地优良的硅胶带导芯的胃管。

（王　静、史宇颖）

第二十章

大量不保留灌肠技术

【适用范围】

需通过肛门灌入溶液，排除肠道内粪便、积气的患者。

【目的】

① 为手术、分娩或者检查的患者进行肠道准备。

② 刺激患者肠蠕动，软化粪便，解除便秘，排除肠内积气，减轻腹胀。

③ 稀释和清除肠道内有害物质，减轻中毒。

④ 灌入低温液体，为高热患者降温。

【操作流程】

核对患者信息→解释、评估→关闭门窗、屏风遮挡→脱裤，取左侧卧位，双膝屈曲→垫巾置盘→准备灌肠液→戴手套→润滑肛管、排气→插入肛管→灌入溶液→观察患者反应→拔出肛管→取舒适体位，保留灌肠液 5 ～ 10min →协助排便→安置患者→整理床单位及用物→开窗通风→洗手、记录。

【评分标准】

大量不保留灌肠技术操作考核评分标准（100 分）

病区______ 姓名______ 考试日期______ 监考人______ 得分______

项目	操作流程与标准	分值 / 分	扣分细则	扣分
准备	1. 着装整洁，洗手，戴口罩、帽子 2. 用物：0.1% ～ 0.2% 温肥皂水或生理盐水（按医嘱备）、水温计、石蜡油棉球、一次性灌肠袋、一次性手套、一次性中单、屏风、弯盘、卫生纸、污物桶、便盆等	3 5	一项不符合要求 -1 缺一项 -1	
操作流程	1. 携用物至床旁，核对患者身份 2. 向患者解释操作目的、注意事项，取得合作；评估患者意识、配合程度、排便情况、肛门周围皮肤黏膜状况 3. 协助患者大小便，关闭门窗、屏风遮挡 4. 协助患者取左侧卧位，双膝屈曲，褪裤至膝部，臀部移至床沿，注意保暖	4 6 4 7	未查对 -4 解释不到位 -2，未解释 -5，评估不全面 -1，未评估不得分 一项不符合要求 -1 卧位不符合要求 -1，暴露太多 -3，未保护隐私 -4	

续表

项目	操作流程与标准	分值/分	扣分细则	扣分
操作流程	5. 患者臀下垫一次性中单，置弯盘于臀边	4	未垫中单 -2	
	6. 检查并核对灌肠液（温度 39 ～ 41℃）、排气，关闭管夹，灌肠液距肛门 40 ～ 60cm	8	未检查-3，温度不符-3，高度不符 -5，未排气 -2	
	7. 戴手套，石蜡油棉球润滑肛管前端	4	未戴手套 -1，未润滑 -1	
	8. 左手分开肛门，嘱患者深呼吸，右手轻轻将肛管插入直肠 7 ～ 10cm	6	暴露肛门不充分 -2，未嘱患者深呼吸 -1，插入深度不合要求 -5	
	9. 固定肛管，开放管夹，使药液缓缓流入	4	未固定 -2，滴速不符合要求 -3	
	10. 灌入液体过程中，密切观察袋内液面下降速度和患者的情况（适时给予鼓励），询问患者感受并正确指导	6	未询问 -2，未指导或指导不正确 -2	
	11. 待灌肠液即将流尽时夹管，用卫生纸包裹肛管轻轻拔出，弃于医疗垃圾桶内	6	一项不符合要求 -1	
	12. 擦净肛门，脱手套，消毒双手	5	一项不符合要求 -1	
	13. 协助患者取舒适体位，交代注意事项，嘱其尽可能保留 5 ～ 10min 后再排便	6	交代不全 -1，未交代 -2	
	14. 协助患者排便	4	未协助 -4	
	15. 妥善安置患者，整理床单位及用物，开窗通风	4	一项不符合要求 -1	
	16. 观察大便性状，必要时留取标本送检	4	未观察 -2，未口述 -2	
	17. 洗手、记录	4	未洗手、未记录各 -2	
评价	1. 操作准确、熟练，查对规范 2. 严格执行查对制度，与患者沟通有效 3. 爱伤观念强 4. 操作时间：15min	6	酌情扣分 每超时 30s -0.5	

【注意事项】

① 正确选用灌肠溶液，掌握溶液的温度、浓度、量。肝昏迷者禁用肥皂液灌肠，充血性心力衰竭和水钠潴留患者禁用生理盐水灌肠。降温用 28 ～ 32℃、中暑用 4℃等渗盐水灌肠，保留 30min 后排出，排便后 30min 测体温并记录。

② 插管动作应轻柔，避免损伤黏膜。

③ 保持一定灌注压力和速度。灌肠中，患者感觉腹胀或有便意，嘱患者张口深呼吸，以放松腹部肌肉，并降低灌肠筒高度或减慢流速。如液面不降，可转动肛管；如出现脉速、面色苍白、出冷汗、剧烈腹痛、心慌气急，应立即停止灌肠，给予处理。

④ 灌肠禁忌证：急腹症、消化道出血、妊娠、严重心血管疾病。

大量不保留灌肠操作风险防范

一、肠道感染

1. 发生原因 灌肠术作为一种侵袭性操作常可致肠道黏膜的损伤，降低了其抵抗力。

2. 临床表现 腹痛，大便次数增多，大便的量、颜色、性状有所改变。

3. 预防

① 灌肠时应做到一人一液一管，一次性使用。

② 尽量避免多次、重复插管。

③ 临床上可使用一次性灌肠袋，润滑肛管前端，排尽空气后夹管，然后插入肛门达灌肠所需深度即可。

4. 处理 根据大便培养，遵医嘱选择合适的抗生素。

二、肠道黏膜损伤

1. 发生原因

① 肛门插管引起的肠道摩擦，润管不充分，造成插管困难，若强行插入易引起黏膜损伤。

② 使用的肛管粗细不合适或质地较硬，反复插管会引起肠道黏膜水肿、损伤出血。

③ 患者不配合，精神紧张可致提肛肌收缩和外括约肌痉挛，插入困难而致损伤。

④ 患者不能忍受肛管对肠道的刺激，自行拔除，动作粗暴而致损伤。

2. 临床表现 肛门疼痛，排便时加剧，伴局部压痛；损伤严重时可见肛门外出血或粪便带血丝，甚至排便困难。

3. 预防

① 插管前，向患者详细解释，使之接受并配合操作。

② 插管前常规用液体石蜡润滑肛管前端，操作时顺应肠道解剖结构，忌强行插入，不要来回抽插及反复插管。

③ 插管时嘱患者张口深、慢呼吸，可促使肛门外括约肌放松，便于插入。

④ 选择粗细合适，质地软的肛管。

⑤ 插入深度要适宜，成人插入深度 7 ～ 10cm，小儿插入深度 4 ～ 7cm。

4. 处理 肛门疼痛或已发生肠出血者遵医嘱予以止痛、止血等对症治疗。

三、肠道出血

1. 发生原因

① 患者有痔疮、肛门或直肠畸形、凝血机制障碍等异常，插管时增加了肛门的机械性损伤。

② 当患者精神紧张，不予理解配合时，出现肛门括约肌痉挛，插管时损伤了

肠道黏膜。

③ 肛管未予润滑，插管动作粗暴。

2. 临床表现 肛门滴血或排便带有血丝、血凝块。

3. 预防

① 全面评估患者身心状况，有无禁忌证。

② 加强心理护理，解除患者的思想顾虑及恐惧心理。

③ 操作时，保护患者自尊，用屏风遮挡保护个人隐私。

④ 插管前必须用液体石蜡润滑肛管，插管动作要轻柔，忌盲目用力。

4. 处理 发生肠道出血应根据病情应用相应的止血药物或局部治疗。

四、肠穿孔、肠破裂

1. 发生原因

① 操作时动作粗暴，用力过猛，穿破肠壁。

② 肛管质地粗硬或反复多次插管。

③ 灌入液量过多，肠道内压力过大。

2. 临床表现 灌肠过程中患者突然觉得腹胀、腹痛，查体腹部有压痛或反跳痛。腹部彩超可发现腹腔积液。

3. 预防

① 选用质地软、粗细合适的肛管。

② 插管时动作应轻缓，避免重复插管。液体灌入速度适中，灌肠袋液面距患者肛门高度为 40 ～ 60cm。

4. 处理 若患者发生肠穿孔、肠破裂，立即转外科行手术治疗。

五、水中毒、电解质紊乱

1. 发生原因

① 反复用清水或盐水等灌肠液灌肠时，大量液体经大肠黏膜吸收。

② 灌肠后排便异常增多，丢失过多的水、电解质致脱水或低钾血症、低钠血症。

2. 临床表现 水中毒者早期表现为烦躁不安，继而嗜睡、抽搐、昏迷，查体可见球结膜水肿；脱水患者诉口渴，查体示皮肤干燥、心动过速、血压下降、小便减少；低钾血症者软弱无力、腹胀、肠鸣音减弱、腱反射迟钝或消失，可出现心律失常，心电图可见 ST-T 改变和出现 U 波。

3. 预防

① 全面评估患者的身心状况。

② 清洁灌肠前，嘱患者合理有效地进食（肠道准备前 3 ～ 5 天进无渣半流质饮食）。

③ 清洁灌肠时一般可采用左侧卧位。

4. 处理 腹泻不止者可给予止泻剂。

六、虚脱

1. 发生原因

① 年老体弱、全身状况差或患有严重心肺疾患。

② 灌肠液温度过低，致使肠道痉挛。

③ 灌肠次数过多，速度过快过量。

2. 临床表现 患者突然感恶心、头晕、面色苍白、全身出冷汗，甚至晕厥。

3. 预防

① 灌肠液温度应稍高于体温，温度保持在 39 ～ 41℃。

② 应根据患者的身体状况、耐受力调节合适的灌肠流速。

4. 处理 一旦发生虚脱应立即平卧休息。

七、排便困难

1. 发生原因

① 由于排便活动受大脑皮质的控制，插管的不适导致排便中枢受抑制。

② 插管过程中，肛管插入粪便内，使肛管堵塞，导致灌肠失败。

③ 对于大便干结的患者，注入的灌肠液短时间内不能使粪便软化、溶解，因此尽管肠液进入患者肠腔，但直肠内干结的粪便堵塞肛门及直肠，患者仍感排便困难。

④ 插管过程中，肛管紧贴肠壁或进入粪块中，阻力增大，如果强行插管，则患者不能耐受，导致插管失败。

2. 临床表现 患者常有头痛、乏力、食欲不佳、腹痛及腹胀等症状。

3. 预防

① 插管前常规用石蜡油润滑肛管前端。

② 根据灌肠的目的，选择不同的灌肠液和量，常用溶液有 0.1% ～ 0.2% 肥皂水、生理盐水及清水，降温常用等渗盐水，成人用量为 500 ～ 1000mL，小儿用量为 200 ～ 500mL。

③ 提供适当的排便环境和排便姿势以减轻患者的思想负担。

4. 处理

① 指导患者顺应肠道解剖结构，进行腹部按摩，增加腹内压，促进排便。

② 若为非器质性便秘，可协助患者建立正常排便习惯，在饮食中增加新鲜水果、蔬菜、粗粮等，增加液体摄入量，适当增加运动量及使用一些缓泻药物如开塞露等。

（王　静、史宇颖）

第二十一章

氧气吸入技术

【适用范围】

各种原因导致的缺氧患者。

【目的】

提高氧分压，改善组织缺氧。

【操作流程】

① 吸氧：确认有效医嘱→核对患者信息→解释、评估→患者取舒适体位→检查并清洁鼻腔→装表→试气→连接吸氧管→调节氧流量→试气→湿润→插入→固定→记录→观察→告知注意事项→安置患者→整理用物。

② 停氧：确认有效医嘱→核对患者信息→解释→取下吸氧管→擦净患者鼻面部→关闭氧流量开关→取表→分离氧气管→记录→安置患者→整理用物。

【评分标准】

氧气吸入技术（中心供氧）操作考核评分标准（100 分）

病区______ 姓名______ 考试日期______ 监考人______ 得分______

项目	操作流程与标准	分值/分	扣分细则	扣分
准备	1. 仪表整洁，修剪指甲，洗手，戴口罩	3	一项不符合要求 -1	
	2. 用物：治疗盘内放治疗碗 1 个（内盛凉开水，纱布覆盖）、一次性输氧管 2 个（或湿化瓶内装 1/3 ~ 1/2 灭菌蒸馏水、吸氧管、湿化通气管）、中心吸氧装置表、湿化瓶、蒸馏水、棉签、弯盘、手电筒、用氧标识、氧气记录单、笔、护士表等	5	缺一项 -1	
	3. 室温适宜，光线充足，环境安静、安全，无火源	2	一项不符合要求 -1	
操作流程	1. 确认有效医嘱，携用物至床旁，核对患者身份	4	一项不符合要求 -2	
	2. 向患者解释，取得配合；评估患者年龄、病情、意识、治疗情况、心理状态及合作程度	4	未解释 -2，漏评估一项 -1	
	3. 协助患者取舒适体位	3	卧位不适 -3	
	4. 检查并清洁鼻腔	4	未检查 / 未清洁鼻腔各 -2	
	5. 接湿化装置于氧流量表	3	流程不对 -3	

续表

项目	操作流程与标准	分值/分	扣分细则	扣分
操作流程	6. 取下中心供氧管道上的氧气安全帽，确认氧流量表开关关闭	4	未关流量开关 -2	
	7. 将氧流量表插入墙上的氧气出口，对齐固定孔，用力插入，轻拉接头，证实接紧	5	不会接氧气表 -3，漏气 -2	
	8. 打开氧气开关试气，关开关	4	未试气 -2，未再关闭 -2	
	9. 连接吸氧管	4	连接不正确 -4	
	10. 开氧流量表，根据医嘱调节氧流量	6	氧流量与医嘱不符 -6	
	11. 用面颊和手检查氧气表连接处是否漏气	3	顺序错 -3	
	12. 将氧气管放入冷开水中湿润前端，同时确认通畅	4	未检查管道通畅 -3	
	13. 将鼻塞插入一侧鼻孔	4	鼻塞脱落、插错鼻孔各 -2	
	14. 将导管环绕患者耳部向下放置并调节松紧度	4	固定不牢固 -4	
	15. 记录用氧时间、氧流量、患者反应	2	未记录 -3	
	16. 再次核对，观察缺氧症状、氧气装置通畅无漏气、有无氧疗不良反应等	4	未再次核对、未观察各 -2	
	17. 协助患者取舒适卧位，告知患者吸氧注意事项	4	一项不符合要求 -2	
	18. 停氧			
	①核对，向患者解释，取得配合	4	未核对 / 解释各 -2	
	②先松动颌下吸氧管的调节器，再分别从两耳取下吸氧管	3	一项不符合要求 -1	
	③用纱布包裹，擦净患者鼻面部	2	未包裹 -1，未擦净 -1	
	④关闭氧流量开关，取下氧气表，盖好安全帽	4	未关流量表 -3，未盖安全帽 -1	
	⑤分离吸氧管置入医疗垃圾桶	3	吸氧管处理不当 -3	
	⑥记录停止用氧时间	2	未记录 -2	
	19. 妥善安置患者，整理床单元及用物	2	未整理 -1	
评价	1. 操作过程熟练、轻柔，动作一次到位 2. 氧流量调节符合病情需要 3. 交流自然全面，体现人文关怀	4	酌情扣分	
	4. 操作时间：4min		每超过 30s -0.5	

【注意事项】

① 严格遵守操作规程，注意用氧安全。

② 使用氧气时，应先调节流量后应用。停用氧气时，应先拔出导管，再关闭氧气开关。中途改变流量，先分离鼻氧管与湿化瓶连接处，调节好流量再接上。

③ 观察患者缺氧改善情况，排除影响用氧效果的因素，按需调节流量。

④ 保持呼吸道通畅，注意气道湿化。

⑤ 保持吸氧管路通畅，无打折、分泌物堵塞或扭曲。

⑥ 面罩吸氧时，检查面部、耳郭皮肤受压情况。

⑦ 新生儿吸氧应严格控制用氧浓度和用氧时间。

⑧ 调节氧流量，流量应以流量计浮标中间位置为准。

氧气吸入操作风险防范

一、无效吸氧

1. 发生原因

① 中心供氧站或氧气瓶气压低，吸氧装置连接不紧密。

② 吸氧管扭曲、堵塞、脱落。

③ 吸氧流量未达病情要求。

④ 气管切开患者采用鼻导管（鼻塞）吸氧，氧气从套管逸出，未能有效进入气管及肺。

⑤ 气道内分泌物过多，而未及时吸出，导致氧气不能进入呼吸道。

2. 临床表现 患者自感空气不足、胸闷、呼吸费力、呼吸急促、烦躁、不能平卧；缺氧症状无改善，氧分压下降，口唇及指（趾）甲床发绀，鼻翼扇动等。呼吸频率、节律、深浅度均发生改变。

3. 预防

① 检查氧气装置、供氧压力、管道连接是否漏气，发现问题及时处理。

② 吸氧前检查吸氧管的通畅性。吸氧管要妥善固定，避免脱落、移位。在吸氧过程中随时检查吸氧导管有无堵塞，尤其是使用鼻导管吸氧者，鼻导管容易被分泌物堵塞，影响吸氧效果。

③ 遵医嘱或根据患者的病情调节吸氧流量。

④ 对气管切开的患者，采用气管套管供给氧气。

⑤ 及时清除呼吸道分泌物，保持呼吸道通畅。

⑥ 吸氧过程中，严密观察患者缺氧症状有无改善。如患者是否由烦躁不安变为安静、心率是否变慢、呼吸是否平稳、发绀有无消失等，并定时监测患者的血氧饱和度。

4. 处理 一旦出现无效呼吸，立即查找原因，采取相应的处理措施，恢复有效的氧气供给。

二、气道黏膜及呼吸道分泌物干燥

1. 发生原因

① 氧气湿化瓶内湿化液不足，氧气湿化不充分，尤其是患者发热、呼吸急促

或张口呼吸，导致体内水分蒸发过多，加重气道黏膜、呼吸道分泌物干燥。

② 吸氧流量过大、氧浓度＞ 60%。

2. 临床表现 出现呼吸道刺激症状：刺激性咳嗽，痰液黏稠不易咳出，部分患者有鼻衄或痰中带血。

3. 预防

① 及时补充氧气湿化瓶内的湿化液。对发热患者，补充水分并及时做好对症处理。对有张口呼吸习惯的患者，做好解释工作，争取其配合改用鼻腔呼吸，利用鼻前庭黏膜对空气有加温、加湿的功能，减轻气道黏膜干燥的发生。对病情严重者，可用湿纱布覆盖口腔，定时更换。

② 根据患者缺氧情况调节氧流量，轻度缺氧 1 ～ 2L/min，中度缺氧 2 ～ 4L/min，重度缺氧 4 ～ 6L/min，小儿 1 ～ 2L/min。吸氧浓度控制在 45% 以下。

4. 处理

① 使用加温、加湿吸氧装置，能防止气道黏膜干燥。

② 可进行雾化吸入。

三、氧中毒

1. 发生原因 氧中毒临床上极为少见。吸氧浓度≥ 60%、吸氧持续时间≥ 24h；或吸氧浓度 100%，吸氧持续时间≥ 6h，全身机体可能产生功能性或器质性损害。高浓度氧进入人体后产生的过氧化氢、过氧化物基、羟基和单一态激发氧，能导致细胞酶失活和核酸损害，从而使细胞死亡。这种损伤最常作用于肺血管细胞，早期毛细血管内膜受损，血浆渗入间质和肺泡中引起肺水肿，最后导致肺实质的改变。

2. 临床表现 氧中毒的程度主要取决于吸入氧气的氧分压及吸入时间。患者有胸骨下不适、疼痛、灼热感，继而出现呼吸增快、恶心、呕吐、烦躁、断续的干咳、进行性呼吸困难等。

3. 预防

① 严格掌握吸氧指征、停氧指征。

② 严格控制吸氧浓度，一般吸氧浓度不超过 45%。根据氧疗情况，及时调整吸氧流量、浓度和时间，避免长时间高浓度吸氧。

③ 对氧疗患者做好健康教育，告诫患者吸氧过程中勿自行随意调节氧流量。

4. 处理 吸氧过程中，监测血气分析，动态观察氧疗效果。一旦发现患者出现氧中毒，立即降低吸氧流量，并报告医生，对症处理。

四、晶状体后纤维组织增生

仅见于新生儿，以早产儿多见。由于视网膜血管收缩、视网膜纤维化，最后出现不可逆转的失明。

1. 发生原因 新生儿，尤其是早产低体重儿，长时间吸入高浓度氧气引起。

2. 临床表现 视网膜血管收缩，视网膜纤维化，临床上可造成视网膜变性、脱离、继发性白内障、继发性青光眼、斜视、弱视，最后出现不可逆的失明。

3. 预防

① 对新生儿，尤其是早产低体重儿应严格掌握给氧指征，控制氧浓度和吸氧时间。

② 新生儿、早产儿在吸氧的过程中，要密切监测 FiO_2（氧浓度）、PaO_2（动脉氧分压）或 $TcSO_2$（经皮氧饱和度）。

③ 对于曾经长时间、高浓度吸氧后出现视力障碍的患儿，应定期行眼底检查。

4. 处理 已发生晶状体后纤维组织增生者，应定期随诊，密切观察病情，根据病情程度给予间接眼底镜下光凝或冷凝治疗或手术治疗。

五、腹胀

1. 发生原因

① 多见于新生儿，因新生儿上呼吸道相对较短，鼻导管插入过深，易误入食管。

② 全麻术后患者咽腔收缩、会厌活动度减弱、食管入口括约肌松弛，舌体后移，咽腔因插管而水肿，使气体排出不畅，咽部成为一个气体正压区。此时氧气的吸入流量大，正压更加明显，迫使气体进入消化道。

2. 临床表现 缺氧症状加重，患者烦躁、腹胀明显、腹壁张力大、呼吸急促表浅、胸式呼吸减弱、口唇发绀，呈急性表现，严重者危及生命。

3. 预防

① 正确掌握鼻导管的使用方法。插管不宜过深，成人在使用单鼻孔吸氧时，鼻导管的插入深度以 2cm 为宜。新生儿鼻导管吸氧时，必须准确测量长度，注意插入方法。插入鼻导管时，可将患儿头部稍向后仰，避免导管进入食管，插入不可过深。

② 用鼻塞吸氧法、鼻前庭或面罩吸氧法，能有效地避免此并发症的发生。

4. 处理 如发生急性腹胀，及时进行胃肠减压和肛管排气。

六、鼻衄

1. 发生原因

① 插鼻导管动作过猛或反复操作所致；部分患者鼻中隔畸形，而操作者按常规方法插管，使鼻黏膜损伤，引起鼻衄。

② 鼻导管过粗或质地差。

③ 长时间吸氧者，鼻导管与鼻咽部分泌物粘连、干涸，在更换鼻导管时，鼻咽部的黏膜被外力扯破导致出血。

④ 长时间较高浓度吸氧，且湿化不足，导致鼻黏膜过度干燥、破裂。

2. 临床表现 鼻腔黏膜干燥、出血，血液自鼻腔流出。

3. 预防

① 正确掌握插管技术，插管时动作应轻柔。如遇阻力，要排除鼻中隔畸形的可能，切勿强行插管。必要时改用鼻塞法吸氧或面罩法吸氧。

② 选择质地柔软、粗细合适的吸氧管。

③ 长时间吸氧者，注意保持室内湿度，做好鼻腔湿化工作，防止鼻腔黏膜干燥。拔除鼻导管前，如发现鼻导管与鼻黏膜粘连，应先用湿棉签或液体石蜡湿润，待结痂物松脱后再拔管。

4. 处理

① 如发生鼻衄，及时报告医生，进行局部止血处理，如使用血管收缩剂或局部压迫止血。

② 上述处理无效者，请耳鼻喉科医生行后鼻孔填塞。

七、肺组织损伤

1. 发生原因 给患者进行氧疗时，在没有调节氧流速的情况下，直接与鼻导管连接进行吸氧，导致大量高压、高流量氧气在短时间内冲入肺组织所致。

2. 临床表现 呛咳、咳嗽，严重者产生气胸。

3. 预防

① 氧流量调节后再插入鼻导管。

② 吸氧过程中若要改变流量，必须先分离鼻导管与湿化瓶连接处，调节好流量再接上，以免在调节流量时大量氧气进入呼吸道而损伤肺组织。

4. 处理 原使用面罩吸氧患者在改用鼻导管吸氧时，要及时将氧流速减低。

八、肺不张

1. 发生原因 吸入高浓度氧气后，肺泡内氮气被大量置换，一旦支气管有阻塞时其所属肺泡内的氧气被肺循环血液迅速吸收，引起吸入性肺不张。

2. 临床表现 表现为烦躁、呼吸急促、心率增快、血压上升，继而出现呼吸困难、发绀、昏迷。

3. 预防 吸氧过程中鼓励患者做深呼吸，多咳嗽，经常变换体位、姿势，防止分泌物阻塞。

4. 处理 一旦出现肺不张立即汇报医生，遵医嘱对症处理，积极配合医生进行抢救。

九、呼吸抑制

1. 发生原因 多见于Ⅱ型呼吸衰竭的患者（PaO_2 降低、$PaCO_2$ 增高），由于 $PaCO_2$ 长期处于高水平，呼吸中枢失去了对 CO_2 的敏感性，呼吸的调节主要依靠缺氧对外周化学感受器的刺激来维持，吸入高浓度氧，解除缺氧对呼吸的刺激作用，使呼吸中枢抑制加重，甚至呼吸停止。

2. 临床表现 出现呼吸中枢抑制的表现，如呼吸变慢、变浅，发绀加重，昏睡，昏迷，甚至呼吸停止。

3. 预防　Ⅱ型呼吸衰竭的患者给予低浓度、低流量（1 ～ 2L/min）吸氧，维持 PaO_2 在 8kPa 即可。

4. 处理　一旦发现呼吸抑制立即汇报医生，准备急救药物和器械积极配合抢救，严密观察病情变化，测量生命体征。

（王　静、王　倩）

第二十二章

高氧雾化吸入疗法

【适用范围】

需要雾化吸入以达到治疗目的的患者。

【目的】

① 协助患者消炎、镇咳、祛痰。

② 减轻呼吸道黏膜水肿。

③ 帮助患者解除支气管痉挛，改善通气功能。

④ 预防、治疗患者发生呼吸道感染。

【操作流程】

确认有效医嘱→配置药物→核对患者信息→解释、评估→患者取舒适卧位，抬高床头→再次核对→垫巾→连接氧气→调节氧流量→正确方法吸入（用嘴深而慢地吸气、用鼻呼气）→观察患者病情及治疗效果→时间到→取下雾化吸入装置→关闭氧气→清洁鼻面部→漱口→安置患者→交代注意事项→再次核对→观察、评估→洗手、记录→清理用物。

【评分标准】

高氧雾化吸入疗法操作考核评分标准（100分）

病区______ 姓名______ 考试日期______ 监考人______ 得分______

项目	操作流程与标准	分值/分	扣分细则	扣分
准备	1. 着装整洁，修剪指甲，洗手，戴口罩	2	一项不符合要求 -1	
	2. 用物：一次性雾化吸入器、氧气装置（湿化瓶内勿盛水）、雾化吸入药液（按医嘱备）、无菌生理盐水、碘伏、无菌棉签、一次性注射器、治疗巾、纸巾、弯盘、污物桶、锐器盒等	4	缺一项 -1	
	3. 环境整洁、安静、安全，无火源	2	一项不符合要求 -1	
操作流程	1. 确认有效医嘱，检查注射器，按医嘱抽吸药液，将配置好的雾化液注入雾化器药杯内，贴标签并标注患者信息	10	检查不全面 -1，未检查 -3，雾化液配置不准确 -2，未标注 -2	
	2. 备齐用物，携至床旁，核对患者身份	4	查对不认真 -2，未查对 -4	

续表

项目	操作流程与标准	分值/分	扣分细则	扣分
操作流程	3. 向清醒患者解释操作目的及合适的呼吸方法，评估患者意识、身体状况及合作程度，了解患者过敏史、用药史、痰液分泌情况	6	解释不到位 -2，未解释 -4，未评估 -2，评估不全面 -1	
	4. 协助患者取舒适卧位，抬高床头，注意保暖	4	一项不符合要求 -2	
	5. 再次核对，颌下垫巾，连接雾化吸入装置与氧气装置（湿化瓶内勿盛水）	6	未核对 -2，未垫巾 -2，湿化瓶内有水此项不得分	
	6. 调节氧流量 6 ～ 8L/min，调节雾量	4	氧流量、雾量调节不合要求 -2	
	7. 待药雾形成后，将面罩罩住患者口鼻或将口含嘴放入其口中	4	一项不符合要求 -2	
	8. 指导患者用嘴深而慢地吸气、用鼻呼气，使药液能到达深部呼吸道	4	未指导 -3	
	9. 必要时帮助患者翻身、拍背，协助排痰	4	一项不符合要求 -2	
	10. 观察患者病情（面色、呼吸、咳嗽情况）及治疗效果，适时给予鼓励	4	未观察 -3	
	11. 吸入时间适宜（15 ～ 20min）	3	时间过长 -1	
	12. 药液吸入完毕，为患者撤去雾化吸入装置，关闭氧气开关（吸氧者，据医嘱调好原有氧流量）	6	一项不符合要求 -3	
	13. 清洁患者鼻面部，给予温开水漱口	4	一项不符合要求 -2	
	14. 协助患者取舒适卧位，鼓励咳嗽排痰，交代注意事项	6	卧位不适 -2，未指导 / 交代各 -2	
	15. 再次核对，观察患者反应，评估呼吸音	6	未核对 -2，未观察 / 评估各 -2	
	16. 洗手、记录（雾化后效果及患者反应）	4	未洗手 / 记录各 -2	
	17. 清理用物：用清水冲洗雾化器，自然晾干备用，必要时用消毒液浸泡消毒（如医嘱停止此项治疗时，用物按医疗垃圾处理）	4	用物清理不符合要求 -1	
评价	1. 操作准确、熟练，查对规范 2. 与患者沟通有效 3. 爱伤观念强 4. 操作时间：8min	9	酌情扣分 每超时 30s -0.5	

【注意事项】

① 正确使用供氧装置，注意用氧安全，室内应避免火源；氧气湿化瓶内勿盛水，以免液体进入雾化器内使药液稀释影响疗效。

② 每次持续 15 ～ 20min，连续使用需间隔 30min。

③ 注意观察患者痰液排出情况，如痰液仍未咳出，可予以拍背、吸痰等方法协助排痰。

高氧雾化吸入疗法操作风险防范

一、气管痉挛

1. 发生原因 一般由吸入过快或雾量过大所致。

2. 临床表现 患者憋喘、胸闷、气短、呼吸困难加重。

3. 预防

① 教会患者正确使用雾化吸入器，正确调整雾量大小。

② 掌握好吸入方法，均匀而有效地进行吸入治疗。

4. 处理

① 吸入过程加强观察，出现不适反应及时处理或暂停治疗。

② 如患者发生气管痉挛，立即停止雾化吸入，取半坐位，高流量吸氧，遵医嘱使用解痉剂。

二、气道阻塞

1. 发生原因

① 患者体质虚弱如老年人、婴幼儿。

② 患者咳嗽无力。

③ 患者痰液黏稠、量多。

④ 雾化吸入后痰液膨胀。

2. 临床表现 患者出现呼吸困难、发绀、心律失常。

3. 预防

① 对于痰液多而黏稠者，需指导其进行有效咳嗽、咳痰，尽量将痰液咳出后再进行吸入，床边备好吸引器。

② 雾量不宜过大。

4. 处理 立即停止雾化吸入，协助患者取侧卧位，鼓励咳痰，高流量氧气吸入，必要时给予吸痰。

（王　静、王　倩）

第二十三章

经鼻/口腔吸痰技术

【适用范围】

体质虚弱、咳嗽无力及意识不清、不能有效排痰的患者。

【目的】

① 清除患者呼吸道分泌物，维持呼吸道通畅。

② 防止异物吸入。

③ 避免肺部并发症的发生。

【操作流程】

核对患者信息→解释、评估→叩背→检查口鼻腔→取合适体位，头转向操作者→高流量吸氧2min→检查吸引器性能→调节合适的负压→打开一次性吸痰包→备生理盐水→取下吸氧管→铺巾，戴手套→连接吸痰管→试吸→吸痰→冲洗吸痰管→观察→将吸痰管、手套放入医疗垃圾桶内→关闭吸引器开关→擦净患者口鼻部→撤治疗巾→高流量吸氧2min→安置患者→肺部听诊→整理用物→撤电源→洗手、记录。

【评分标准】

经鼻/口腔吸痰技术操作考核评分标准（100分）

病区______ 姓名______ 考试日期______ 监考人______ 得分______

项目	操作流程与标准	分值/分	扣分细则	扣分
准备	1. 仪表整洁，修剪指甲，洗手，戴口罩	3	一项不符合要求 -1	
	2. 用物：电动吸引器、吸氧装置（备床边）、治疗盘、一次性吸痰包（内置适当型号一次性吸痰管1根、PE手套1副、治疗碗1个、无菌纱布、治疗巾）、一次性连接管、无菌生理盐水、听诊器、手电筒、弯盘、医疗垃圾桶，必要时备压舌板、舌钳、开口器、电插板等	5	缺一项 -1	
	3. 环境安静、光线充足、室温适宜	2	一项不符合要求 -1	

续表

项目	操作流程与标准	分值/分	扣分细则	扣分
操作流程	1. 携用物至床旁，核对患者身份	4	未核对 -4，核对不认真 -2	
	2. 向清醒患者解释；评估患者意识状态、生命体征、吸氧流量及患者呼吸道分泌物的量、黏稠度，必要时行肺部叩打（有胃管鼻饲者，暂停鼻饲）	6	未解释 -2，漏评估一项 -1	
	3. 检查患者口鼻腔，有义齿者取下活动义齿	4	未检查 -2，义齿未取下 -2	
	4. 协助患者取合适体位，头转向操作者一侧	4	位置不舒适、不符合要求各 -2	
	5. 给予高流量吸氧 2min，提高氧浓度	3	吸痰前未吸氧 -3	
	6. 打开电动吸引器电源开关或接上中心吸引器 检查吸引器性能（打开负压至最大→反折负压皮管→查看指针是否上升→松开负压皮管→查看指针是否归零），调节合适的负压：成人 0.04 ～ 0.053MPa（300 ～ 400mmHg），小儿 0.033 ～ 0.04MPa（250 ～ 300mmHg）	8	一项不符合要求 -2	
	7. 打开一次性吸痰包，取出治疗碗，打开生理盐水瓶，倾倒适量生理盐水	5	吸痰管型号不符合要求 -2，未倒生理盐水 -3	
	8. 取下吸氧管，铺治疗巾，戴手套，连接吸痰管，试吸生理盐水，润滑并检查吸痰管是否通畅及压力大小	9	未取下吸氧管 -3，未铺治疗巾 -2，未戴手套 -2，未试吸 -2	
	9. 清醒患者吸痰：试吸生理盐水→吸鼻咽部痰液→冲管，更换吸痰管→吸口腔分泌物→冲管 昏迷患者吸痰：试吸生理盐水→使用压舌板 / 开口器帮助张口→吸尽口咽部分泌物→冲管，更换吸痰管→经咽喉进入气管吸痰→冲管	15	带负压插管此项不得分，吸痰手法不符合要求 -2，吸痰顺序不正确 -3，未吸净 -3，未更换 -5，未冲管 -2，进入气管吸痰时机不正确 -4	
	10. 采取左右轻轻旋转上提的手法，吸尽痰液。每次吸痰时间不超过 15s，连续吸痰不得超过 3 次，如需再次吸引，应间隔 3 ～ 5min（间隔期间给予高流量吸氧）	6	一项不符合要求 -2	
	11. 吸痰过程中注意观察吸出物性状、患者的面色、血氧饱和度、生命体征变化	3	未观察 -3	
	12. 吸痰毕，将吸痰管及手套放入医疗垃圾桶内，关闭吸引器开关，擦净患者口鼻部，撤治疗巾，并给予吸氧	8	一项不符合要求 -2	
	13. 协助患者取舒适卧位，进行肺部听诊，判断吸痰效果	5	卧位不适 -2，未听诊 -3	
	14. 整理用物，撤电源，洗手，记录	6	一项不符合要求 -2	
评价	1. 操作规范、安全、有效、熟练，动作轻柔 2. 无菌观念强 3. 操作时间：5min	4	酌情扣分 每超过 30s -0.5	

【注意事项】

① 吸痰前，检查电动吸引器性能是否良好，连接是否正确。

② 严格执行无菌操作，每次吸痰应更换吸痰管。

③ 电动吸引器连续使用时间不宜过久；贮液瓶内液体达 2/3 满时，应及时倾倒，以免液体过多吸入马达内损坏仪器；贮液瓶内应放少量消毒液，使吸出液不致黏附于瓶底，便于清洗消毒。

④ 每次吸痰时间不超过 15s，以免造成缺氧。

⑤ 痰液黏稠者可配合叩击、雾化吸入等方法，以提高吸痰效果。

⑥ 禁止带负压插管。

（王　静、王　倩）

第二十四章

经气管插管/气管切开吸痰技术

【适用范围】

一切经气管插管或气管切开吸痰的患者。

【目的】

① 清除患者呼吸道分泌物，维持呼吸道通畅。

② 防止异物吸入。

③ 避免肺部并发症的发生。

【操作流程】

核对患者信息→解释、评估→叩背→取合适体位→纯氧吸入→检查吸引器性能→调节合适的负压→打开一次性吸痰包→备生理盐水→铺巾，戴手套→连接吸痰管→试吸→分离呼吸机接口→吸痰→冲洗吸痰管→观察→连接呼吸机通气→纯氧吸入→分离吸痰管→关闭吸引器开关→撤治疗巾→听诊再评估→安置患者→检查各参数→整理用物→洗手、记录。

【评分标准】

经气管插管/气管切开吸痰技术操作考核评分标准（100分）

病区______ 姓名______ 考试日期______ 监考人______ 得分______

项目	操作流程与标准	分值/分	扣分细则	扣分
准备	1. 着装整洁，修剪指甲，洗手，戴口罩	2	一项不符合要求 -1	
	2. 用物：负压吸引装置、吸氧装置（备床边）、治疗盘、一次性吸痰包（根据气管插管/气管切开套管型号选择吸痰管型号）、一次性连接管、无菌生理盐水、无菌手套、听诊器、弯盘、医疗垃圾桶、与氧气连接的呼吸囊（必要时用） 检查用物质量及有效期	4	一项不符合要求 -1	
	3. 吸痰时机：呼吸音粗糙、咳嗽、气道压力高、SpO_2/PO_2 突然降低	6	吸痰时机不正确本项不得分	

续表

项目	操作流程与标准	分值/分	扣分细则	扣分
操作流程	1. 携用物至床旁，核对患者身份	2	未核对 -2	
	2. 向清醒患者解释，评估呼吸状态、痰鸣音（肺部听诊6个部位）、脉搏氧饱和度，使用呼吸机者应评估气道内压力、潮气量，必要时行肺叩打（有胃管鼻饲者，暂停鼻饲）	5	解释不到位 -1，未解释 -2，漏评估一项 -1	
	3. 协助患者取合适卧位（病情许可需抬高床头30°）	3	卧位不符合要求 -3	
	4. 调节氧流量（氧流量＞10L/min）/ 按呼吸机纯氧键吸入	4	未予纯氧 -2	
	5. 安装吸引装置，打开开关，检查吸引器性能及管道连接是否正确，吸引负压应控制在 -150 ～ -80mmHg（-20 ～ -11kPa）	6	安装错误 -1，未检查性能 -1，未调节合适负压 -2	
	6. 检查吸痰包有效期及规格，并打开，取出无菌治疗碗放于吸痰盘内，准备吸痰用生理盐水	6	未查有效期 -1，型号不合适 -2，打开方法不正确 -2，未倒盐水 -1	
	7. 铺无菌治疗巾于患者胸前部，戴无菌手套，右手取出吸痰管与吸引器连接，左手控制负压，试吸，润滑冲洗吸痰管	6	未铺无菌治疗巾 -2，手套污染 -5，吸痰管污染 -5，未试通畅 -2	
	8. 分离呼吸机接口与气管插管 / 气管切开套管，将呼吸机接头放在无菌治疗巾上，如为气管切开面罩吸氧患者，移开面罩	4	未分离 -5	
	9. 吸痰顺序正确［先进行口咽部和（或）鼻咽部吸引，再进行气道内吸引］，左手控制负压，右手持吸痰管的前端，迅速并轻轻地沿气管导管送入吸痰管，吸痰管遇阻力略上提后加负压，螺旋式旋转上提，避免在气管内上下提插。从置入到退出吸引（吸痰）管时间每次＜15s，连续吸痰不超过3次，中间间隔3～5min，吸痰间隔给予纯氧吸入，必要时使用呼吸囊辅助通气	20	带负压插管此项不得分，吸痰手法不符合要求 -4，吸痰时间、压力、次数、间隔时间不合要求各 -2，污染一次 -5，吸痰间隔未给予纯氧 -2	
	10. 吸痰过程中注意观察痰液的量和性状、生命体征、SpO_2、双肺呼吸音	4	一项不符合要求 -1	
	11. 吸痰毕，立即连接呼吸机通气，给予100%的纯氧2min，待 SpO_2 升至正常水平后再将氧浓度调至原来水平	6	未立即接呼吸机 -3，未及时吸纯氧 -3，未将氧浓度调至原水平 -2	
	12. 分离吸痰管，将手套反转脱去并包裹用过的吸痰管，冲洗负压吸引管，置于备用状态。如需再次吸痰应更换吸痰管	6	一项不符合要求 -1	
	13. 关闭吸引器，撤治疗巾，听诊再评估：呼吸、血氧饱和度、痰鸣音、气道内压力、潮气量（与吸痰前比较）	4	一项不符合要求 -1	
	14. 协助患者取舒适卧位	2	卧位不适 -2	
	15. 使用呼吸机者，检查各项参数	3	未检查 -3	
	16. 整理用物	2	漏整理一件 -1	
	17. 洗手，记录痰液的量、颜色、性状、黏稠度以及患者的反应	2	未洗手、未记录各 -1	

续表

项目	操作流程与标准	分值/分	扣分细则	扣分
评价	1. 操作规范、安全、有效、熟练，动作轻柔 2. 爱伤观念强 3. 操作时间：7min	3	酌情扣分 每超时 30s -0.5	

【注意事项】

① 操作动作应轻柔、准确、快速，每次吸痰时间不超过 15s，连续吸痰不得超过 3 次，吸痰间隔予以纯氧吸入。

② 吸痰管插入的深度：气管插管插入 20 ～ 25cm，气管切开套管插入 12.5cm。

③ 注意吸痰管插入是否顺利，遇到阻力时应分析原因，不可粗暴盲插。

④ 吸痰管最大外径不能超过气管导管内径的 1/2, 负压不可过大，进吸痰管时不可给予负压，以免损伤患者气道。

⑤ 注意保持呼吸机接头不被污染，戴无菌手套持吸痰管的手不被污染。

⑥ 吸痰过程中密切观察患者病情变化，尤其得注意血氧饱和度和心电变化，防止心搏骤停及严重缺氧，当心率明显减慢或血氧饱和度下降至 90% 以下应立即停止吸痰并给予高浓度氧气吸入，进一步观察病情变化。

⑦ 如患者分泌物黏稠，需药物稀释痰液后再吸痰。

（王　静、王　倩）

第二十五章

密闭式吸痰技术

【适用范围】

一切经气管插管或气管切开吸痰的患者、经飞沫传染疾病需吸痰患者。

【目的】

① 清除患者呼吸道分泌物，维持呼吸道通畅。

② 降低呼吸道感染的发生率，提高机械通气的有效性。

③ 避免肺部并发症的发生。

【操作流程】

核对患者信息→解释、评估→判断气管内是否滴药→患者半坐卧位，头侧向操作者→吸入纯氧 2min →戴手套→密闭式吸痰→观察→吸痰毕，抽回吸痰管→清洗导管内壁→吸入纯氧 2min →观察→检查各参数→整理用物→安置患者→脱手套→洗手、记录。

【评分标准】

密闭式吸痰技术操作考核评分标准（100 分）

病区______ 姓名______ 考试日期______ 监考人______ 得分______

项目	操作流程与标准	分值/分	扣分细则	扣分
准备	1. 着装整洁，修剪指甲，洗手，戴口罩	2	一项不符合要求 -1	
	2. 用物：密闭式吸痰管、吸痰包、负压装置、简易呼吸器、生理盐水、20mL 注射器、无菌手套等 检查用物质量及有效期	4	一项不符合要求 -1	
	3. 吸痰时机：呼吸音粗糙、咳嗽、气道压力高、SpO_2/PO_2 突然降低	6	吸痰时机不正确本项不得分	
操作流程	1. 携用物至床旁，核对患者身份	4	核对不认真 -2，未查对 -4	
	2. 向清醒患者解释操作目的及方法，取得合作	5	一项解释不到位 -1，未解释 -5	
	3. 吸痰前评估患者有无吸痰指征	4	未评估 -3	
	4. 根据患者痰液情况判断气管内是否滴入药液	4	未判断 -4	
	5. 协助患者采用半坐卧位，头侧向操作者	4	卧位不符合要求 -4	
	6. 给予纯氧 2min，以提高血液中的氧气含量，防止吸痰时发生缺氧情况	5	未纯氧 -3	

续表

项目	操作流程与标准	分值/分	扣分细则	扣分
操作流程	7. 操作者洗手，戴手套	4	一项不符合要求 -2	
	8. 吸痰：将吸痰管与吸引导管连接后，一手握着可旋转接头，另一手执吸痰管外薄膜封套用拇指及示指将吸痰管移动插入气管或气管切开套管内所需的深度，并按下控制钮吸痰	14	吸痰手法不符合要求 -5，吸痰污染一次 -5	
	9. 监测痰液的颜色、性状和量，鼓励患者咳嗽，促进痰液排出	4	未观察 -2	
	10. 吸痰完成后，缓慢地抽回吸痰管，直到看到吸痰管上的黑色指示线为止	6	一项不符合要求 -2	
	11. 经冲水口注入无菌生理盐水，按下控制钮，以便清洗导管内壁	6	一项不符合要求 -2	
	12. 吸痰后再次给予高浓度氧气吸入 2min 后，将氧浓度调回原来的浓度	8	未立即接呼吸机 -3，未及时吸纯氧 -3，未将氧浓度调至原来水平 -2	
	13. 观察患者呼吸、脉搏、血压、皮色及血氧饱和度等变化情况	5	未观察 -2	
	14. 机械通气的患者吸痰后应检查各项参数	5	未检查 -2	
	15. 整理床单位及用物	3	未整理 -2，漏一项 -1	
	16. 安置患者，脱手套，洗手，记录痰液的量、颜色、性状、黏稠度以及患者的反应	4	未洗手 / 记录各 -2	
评价	1. 操作规范、安全、有效、熟练，动作轻柔 2. 爱伤观念强	3	酌情扣分	
	3. 操作时间：7min		每超时 30s-0.5	

【注意事项】

① 密闭式吸痰管、无菌生理盐水应每日更换 1 次。

② 吸痰管三通接头各部位连接必须正确。

③ 吸痰完毕，退出吸痰管必须在黑色指示线以上，以免堵塞气道。

④ 必须掌握正确的吸痰管冲洗方法。冲洗前先按下负压阀，再开放生理盐水。冲洗完毕先关闭生理盐水，待充分将吸痰管内冲洗液吸净后再放松负压阀，避免液体进入气道。

⑤ 遇到痰液多的地方可停留片刻，充分吸净痰液。每次吸痰的时间不超过 15s（痰液黏稠者可从湿化注水口推注湿化液）。

密闭式吸痰技术操作风险防范

一、低氧血症

1. 发生原因

① 吸痰过程中供氧中断，导致缺氧或低氧血症。

② 吸痰操作反复刺激咽喉部引起咳嗽，使呼吸频率下降，引起缺氧。

③ 患者原有缺氧性疾病，吸痰前未将吸氧浓度提高，吸痰时可带走氧气，致使吸痰后患者缺氧。

④ 吸痰时负压过高、时间过长、吸痰管外径过粗、置管过深等均可造成低氧血症。

⑤ 使用呼吸机的患者，在吸痰过程中脱离呼吸机的时间过长。

2. 临床表现 根据缺氧程度的不同，其临床表现也有差别。初期表现为呼吸加深加快、脉搏加强、脉率加快、血压升高、肢体动作协调性差等；缺氧进一步加重时，表现为疲劳、精细动作失调、注意力减退、反应迟钝、思维紊乱似酒醉者；严重时，出现头痛、发绀、眼花、恶心、呕吐、耳鸣、全身发热、不能自主运动和说话，很快出现意识丧失、心率减慢、血压下降、抽搐、张口呼吸，甚至呼吸停止，继而心跳停止。

3. 预防

① 选择型号适当的吸痰管：依据气管导管内径号码选择吸痰管号码，成人患者吸痰管外径不超过气管内导管内径的 50%，儿童和婴儿不超过 70%。

② 吸痰过程中患者若有咳嗽，可暂停操作。

③ 吸痰不宜深入至支气管处，否则易阻塞呼吸道。

④ 使用呼吸机的患者，在吸痰过程中不宜使患者脱离呼吸机的时间过长，一般应少于 15s。推荐吸引操作时避免断开呼吸机，对符合以下条件之一者，宜选择密闭式气道内吸引：呼气末正压≥ 10cmH_2O；平均气道压≥ 20cmH_2O；吸气时间≥ 1.5s；吸氧浓度≥ 60%；断开呼吸机将引起血流动力学不稳定；有呼吸道传染性疾病（如肺结核）；呼吸道多重耐药菌感染。

⑤ 吸痰前后给予高浓度氧，可给予 100% 纯氧 2min，以提高血氧浓度。

⑥ 吸痰时密切观察患者心率、心律、血压和血氧饱和度的变化。

4. 处理 一旦发生低氧血症者，立即加大吸氧流量或给予面罩加压吸氧，根据医嘱酌情使用阿托品、氨茶碱、地塞米松等药物，必要时进行机械通气。

二、呼吸道黏膜损伤

1. 发生原因

① 吸痰管质量差，质地僵硬、粗糙，管径过大，容易损伤气管黏膜。

② 操作不当、缺乏技巧，例如动作粗暴、插管次数过多、插管过深、用力过猛、吸引时间过长、负压过大等，均可致使黏膜损伤。

③ 鼻腔黏膜有炎症时充血肿胀，鼻腔更加狭窄，加上长时间吸入氧气，使鼻腔黏膜干燥，经鼻腔吸痰时易造成损伤。

④ 烦躁不安、不合作患者，由于头部难固定，在插吸痰管过程中，吸痰管的头部容易刮伤气管黏膜，造成黏膜损伤。

⑤ 呼吸道黏膜有炎症水肿及炎性渗出，黏膜相对脆弱，易受损。

⑥ 呼吸道黏膜损伤与吸痰的频次有直接的关系，吸痰越频繁引起呼吸道黏膜损伤的可能性就越大。

2. 临床表现 气道黏膜受损可吸出血性痰；纤维支气管镜检查可见受损处黏膜糜烂、充血肿胀、渗血，甚至出血；口唇黏膜受损可见有表皮的破溃，甚至出血。

3. 预防

① 使用优质、前端钝圆有多个侧孔、后端有负压调节孔的吸痰管，吸引前先蘸无菌蒸馏水或生理盐水使其润滑。

② 选择型号适当的吸痰管：成人一般选用 12 ～ 14 号吸痰管；婴幼儿多选用 10 号；新生儿常选用 6 ～ 8 号，如从鼻腔吸引尽量选用 6 号。有气管插管者，可选用外径小于 1/2 气管插管内径的吸痰管。

③ 吸痰管的插入长度：婴儿和儿童推荐浅度吸引（吸痰管插入气管插管或气管切开导管末端），成人推荐改良式吸痰法（吸痰管插入气管插管 / 气切套管长度再延长 1cm 处吸痰）。

④ 每次吸痰的时间不宜超过 15s。若痰液一次未吸净，可暂停 3 ～ 5min 再次抽吸。吸痰间隔时间，应视痰液黏稠程度与痰量而定。

⑤ 每次吸痰前先将吸痰管放于无菌盐水中以测试导管是否通畅和吸引力是否适宜，以调节合适的吸引负压。一般成人 40.0 ～ 53.3kPa，儿童＜ 40.0kPa，婴幼儿 13.3 ～ 26.6kPa，新生儿＜ 13.3kPa。在吸引口腔分泌物时，通过手控制负压孔，打开、关闭反复进行，直至吸引干净。

⑥ 对于不合作的患儿，可告知家属吸痰的必要性，取得家长的合作，固定好患儿的头部，避免头部摇摆。对于烦躁不安和极度不合作者，吸痰前可酌情予以镇静剂。

⑦ 仔细观察口腔黏膜、鼻腔黏膜有无损伤，如发现口腔黏膜糜烂、渗血以及鼻腔黏膜有损伤时，吸痰时尤其要仔细。

4. 处理 发生气管黏膜损伤时，一般不需特殊处理，停止吸痰或延长吸痰间隔时间可自行愈合。

三、感染

1. 发生原因

① 没有严格执行无菌技术操作：没有戴无菌手套；一次性吸痰管重复使用或污染；吸痰管和冲洗液更换不及时；用于吸口鼻内分泌物的吸痰管与吸气管内分泌

物的吸痰管混用等。

② 各种导致呼吸道黏膜损伤的原因，严重时均可引起感染。

2. 临床表现 口鼻局部黏膜感染时，出现局部黏膜充血、肿胀、疼痛，有时有脓性分泌物；肺部感染时出现寒战、高热、痰多、黏液痰或脓痰，听诊肺部有湿啰音，X 线检查示散在或片状阴影，痰液培养可找到致病菌。

3. 预防

① 吸痰时严格遵守无菌技术操作原则，采用无菌吸痰管，使用前认真检查外包装有无破损等。吸口鼻咽腔分泌物与吸气管分泌物时吸痰管不能混用。如用一根吸痰管，则应先吸气管内的痰后再吸口、鼻腔分泌物。吸痰管及用物固定专人使用，放置有序。吸痰时洗手、戴无菌手套，使用一次性吸痰管，冲洗吸痰管液用生理盐水或灭菌蒸馏水，并按时更换，注明口腔、气道。吸引瓶内吸出液应及时倾倒。

② 痰液黏稠者，雾化吸入，每日 3 次，必要时根据医嘱给予化痰药物进行雾化吸入，以便稀释痰液，易于排痰或吸痰。

③ 加强口腔护理，保持口腔清洁。

4. 处理

① 吸痰所致的感染几乎都发生在呼吸道黏膜损伤的基础上，所有防止呼吸道黏膜损伤的措施均适合于防止感染。

② 发生局部感染者，予以对症处理。出现全身感染时，进行血培养和药物敏感试验，根据药敏试验结果选择抗生素静脉用药。

四、心律失常

1. 发生原因

① 在吸痰过程中，吸痰管在气管导管内反复吸引时间过长，造成患者短暂性呼吸道不完全阻塞以及肺不张，引起缺氧和二氧化碳蓄积。

② 吸引分泌物时吸痰管插入较深，吸引管反复刺激气管隆嵴引起迷走神经反射，严重时致呼吸、心搏骤停。

③ 吸痰的刺激使儿茶酚胺释放增多或导管插入气管刺激其感受器所致。

④ 前述各种导致低氧血症的原因，严重时均可引起心律失常甚至心搏骤停。

2. 临床表现 在吸痰过程中患者出现各种快速型或缓慢型心律失常。轻者可无症状，重者可影响血流动力学而致乏力、头晕等症状。原有心脏病者可因此而诱发或加重心绞痛或心力衰竭。听诊心律不规则，脉搏触诊间歇脉搏缺如；严重者可致心搏骤停，确诊有赖于心电图检查。

3. 预防 因吸痰所致的心律失常几乎都发生在低氧血症的基础上，所以所有防止低氧血症的措施均适合于防止心律失常。

4. 处理

① 如发生心律失常，立即停止吸引，退出吸痰管，并给予吸氧或加大吸氧浓度。

② 一旦发生心搏骤停，立即施行准确有效的胸外心脏按压，开放静脉通道，同时准备行静脉、气管内或心内注射肾上腺素等复苏药物。心电持续监测，准备好电除颤器、心脏起搏器，心搏恢复后予以降温措施行脑复苏。留置导尿管，采取保护肾功能措施，纠正酸碱平衡失调和水电解质紊乱。

五、阻塞性肺不张

1. 发生原因

① 吸痰管外径过大，吸引时氧气被吸出的同时，进入肺内的空气过少。

② 吸痰时间过长、压力过高。

③ 痰痂形成阻塞吸痰管，造成无效吸痰。

2. 临床表现 肺不张的临床表现轻重不一，急性大面积的肺不张患者可出现咳嗽、喘鸣、咯血、咳脓痰、畏寒和发热，或因缺氧出现唇、甲发绀。

3. 预防

① 根据患者的年龄、痰液的性质选择型号合适的吸痰管。有气管插管者，选用外径小于气管插管 1/2 的吸痰管，吸引前测量吸引管的长度，将吸引管插至超出气管插管末端 1 ～ 2cm 的位置进行浅吸引。

② 采用间歇吸引的办法，拇指交替按压和放松吸引导管的控制口，可以减少对气道的刺激。

③ 每次操作最多吸引 3 次，每次持续不超过 10 ～ 15s，同时查看负压压力，避免压力过高。吸引管拔出应边旋转边退出，使分泌物脱离气管壁，可以减少肺不张和气道痉挛。

④ 插入吸痰管前检测吸痰管是否通畅，吸痰过程中必须注意观察吸引管是否通畅，防止无效吸引。

⑤ 加强肺部体疗，每 1 ～ 2h 协助患者翻身一次，翻身的同时给予自下而上、自边缘而中央的叩背体疗，使痰液排出。翻身时可以仰卧—左侧卧—仰卧—右侧卧来交替翻身，使痰液易于通过体位引流进入大气道，防止痰痂形成；还可利用超声雾化吸入法湿化气道，稀释痰液。

⑥ 吸痰前后听诊肺部呼吸音的情况，并密切观察患者的呼吸频率、呼吸深度、血氧饱和度、血气分析结果及心率的变化。

4. 处理

① 肺不张一经明确，应根据引起的原因采取必要的措施，如及时行气管切开，以保证进行充分的气道湿化和吸痰，有时需借助纤维支气管镜对肺不张的部位进行充分吸引冲洗，以排除气道阻塞，并嘱患者深呼吸以促进肺复张。

② 阻塞性肺不张常合并感染，需酌情应用抗生素。

六、气道痉挛

1. 发生原因 有哮喘病史长期发作的患者，因插管刺激使气管痉挛加重缺氧。

2. 临床表现 呼吸困难、喘鸣和咳嗽。

3. 预防 为防止气道痉挛，对气道高度敏感的患者，可于吸引前用 1% 利多卡因少量滴入。

4. 处理 气道痉挛发作时，应暂停气道吸引，给予 $β_2$ 受体兴奋剂吸入。

（王 静、王 倩）

第二十六章

肺部叩打技术

【适用范围】

① 有潜在的发生呼吸道并发症的卧床患者。

② 大手术后发生呼吸道并发症的患者。

③ 肺部有分泌物及痰液积聚的患者。

【目的】

帮助患者采取正确体位，利用手部、空气震荡的方法，将分泌物从小气道引流至大气道，使气道中分泌物松动而易于排出。

【操作流程】

核对患者信息→解释、评估→听诊肺部痰液积聚状况→指导患者做深呼吸及有效咳嗽→拉上床帘，询问 / 协助患者大小便→采取适当引流姿势→肺叩打→鼓励患者做深呼吸、咳嗽，需要时给予吸痰→观察→协助患者清除痰液，必要时做口腔护理→更换其他引流姿势进行叩打→安置患者→再次评估并记录→用物处置。

【评分标准】

肺部叩打技术操作考核评分标准（100 分）

病区______　　姓名______　　考试日期______　　监考人______　　得分______

项目	操作流程与标准	分值 / 分	扣分细则	扣分
准备	1. 着装整齐，洗手，戴口罩	2	一项不符合要求 -1	
	2. 用物：听诊器、卫生纸、枕头等，必要时备简易呼吸器及负压吸引装置	3	一项不符合要求 -1	
	3. 时间选择：餐前 0.5h，进食后 2h，饮水 30min 之后进行；如有雾化吸入，应先进行雾化吸入	10	叩背时机不正确本项不得分	
操作流程	1. 携用物至床旁，核对患者身份	2	一项不符合要求 -1	
	2. 询问患者用餐时间，向患者和家属解释，取得理解和配合；了解患者及家属意愿、认知和执行能力	4	一项不符合要求 -1	
	3. 评估患者的年龄、病情、肢体活动情况、心功能情况及叩击体位（坐位或侧卧位），有无引流管、骨折和牵引等；确定没有禁忌证	10	有禁忌叩背者给予叩背本项不得分	

续表

项目	操作流程与标准	分值/分	扣分细则	扣分
操作流程	4. 听诊肺部确定痰液积聚部位，肺部听诊的五个部位：两肺尖、两肩胛底及右肺中叶	5	听诊方法不正确 -5	
	5. 指导患者做深呼吸及有效咳嗽	4	一项不符合要求 -2	
	6. 拉上床帘，询问 / 协助患者大小便	2	一项不符合要求 -1	
	7. 选择合适体位：协助取坐位，双脚着地，身体前倾。如果患者的身体不能耐受或因某些治疗的限制（如进行机械通气时），也可以选择侧卧位来进行	5	体位不合适 -5	
	8. 肺叩打			
	①手掌合成杯状，拇指紧贴四指，用腕部力量，对肺部有节奏叩击，叩击时听到空空的叩击声而不是啪啪的拍打声	10	叩击手法不正确本项不得分	
	②在不导致患者受凉的情况下，尽量让其不要在操作时穿着厚的衣物。穿着病号服或是棉制单薄衣物为好，或者在皮肤上覆盖毛巾，避免直接在赤裸的皮肤上叩击	10	直接在赤裸的皮肤上叩击扣 10 分	
	③叩击由下至上，由外至内，每肺叶反复叩击 1 ～ 3min，力度适中，避开脊柱、胸骨、切口上和胸腔引流管处、肾区、肝区、脾区、女性乳房等部位，以不引起患者疼痛为宜。一般进行一次胸部叩击的时间为 15 ～ 20min，不宜超过 30min	10	叩击顺序不正确 -4，叩击部位、力度不正确 -4，叩击时间不正确 -2	
	9. 叩击时指导患者进行数次深呼吸，再深吸一口气，屏气 3 ～ 5s，进行 2 ～ 3 次短促有力的咳嗽。咳痰困难者必要时吸痰	5	一项不符合要求 -2	
	10. 边叩击边注意观察患者的面色及主诉，有监护的患者要注意 SpO_2、心率、心律、血压的变化	4	未观察 / 处理各 -2	
	11. 协助患者清除痰液，必要时做口腔护理	2	未及时清除痰液 / 口腔护理各 -1	
	12. 更换其他引流姿势进行叩打	2	一项不符合要求 -1	
	13. 协助患者取舒适体位，整理床单位	2	卧位不适 -1，未整理 -1	
	14. 再次评估并记录执行时间及护理效果	2	未评估 / 记录各 -1	
	15. 用物按消毒隔离原则进行处理	2	一项不符合要求 -1	
评价	1. 操作准确、熟练 2. 爱伤观念强 3. 操作时间：10min	4	酌情扣分 每超过 30s -0.5	

【注意事项】

① 肺部叩打宜避免直接在裸露的皮肤上操作。

② 肺部叩打手法正确：操作者将手固定成背隆掌空状（握杯姿势），放松腕、

肘、肩部，有节奏自下而上、由外向内轻轻叩打，边扣边鼓励患者咳嗽，也可双手交替拍打或单手拍打。

③ 肺部叩打的禁忌证：活动性内出血、咯血、气胸、肋骨骨折、低血压、不稳定的头颅/脊髓损伤、肺水肿、肺结核、肺栓塞、胸部骨折、主动脉夹层动脉瘤、严重癫痫、大血管吻合术后一周内、高颅内压、胸部肿瘤等。

④ 肺部听诊顺序由肺尖开始，自上而下，由前胸部到侧胸部及背部，在左右对称部位进行对比。

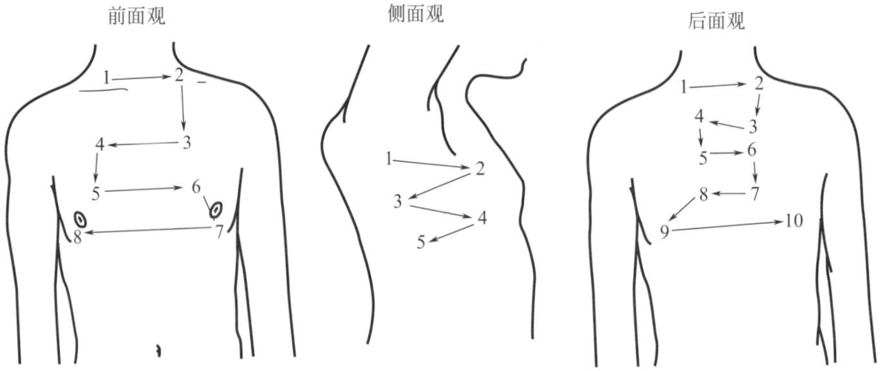

听诊部位和顺序

⑤ 常见异常呼吸音

a. 呼吸音减弱或消失：常见于胸廓活动受限如肋骨骨折、肺不张、肺气肿、胸腔积液、气胸、腹水、腹腔巨大肿瘤等。

b. 湿啰音：吸气时气体通过呼吸道内分泌物，如渗出液、痰液、血液、脓液、黏液等，形成的水泡破裂所产生的声音。局限的湿啰音提示局部有炎症；两肺底湿啰音常见于心功能不全之肺淤血；湿啰音满布两肺野，多见于急性肺水肿、严重的支气管肺炎。

c. 干啰音：亦称哮鸣音，是气管、支气管或细支气管狭窄或部分阻塞，气流通过时发生旋涡或管腔内黏稠分泌物受震动所致。

肺部叩打技术操作风险防范

低氧血症

1. 发生原因　痰液聚积阻塞气道；生命体征不稳定，无法耐受叩打。

2. 临床表现　患者出现呼吸窘迫或血氧饱和度下降、咯血等。

3. 预防

① 明确叩背的适应证。

② 评估患者的全身情况，指导患者正确配合。

③ 注意正确手法。

④ 治疗进行时严密观察患者生命体征的变化，如脉搏、血压、血氧饱和度、心率、心律及患者的主诉。

4. 处理

① 若无法自行咳出应使用雾化吸入或吸痰管吸引。

② 若呼吸系统症状加重，出现低氧血症则应立刻停止。

③ 合理使用氧疗。

（王　静、王　倩）

第二十七章

体位引流技术

【适用范围】

呼吸道分泌物过多者。

【目的】

利用重心原理将肺叶内滞留的分泌物引流到较大的呼吸道。

【操作流程】

核对患者信息→解释、评估→根据引流的肺段采取合适的体位→将弯盘或卫生纸置于患者下颌处→维持姿势至少 5min，必要时给予叩背→指导患者做深呼吸及有效咳嗽→清理分泌物→更换其他姿势，重复引流→再评估→协助患者躺卧休息→再次听诊→记录→整理用物。

【评分标准】

体位引流技术操作考核评分标准（100 分）

病区______ 姓名______ 考试日期______ 监考人______ 得分______

项目	操作流程与标准	分值/分	扣分细则	扣分
准备	1. 着装整洁，洗手，戴口罩	3	一项不符合要求 -1	
	2. 用物：枕头、软垫等协助体位摆放的用具，纸巾、弯盘、听诊器等	5	缺一项 -1	
	用物摆放有序，便于取用	2	用物摆放不利于取用 -2	
	3. 环境：清洁、舒适	2	一项不符合要求 -1	
操作流程	1. 携用物至床旁，核对患者身份	2	未核对 -2，核对不全面 -1	
	2. 向患者解释操作目的和配合方法，询问饮食、大小便。选择合适的时间，宜选择在空腹时进行，如每天晨起早饭前和晚上睡前各 1 次，每次 20 ～ 30min（口述）	10	解释不到位 -1，未解释 -3，未询问饮食、大小便 -3，选择时间不合适本项不得分	
	3. 评估患者呼吸系统疾病史、呼吸形态及肺部痰液积聚情况（肺部听诊）	10	一项不符合要求 -2，评估不正确不得分	
	4. 根据引流的肺段采取合适的体位，使分泌物积聚部位位于最高处	15	卧位不适 -2，卧位不能使分泌物积聚部位位于最高处本项不得分	

续表

项目	操作流程与标准	分值/分	扣分细则	扣分
操作流程	5. 备卫生纸，将弯盘置于患者下颌处，以收集排出的分泌物	3	未准备卫生纸或弯盘 -2	
	6. 维持姿势至少 5min，必要时给予叩背	5	时间不足 5min -5	
	7. 指导患者做深呼吸及有效咳嗽	3	未指导深呼吸及有效咳嗽 -3	
	8. 帮助患者清理分泌物，必要时给予吸引	5	未清理 -3	
	9. 有其他部位积聚痰液时，更换其他姿势，重复引流，必要时予口腔护理或漱口	5	未协助漱口或未予口腔护理 -3	
	10. 监测患者对体位引流的耐受程度，评估其生命体征，特别是脉搏、呼吸的稳定性	5	体位引流过程中观察不全面 -3	
	11. 清洁患者面部，协助患者躺卧休息 30min	2	患者面部不洁 -2	
	12. 洗手	2	未洗手 -2	
	13. 再次听诊，注意呼吸音的变化	3	未听诊 -3	
	14. 记录患者分泌物积聚的肺叶呼吸音的变化、呼吸形态和分泌物性状，以及操作过程中患者反应与家属执行程度	5	记录不全面 -2	
	15. 整理床单位，分类处理污物用物	3	一项不符合要求 -2	
评价	1. 操准确、熟练，查对规范 2. 态度和蔼，与患者沟通有效 3. 操作时间：6min	10	酌情扣分 超时 30s -0.5	

【注意事项】

① 体位引流宜在餐前至少 1h 执行，每次 20 ～ 30min，避免餐后执行，操作后患者需卧床休息 30min。

② 对有大量脓痰的支气管扩张患者或肺脓肿症及肺结核大出血者，均可采用体位引流。

③ 体位引流时，如患者出现头晕、面色苍白、出冷汗、血压下降等，应停止引流。

④ 体位引流时，如引流液大量涌出，应注意防止窒息；如引流液每日 < 30mL，可停止引流。

⑤ 痰液黏稠不易引流时，可给予雾化吸入、祛痰药，有利于排出痰液。

⑥ 体位引流必须严格掌握使用范围，对严重高血压、心力衰竭、高龄、极度衰弱、意识不清等患者应禁忌。

体位引流技术操作风险防范

低氧血症

1. 发生原因

① 医务人员没有严格掌握体位引流的适应证。大咯血、严重心肺功能不全及其他疾病导致全身情况变弱不能耐受此操作时，严禁做体位引流。

② 选择治疗时机不合适。

③ 患者分泌物过多，清理不及时。

2. 临床表现 患者呼吸窘迫或血氧饱和度下降，出现发绀、头晕、咯血甚至窒息等症状。

3. 预防

① 明确体位引流的适应证。

② 选择在餐前空腹时进行治疗。

③ 评估患者的全身情况及耐受性，指导患者正确配合。

④ 治疗进行时，严密观察患者生命体征，重视患者主诉。

4. 处理

① 根据引流部位，适当调整能为患者所接受的引流体位。

② 一旦出现咯血、发绀、头晕、出汗、疲劳等症状，及时终止治疗。

③ 根据患者情况，合理给予氧疗。

（王　静、王　倩）

第二十八章

导尿术

一、女患者导尿术

【适用范围】

需将导尿管经尿道插入膀胱引流出尿液的患者。

【目的】

① 取未污染的尿液做细菌培养。

② 为尿潴留患者引流尿液，以解除痛苦。

③ 盆腔器官手术前排空膀胱，避免术中误伤。

④ 患者尿道损伤早期或者手术后作为支架引流，经导尿管对膀胱进行药物治疗。

⑤ 患者昏迷、尿失禁或会阴部有损伤时，留置导尿管以保持局部干燥、清洁，避免尿液刺激。

⑥ 抢救休克或危重患者，准确记录尿量、比重，为病情变化提供依据。

⑦ 为患者测定膀胱容量、压力及残余尿量，向膀胱内注入造影剂或气体等以协助诊断。

【操作流程】

① 插管：确认有效医嘱→核对患者信息→解释、评估→关闭门窗、拉上床帘→椅置于床尾，放便盆→脱去对侧裤腿→患者取屈膝仰卧位，双腿略外展→臀下垫巾→检查并打开导尿包→初步消毒外阴部（自上而下，由外向内）→更换手套→铺洞巾→用物摆放合理→检查气囊→润滑导尿管前端→再次消毒外阴（自上而下、由内向外）→插入导尿管→气囊注水、二次固定→留取尿标本→贴标识→观察→告知注意事项→安置患者→整理用物→洗手、记录。

② 拔管：抽出尿管气囊内水→嘱深呼吸，拔管→倒尿液→撤洞巾→擦净外阴→整理用物→撤垫巾→安置患者→交代注意事项→洗手、记录。

【评分标准】

女患者导尿术操作考核评分标准（100 分）

病区______ 姓名______ 考试日期______ 监考人______ 得分______

项目	操作流程与标准	分值/分	扣分细则	扣分
准备	1. 着装整洁，修剪指甲，洗手，戴口罩	3	一项不符合要求 -1	

续表

项目	操作流程与标准	分值/分	扣分细则	扣分
准备	2. 用物：14# 无菌导尿包 2 个、无菌持物钳、弯盘、臀垫、便盆、污物桶 2 个等	5	缺一项 -1	
	3. 环境清洁、安静，安全	2	一项不符合要求 -1	
操作流程	1. 确认有效医嘱，协用物至床旁，核对患者身份	4	未核对 -2，未查对医嘱 -1	
	2. 向患者解释，取得理解和配合；了解患者及家属意愿、认知和执行能力；评估膀胱充盈度及局部皮肤情况	6	一项不符合要求 -1	
	3. 关闭门窗、拉上床帘，注意保护患者隐私	3	一项不符合要求 -1	
	4. 凳或椅置于床尾，便盆置于其上。松床尾盖被，帮助患者脱去对侧裤腿，盖在近侧腿部，对侧腿用棉被遮盖	4	一项不符合要求 -1，暴露时间过长 -2	
	5. 协助患者取屈膝仰卧位，双腿略外展，露出外阴，臀下垫臀垫	4	卧位不适 -2，未垫臀垫 -2	
	6. 再次检查导尿包及有效期，打开导尿包，取出初步消毒包，弯盘置于患者外阴旁，治疗碗放于弯盘旁，左手戴手套，右手持镊夹消毒棉球，按自上而下，由外向内的顺序依次擦洗大腿内侧上 1/3（始于腹股沟）、阴阜、大阴唇，用左手分开大阴唇，擦小阴唇、尿道口、肛门（最后一个棉球自尿道至肛门），每个棉球只用一次	10	未检查有效期 -2，顺序不符合要求 -2，跨越无菌区 -2，漏消毒一处 -2，棉球重复使用 -2	
	7. 脱手套，撤消毒包于治疗车下面	4	未脱手套 -2，放置不妥 -2	
	8. 打开导尿包置于患者双腿间，戴手套，铺洞巾，合理摆放包内用物，弯盘移近外阴处，选择导尿管，检查气囊有无破损，润滑导尿管前端	8	污染一处 -2，未润滑导尿管 -2	
	9. 左手分开大阴唇，擦尿道口、小阴唇、尿道口，按自上而下、由内向外的顺序分别消毒	10	棉球重复使用 -2，漏一项 -2，顺序不对 -2，擦洗不到位一处 -3	
	10. 右手用镊子持导尿管插入尿道内 4 ～ 6cm（插入时嘱患者做深呼吸并口述长度），见有尿液流出，再插入 1 ～ 2cm	6	导尿管插入太深、太浅各 -2	
	11. 于侧管注入 10 ～ 15mL 无菌生理盐水（NS），轻拉，并二次固定尿管（口述尿潴留患者首次放尿不能超过 1000mL）	6	侧管未注 NS-2，未检查是否固定稳妥 -1，未口述 -2	
	12. 如需做尿培养，洗手，戴手套，按照无菌原则，用 10mL 注射器从导尿管引流端抽取尿液注入无菌标本瓶中，加盖送检	4	无菌观念不强 -2，一处不符合要求 -1	
	13. 在导尿管注水端贴导尿管标识，注明导尿日期，必要时标注导尿管外露长度。集尿袋标注患者信息、留置日期。观察尿液的性质、颜色及量等，交代持续导尿注意事项	6	导尿管、引流袋未标注各 -2，未观察 -2，未交代注意事项 -2	

续表

项目	操作流程与标准	分值/分	扣分细则	扣分
操作流程	14. 导尿毕，抽出尿管气囊内生理盐水，拔出尿管置弯盘内（拔管时嘱深呼吸），倒尿液，撤洞巾，擦净外阴，收拾导尿用物，撤出一次性臀垫，弃于医疗垃圾桶，脱手套，消毒双手	6	操作中未与患者交流 -5，用物漏一件 -1，一处不符合要求 -1	
	15. 拉开窗幔或者撤屏风，协助患者穿好衣裤，盖好盖被，整理床单位。询问患者的感受，交代注意事项。消毒双手，记录	5	一处不符合要求 -2	
评价	1. 操作熟练，动作轻柔，符合无菌操作原则 2. 沟通到位，患者 / 家属对操作满意 3. 操作时间：10min	4	酌情扣分 每超过 30s -0.5	

【注意事项】

① 严格执行查对制度和无菌操作技术原则。

② 在操作过程中注意保护患者的隐私，并采取适当的保暖措施防止患者着凉。

③ 老年女性尿道口回缩，插管时应仔细观察、辨认，避免误入阴道。

④ 导尿过程中，若尿管触及尿道口以外区域，应重新更换尿管。

⑤ 拔管后注意观察患者排尿情况。

二、男患者导尿术

【适用范围】

需将导尿管经尿道插入膀胱引流出尿液的患者。

【目的】

① 取未污染的尿液做细菌培养。

② 为尿潴留患者引流尿液，以解除痛苦。

③ 盆腔器官手术前排空膀胱，避免术中误伤。

④ 患者尿道损伤早期或者手术后作为支架引流，经导尿管对膀胱进行药物治疗。

⑤ 患者昏迷、尿失禁或会阴部有损伤时，留置导尿管以保持局部干燥、清洁，避免尿液刺激。

⑥ 抢救休克或危重患者，准确记录尿量、比重，为病情变化提供依据。

⑦ 为患者测定膀胱容量、压力及残余尿量，向膀胱内注入造影剂或气体等以协助诊断。

【操作流程】

① 插管：确认有效医嘱→核对患者信息→解释、评估→关闭门窗、拉上床

帘→椅置于床尾，放便盆→脱去对侧裤腿→患者取屈膝仰卧位，两腿自然分开→臀下垫巾→检查并打开导尿包→初步消毒（依次为阴阜、阴茎、阴囊、尿道口、龟头及冠状沟）→更换手套→铺洞巾→用物摆放合理→检查气囊→润滑导尿管前端→再次消毒（尿道口、龟头及冠状沟）→插入导尿管→气囊注水、二次固定→留取尿标本→贴标识→观察→告知注意事项→安置患者→整理用物→洗手、记录。

② 拔管：抽出尿管气囊内水→嘱深呼吸，拔管→倒尿液→撤洞巾→擦净外阴→整理用物→撤垫巾→安置患者→交代注意事项→洗手、记录。

【评分标准】

男患者导尿术操作考核评分标准（100 分）

病区______ 姓名______ 考试日期______ 监考人______ 得分______

项目	操作流程与标准	分值/分	扣分标准	扣分
准备	1. 着装整洁，修剪指甲，洗手，戴口罩	2	一项不符合要求 -1	
	2. 用物：18# 无菌导尿包 2 个、10mL 注射器 2 个、无菌手套 2 副、尿培养试管 2 个、手消液、弯盘、一次性臀垫、尿管标识、浴巾等	3	缺一件 -1，一件不符合要求 -1	
操作流程	1. 确认有效医嘱，协用物至床旁，核对患者身份	2	未核对 -2，未查对医嘱 -1	
	2. 向患者解释，取得理解和配合；了解患者及家属意愿、认知和执行能力；评估膀胱充盈度及局部皮肤情况	4	一项不符合要求 -1	
	3. 关闭门窗、拉上床帘，注意保护患者隐私	3	一项不符合要求 -1	
	4. 凳或椅置于床尾，便盆置于其上。松开盖被，协助脱去对侧裤腿盖在近侧腿部，对侧腿用盖被遮盖，注意保暖，患者取屈膝仰卧位，两腿自然分开，充分暴露外阴	5	一项不符合要求 -1	
	5. 臀下垫一次性臀垫，弯盘置于近外阴处，消毒双手。检查并打开无菌导尿包，取出初步消毒用物。一手戴手套，将消毒棉球倒入小方盘内	6	未检查有效期 -2，一项不符合要求 -1	
	6. 初步消毒：一手持镊子夹取棉球，消毒顺序依次为阴阜、阴茎、阴囊。另一戴手套的手取无菌纱布裹住阴茎将包皮向后推暴露尿道口，自尿道口向外向后旋转擦拭尿道口、龟头及冠状沟数次。污染棉球、纱布置弯盘内，初步消毒完毕，将弯盘移至床尾，脱下手套	10	顺序不符合要求 -2，跨越无菌区 -2，漏消毒一处 -2，棉球重复使用 -2，弯盘未移至床尾 -2，一项不符合要求 -1	
	7. 消毒双手，将导尿包放在患者两腿之间，按无菌原则打开治疗巾，戴手套，打开洞巾，铺在患者的外阴处并暴露阴茎	6	未消毒双手 -2，洞巾跨越无菌区 -2，污染一处 -2	
	8. 按操作顺序摆放用物，取出导尿管，气囊注水检查是否漏气，抽出气囊内生理盐水，将针筒放置一旁备用。用石蜡棉球润滑导尿管前段。将导尿管和集尿袋连接好，放于方盘内，取消毒棉球放于弯盘内	6	未检查气囊 -2，未润滑导尿管 -2	

续表

项目	操作流程与标准	分值/分	扣分标准	扣分
操作流程	9. 再次消毒：弯盘移至近外阴处，一手用纱布包住阴茎将包皮向后推暴露尿道口，另一手持镊子夹棉球再次消毒尿道口、龟头及冠状沟。污染棉球、镊子放床尾弯盘内	10	未执行无菌操作 -2，顺序不对 -2，擦洗不到位一处 -1，一项不符合要求 -1	
	10. 一手继续持无菌纱布固定阴茎并提起，使之与腹壁成 60° 角，将方盘置于洞巾旁，嘱患者张口呼吸，用另一镊子夹持导尿管前端，对准尿道口轻轻插入 20 ～ 22cm（适时给予鼓励），见尿液流出后再插入 5 ～ 7cm，将尿液引入集尿袋（口述尿潴留患者首次放尿不能超过 1000mL）	10	操作中未与患者交流 -5，角度不正确 -1，导尿管插入太深、太浅 -2，一项不符合要求 -1	
	11. 注入气囊 10 ～ 15mL 无菌生理盐水，轻拉，并二次固定尿管。确认包皮回纳，防止阴茎受压水肿	4	侧管未注盐水 -2，未检查固定 -1，一处不符合要求 -1	
	12. 如需做尿培养，洗手，戴手套，按照无菌原则，用 10mL 注射器从导尿管引流端抽取尿液注入无菌标本瓶，加盖送检	4	无菌观念不强 -2，一处不符合要求 -1	
	13. 在导尿管注水端贴导尿管标识，注明导尿日期，必要时标注导尿管外露长度。集尿袋标注患者信息、留置日期。观察尿液的性质、颜色及量，交代持续导尿注意事项	8	导尿管、引流袋未标注各 -2，未观察 -2，未交代注意事项 -2	
	14. 导尿毕，抽出尿管气囊内生理盐水，拔出尿管置弯盘内（拔管时嘱深呼吸），倒尿液，撤洞巾，擦净外阴，收拾导尿用物，撤出一次性臀垫，弃于医疗垃圾桶，脱手套，消毒双手	6	操作中未与患者交流 -5，用物漏一件 -1，一处不符合要求 -1	
	15. 拉开窗幔或者撤屏风，协助患者穿好衣裤，盖好盖被，整理床单位。询问患者的感受，交代注意事项。消毒双手，记录	6	一处不符合要求 -2	
评价	1. 操作熟练，动作轻柔，符合无菌操作原则 2. 沟通到位，患者 / 家属对操作满意 3. 操作时间：10min	5	酌情扣分 每超时 30s -0.5	

【注意事项】

① 严格执行查对制度和无菌操作技术原则。

② 在操作过程中注意保护患者的隐私，并采取适当的保暖措施防止患者着凉。

③ 男性患者包皮和冠状沟易藏污垢，导尿前要彻底清洁，导尿管插入前建议使用润滑止痛胶，插管遇阻力时切忌强行插入，必要时请专科医师插管。

④ 拔管后注意观察患者排尿情况。

导尿术操作风险防范

一、尿道黏膜损伤

1. 发生原因

① 男性尿道长，存在弯曲和狭窄部位。

② 患者精神紧张，插尿管时出现尿道括约肌痉挛。

③ 下尿路有病变时，尿道解剖发生变化，如前列腺增生症，由于前列腺各腺叶有不同程度的增生，使前列腺部尿道狭窄、扭曲变形，此时插入导尿管易致尿道损伤。

④ 患者难以忍受导尿管所致的膀胱、尿道刺激而自行拉扯导尿管甚至强行拔管。

⑤ 所使用的导尿管粗细不合适或使用质地僵硬的橡胶导尿管，导尿管置入时易引起尿道黏膜的损伤，反复插管引起尿道水肿、损伤出血。

⑥ 使用导尿管时，导尿管末端未进入膀胱或刚进入膀胱，即向膀胱内注水，此时，导尿管虽有尿液流出，但气囊部分仍位于后尿道部，胀大的气囊压迫后尿道。

2. 临床表现　尿道外口出血，有时伴血块；尿道内疼痛，排尿时加重，伴局部压痛；部分病例有排尿困难甚至发生尿潴留；有严重损伤时，可有会阴血肿、尿外渗，甚至直肠瘘；并发感染时，出现尿道流脓或尿道周围脓肿。

3. 预防

① 插管前常规润滑导尿管，尤其是气囊处的润滑，以减少插管时的摩擦力；操作时手法轻柔，插入速度要缓慢，切忌强行插管，不要来回抽插及反复插管。

② 选择粗细合适、质地软的导尿管。

③ 插管时延长插入长度，见尿液流出后再插入 1 ～ 2cm，可避免导尿管未进入膀胱，球囊充液膨胀而压迫、损伤后尿道。

④ 耐心解释，如患者精神过度紧张，应做好患者的心理护理和解释工作，待患者安静后再进行插管。

4. 处理　导尿所致的黏膜损伤，轻者无需处理或经止血镇痛等对症治疗即可痊愈；严重者遵医嘱对症处理。

二、尿路感染

1. 发生原因

① 术者的无菌技术不严格，细菌逆行侵入尿道和膀胱。

② 导尿术作为一种侵袭性操作常可导致尿道黏膜损伤，破坏了尿道黏膜的屏障作用。

③ 所采用的导尿管粗细不合适或质地太硬或受细菌污染。

④ 技术不熟练，导尿管插入不顺利而反复多次插管。

⑤ 随年龄的增加，男性常有前列腺肥大，易发生尿潴留，增加了感染的机会。

2. 临床表现 主要症状为尿频、尿急、尿痛，当感染累及上尿道时可有寒战、发热，尿道口可有脓性分泌物。尿液检查可有红细胞、白细胞，细菌培养可见阳性结果。

3. 预防

① 用物严格灭菌，插管时严格执行无菌操作，动作轻柔，注意会阴部消毒。

② 尽量避免留置导尿管，尿失禁者可用吸水会阴垫或尿套。

③ 选择硅胶或乳胶材料的导尿管。

4. 处理 当尿路感染发生时，必须尽可能拔除导尿管，并根据医嘱和病情应用抗菌药物进行治疗。

三、尿道出血

1. 发生原因

① 各种导致尿道黏膜损伤的原因，严重时均可引起尿道出血。

② 凝血机制障碍。

③ 药物引起尿道黏膜充血、水肿，使尿道易致机械性损伤。

④ 严重尿潴留导致膀胱内压升高的患者，如大量放尿，膀胱内突然减压，使黏膜急剧充血、出血而发生血尿。

2. 临床表现 导尿术后出现肉眼血尿或镜下血尿，同时排除血尿来自上尿道，即可考虑为导尿损伤所致。

3. 预防

① 插管前常规润滑导尿管，尤其是气囊处的润滑，以减少插管时的摩擦力；操作时手法轻柔，插入速度要缓慢，切忌强行插管，不要来回抽插及反复插管。

② 选择粗细合适、质地软的导尿管。

③ 插管时延长插入长度，见尿液流出后再插入 1 ～ 2cm，可避免导尿管未进入膀胱，球囊充液膨胀而压迫、损伤后尿道。

④ 耐心解释，如患者精神过度紧张，应做好患者的心理护理和解释工作，待患者安静后再进行插管。

⑤ 凝血机制障碍的患者，导尿术前应尽量予以纠正。

⑥ 对有尿道黏膜充血、水肿的患者，尽量选择口径较小的导尿管，插管前充分做好尿道润滑，操作轻柔，尽量避免损伤。

⑦ 为尿潴留膀胱高度膨胀的患者导尿时，第一次放尿不宜超过 1000mL。

4. 处理 镜下血尿一般不需特殊处理，如血尿较为严重，遵医嘱使用止血药。

四、虚脱

1. 发生原因 大量放尿，使腹腔内的压力骤然降低，血液大量滞留腹腔血管内，导致血压下降而虚脱。

2. 临床表现 患者突然出现恶心、头晕、面色苍白、呼吸表浅、全身出汗、肌肉松弛、周身无力。

3. 预防 对膀胱高度膨胀且又极度虚弱的患者，第一次放尿不应超过1000mL。

4. 处理

① 发现患者虚脱，应立即取平卧位或头低脚高体位。

② 给予温开水或糖水饮用，并用手指掐压水沟（人中）、内关、合谷等穴位，或是针刺合谷、足三里等。

③ 如经上述处理无效，应及时建立静脉通道，配合医生进行抢救。

五、包皮嵌顿

包皮嵌顿是男患者导尿术特有的并发症。

1. 发生原因 男性患者导尿消毒时，会将包皮向后推，暴露尿道外口，自尿道口向外向后旋转擦拭尿道口、龟头及冠状沟。如果操作后未将包皮回位，会引起包皮嵌顿。

2. 临床表现 包皮水肿，龟头红肿、疼痛。

3. 预防 男患者导尿每次消毒后，操作者及时将包皮回位，导尿成功后，应立刻再次观察，确认包皮已经回位。

4. 处理 发现包皮嵌顿，及时做好解释，安抚患者，及时将包皮回位。水肿明显时，及时通知医生对症处理。

（王　静、王　倩）

第二十九章

留置导尿患者会阴护理

【适用范围】

留置导尿患者。

【目的】

① 保持会阴部清洁，预防感染。

② 去除异味，增进舒适感。

【操作流程】

核对患者信息→解释→拉上床幔，关闭门窗→患者取仰卧位→暴露会阴部→臀下垫巾→评估、观察→打开换药碗→备碘伏棉球→戴手套→擦洗顺序正确→擦洗毕→撤垫巾→摘手套→整理衣裤→安置患者→交代注意事项→整理用物→洗手。

【评分标准】

留置导尿患者会阴护理操作考核评分标准（100 分）

病区______　姓名______　考试日期______　监考人______　得分______

项目	操作流程与标准	分值/分	扣分细则	扣分
准备	1. 着装整齐，洗手，戴口罩 2. 用物：乳胶手套、一次性臀垫、一次性换药碗、棉球、碘伏溶液、污物桶等 3. 环境清洁，温度适宜	2 5 2	一项不符合要求 -1 缺一项 -1 一项不符合要求 -1	
操作流程	1. 备齐用物，携至床旁，核对患者身份 2. 向患者解释操作目的和配合方法，取得合作。拉上床幔，关闭门窗 3. 协助患者采取仰卧位，松开衣裤，暴露会阴部，臀下垫一次性臀垫 4. 观察会阴部清洁度，皮肤有无破损，有无炎症，有无分泌物过多，导尿管周围是否有血渍、是否通畅 5. 打开换药碗，准备碘伏棉球	4 6 6 10 6	查对不认真 -2，未核对 -4 未解释 -3，解释不到位 -2，其余一项不符合要求 -1 一项不符合要求 -1 未观察会阴部 -5，未观察导尿管 -5，观察不到位 -2 横跨无菌区一次 -2，污染一次 -5	

续表

项目	操作流程与标准	分值/分	扣分细则	扣分
操作流程	6. 戴手套，轻轻提起导尿管，沿导尿管口依次用碘伏棉球擦洗，擦洗顺序如下 男性：将包皮向后推暴露尿道口，自尿道口向外向后旋转擦拭尿道口→龟头→冠状沟→阴茎→尿管（距尿道口 5cm 以上） 女性：尿道口→阴道口→小阴唇→大阴唇→会阴→肛门→尿管。每擦洗一处就需更换棉球（如患者有会阴部切口，也应轻轻擦净） 有外阴伤口者，操作时注意观察外阴伤口周围组织有无红肿，分泌物性质和伤口愈合情况。擦洗过程中注意询问患者感受，适时安慰鼓励患者	30	未戴手套 -2，擦洗顺序不对一处 -3，漏擦一处 -5，擦洗不彻底一处 -5，未更换棉球一个 -5，未观察 -2，未安慰鼓励患者 -2	
	7. 擦洗完毕，撤下一次性小垫，摘手套，为患者穿好衣裤	5	一项不符合要求 -1	
	8. 协助患者取舒适体位，再次核对并签字，交代注意事项	6	卧位不适 -1，交代不全 -1，未交代 -2	
	9. 整理床单位及用物，洗手	6	未整理 -2，未洗手 -2，漏掉一件 -1	
评价	1. 操作准确、熟练，查对规范 2. 与患者沟通有效 3. 爱伤观念强 4. 操作时间：8min	12	酌情扣分 每超时 30s -0.5	

【注意事项】

① 操作中减少暴露，注意保暖，并保护患者隐私。

② 留置导尿管者，由尿道口处向远端依次用消毒棉球擦洗。

③ 女性患者月经期宜采用会阴冲洗。

④ 避免牵拉引流管、导尿管。

留置导尿患者会阴护理操作风险防范

一、尿路感染

1. 发生原因

① 导尿前消毒不规范。

② 导尿过程中无菌操作不规范，细菌侵入。

③ 导尿管粗细不合适或质地太硬。

④ 留置导尿管期间，会阴部及尿道口不清洁。

⑤ 留置时间过长。

⑥ 尿袋上提，高过尿道口，导致尿液倒流。

2. 临床表现

① 尿频、尿急、尿痛，当感染累及上尿道时可有寒战、发热，尿道口可有脓性分泌物。

② 尿液检查可有红细胞、白细胞；细菌培养可呈阳性结果。

3. 预防

① 尽量避免留置导尿，尿失禁者可用吸水会阴垫，必须留置导尿时，尽量缩短留置时间。

② 严格无菌操作，动作应轻柔，保持会阴部清洁，每天 2 次用 2% 碘伏清洗会阴和尿道口，鼓励患者多饮水，无特殊禁忌时，每天饮水量在 2000mL 以上。

③ 尽量采用硅胶和乳胶材料的导尿管。

④ 采用封闭式导尿回路，引流装置最好是一次性导尿袋，引流装置低于膀胱位置，防止尿液的逆流。

⑤ 对需长时间留置导尿的患者应定时夹管，训练膀胱的功能。

4. 处理

① 必要时采用抗生素局部或全身用药，但不可滥用抗生素。

② 当尿路感染发生时，尽可能拔除导尿管。

二、引流不畅

1. 发生原因

① 导尿管堵塞。

② 导尿管折叠或折断。

2. 临床表现　无尿液引出或尿液引出减少，导致不同程度的尿潴留，少量尿液从尿道口流出，下腹部膨隆、腹胀。

3. 预防

① 留置导尿期间应指导患者活动，无心、肾功能不全者，应鼓励多饮水，成人饮水量每天 1500 ～ 2000mL。

② 定期更换导尿管。

③ 引流袋放置不宜过低，导尿管不宜牵拉过紧。

④ 翻身活动时防止导尿管折叠扭曲。

4. 处理

① 用生理盐水冲洗引流管。

② 如遇导尿管折断者，可经尿道镜用异物钳完整取出。

③ 必要时更换导尿管。

三、过敏反应和毒性反应

1. 发生原因

① 导尿管材质不佳。

② 患者为过敏体质。

2. 临床表现 全身反应有荨麻疹、鼻炎、结膜炎、哮喘及休克等；局部反应为皮肤斑、瘙痒、水疱及丘疹。

3. 预防

① 选用硅胶气囊导尿管。

② 对于过敏体质患者，备用抗过敏药物。

4. 处理 发生过敏者，马上拔除导尿管，予以抗过敏的药物；出现休克者，按过敏性休克处理。

四、尿潴留

1. 发生原因

① 长期留置尿管，膀胱逼尿肌过度松弛。

② 尿路感染造成逼尿肌炎性水肿，影响膀胱的逼尿功能，加重尿潴留。

2. 临床表现 排尿困难、下腹胀痛、膀胱充盈。

3. 预防

① 长期留置导尿管者，反复训练膀胱功能 1 ～ 2 天后，方可拔除尿管。

② 拔管前夹管，待患者有尿意时拔管。

③ 拔管后多饮水，以冲洗尿道。

④ 必要时在拔管前用生理盐水冲洗膀胱保留 20 ～ 30min，直至冲洗液至尿道溢出再拔管，以帮助建立有效的首次排尿反射。

4. 处理

① 积极采用辅助措施，如腹部热敷、温热水冲洗外阴、听流水声、耻骨联合上膀胱按摩等方法诱导排尿。

② 使用药物，如口服盐酸坦索罗辛胶囊等。

③ 必要时重置导尿管。

五、导尿管拔除困难

1. 发生原因 导尿管留置时间过长导致膀胱括约肌松弛。

2. 临床表现 导尿管拔除后不能自行排尿或排尿淋漓不尽、尿潴留、下腹膨隆、腹胀。

3. 预防

① 拔除导尿管前定时夹管训练膀胱功能。

② 在夹管时，膀胱充盈，患者有尿意时拔除导尿管。

③ 拔除导尿管后宣教多饮水。

④ 拔除尿管后及时排尿，勿憋尿。

4. 处理

① 如发生排尿困难时，可先予诱导法排尿，如听流水声、膀胱处热敷等。药物治疗，如口服盐酸坦索罗辛胶囊。

② 如上述措施失败，可再次行留置导尿术。

六、尿道狭窄

1. 发生原因

① 长期留置导尿管。

② 尿路感染。

2. 临床表现 排尿不畅、尿流变细、排尿无力，甚至引起急、慢性尿潴留。合并感染时出现尿频、尿急、尿痛。

3. 预防

① 导尿管定期更换。

② 尿道口每日用 2% 碘伏消毒两次，保持引流通畅，鼓励多饮水。

③ 积极处理尿路感染。

4. 处理 已出现尿道狭窄者，行尿道扩张术。

七、膀胱结石

1. 发生原因

① 导尿管长期留置。

② 引流不畅。

2. 临床表现 排尿时疼痛，有终末血尿，尿流突然中断，尿频。

3. 预防

① 长期留置导尿管应定期更换。

② 插管前仔细检查导尿管及气囊。

③ 导尿管滑脱时应仔细检查气囊是否完整。

4. 处理 如结石大于 4cm，可行耻骨上膀胱切开取石术。

（王　静、王　倩）

第三十章

膀胱冲洗技术

【适用范围】

患有膀胱疾病、导尿管引流不畅的患者。

【目的】

① 保持导尿管通畅。

② 治疗膀胱某些疾病。

③ 清除膀胱内的血凝块、黏液、细菌等异物，预防感染。

④ 前列腺及膀胱手术后预防血块形成。

【操作流程】

确认有效医嘱→核对患者信息→解释、评估→拉上床幔、关闭门窗→排空膀胱及引流袋内尿液→患者取合适体位→暴露导尿管→臀下垫巾→连接冲洗装置→戴手套→夹闭导尿管→消毒各接头→根据医嘱选择冲洗方式→根据病情及医嘱，正确调节速度→冲洗过程中嘱患者深呼吸→注意冲洗液温度，保持管道通畅→询问、观察→冲洗毕，取下冲洗管→消毒导尿管口→清洁外阴→妥善固定导尿管→安置患者→交代注意事项→整理用物→洗手、记录。

【评分标准】

膀胱冲洗技术操作考核评分标准（100 分）

病区______ 姓名______ 考试日期______ 监考人______ 得分______

项目	操作流程与标准	分值/分	扣分细则	扣分
准备	1. 着装整洁，洗手，戴口罩 2. 用物：膀胱冲洗溶液、输液器、橡胶手套、弯盘、臀垫、量杯、引流袋、止血钳、污物桶、碘伏、棉签等	3 7	一项不符合要求 -1 缺一项 -1	
操作流程	1. 确认有效医嘱，携用物至床旁，核对患者身份 2. 向患者解释膀胱冲洗的目的、方法，取得合作；评估患者的病情、意识状态、心理状况、自理及合作程度，膀胱充盈情况，引流是否通畅	4 6	核对不认真 -2，未核对 -4 解释不到位 -2，未解释 -3，评估少一项 -1，未评估 -3	

续表

项目	操作流程与标准	分值/分	扣分细则	扣分
操作流程	3. 拉上床幔、关闭门窗，排空膀胱及引流袋内尿液	3	一项不符合要求 -1	
	4. 协助患者取合适体位，暴露导尿管，将臀垫垫于患者臀下	4	一项不符合要求 -2	
	5. 将膀胱冲洗溶液挂于输液架上，距床面约 60cm，消毒、排气，在输液器墨菲氏管上方 2cm 处粘贴“膀胱冲洗”标识，并注明日期、时间	6	一处不符合要求 -2	
	6. 戴手套，挤压导尿管，血管钳夹闭导尿管尾端上 3cm	6	一处不符合要求 -2	
	7. 按无菌原则消毒（三腔）导尿管各个接口，分离头皮针，将输液器末端插入导尿管冲洗口	4	污染一次 -2，横跨无菌区一次 -1	
	8. 根据医嘱选择冲洗方式 ①持续冲洗：松开血管钳，打开输液器调节夹，打开引流管排出冲洗液 ②间歇冲洗：夹闭引流管，松开血管钳，打开输液器调节夹，待患者有尿意或冲洗液进入 200 ～ 300mL 后，夹闭输液器，放开引流管，将冲洗液全部引流出后，再夹闭引流管。按需要如此反复冲洗。如滴入治疗用药，须在膀胱内保留 30min 后再引流出体外	10	冲洗不到位 -3，未保留 -3	
	9. 根据病情及医嘱，正确调节滴速，一般为 60 ～ 80 滴 / 分	6	滴速不符合要求 -4	
	10. 冲洗过程中嘱患者深呼吸，经常鼓励安慰患者。注意冲洗液温度，冬季加温至 38 ～ 40℃	6	一处不符合要求 -2	
	11. 注意保持冲洗通畅，询问患者感受，观察患者反应，观察冲洗液量、色、性状和出入量	6	一项不符合要求扣 2 分	
	12. 冲洗结束，止血钳夹闭导尿管冲洗口，夹闭输液器调节夹，正确分离输液器与导尿管冲洗口，按无菌原则消毒并封闭导尿管冲洗口	6	未封闭冲洗口 -5	
	13. 清洁外阴，挤压引流管，观察是否通畅	4	未挤压 -2	
	14. 妥善固定尿管，协助患者取舒适卧位，再次核对并签字，交代注意事项	5	未再次核对 -2，未交代注意事项 -3	
	15. 整理床单位及用物	2	漏整理一项 -1	
	16. 洗手、记录	2	未记录 -2	
评价	1. 操作准确、熟练，查对规范，无菌观念强 2. 沟通有效，爱伤观念强	10	酌情扣分	
	3. 操作时间：8min		每超时 30s -0.5	

【注意事项】

① 严格执行无菌技术操作，防止医源性感染。

② 冲洗过程中观察抽出液体的量、颜色及性状。若患者感觉不适，应当减缓冲洗速度及减少冲洗量，必要时停止冲洗，并密切观察；若患者感到剧痛，或冲洗

液色泽突然转鲜红时，应当停止冲洗，并及时通知医生处理。

③ 冲洗过程中注意评估冲洗液的入量和出量，膀胱有无憋胀感。

④ 寒冷的气候，冲洗液应加温至 38 ～ 40℃，以防刺激膀胱。

⑤ 冲洗过程中注意观察导尿管是否通畅。

膀胱冲洗操作风险防范

一、感染

1. 发生原因

① 导尿破坏了泌尿系局部的防御功能，尿道分泌物无法排出，细菌在局部繁殖，逆行感染。

② 膀胱冲洗破坏了引流系统的密闭状态，增加了逆行感染的机会。

③ 没有严格遵守无菌操作原则。

④ 引流管的位置过高，致使尿液倒流回膀胱，引起逆行感染。

⑤ 冲洗液被细菌污染。

2. 临床表现 排尿时尿道烧灼感，常有尿急、尿频、尿痛、排尿不畅、下腹部不适等膀胱刺激症状，急迫性尿失禁，膀胱区压痛，尿常规检查可见脓尿、血尿。尿培养细菌阳性。

3. 预防

① 留置导尿管的时间尽可能缩短，尽可能不冲洗膀胱。

② 如有必要冲洗膀胱时应在冲洗前，严格遵守无菌操作原则进行尿道口护理。

③ 密切观察冲洗情况，使冲洗管的位置低于患者膀胱位置 15 ～ 20cm。

④ 不使用过期的冲洗液，冲洗液使用前应仔细观察瓶口有无松动、瓶身有无裂缝及溶液有无沉淀等。

4. 处理

① 安慰患者，加强心理护理。

② 必要时局部或全身使用抗生素。

③ 嘱患者多饮水，每天在 2000mL 以上。

二、血尿

1. 发生原因

① 插导尿管损伤尿道黏膜。

② 冲洗液灌入过多并停留时间过长后放出，导致膀胱内突然减压，使黏膜急剧充血引起，一般见于昏迷患者。

③ 前列腺、膀胱术后膀胱持续冲洗不畅，致出血部位血液凝集。

④ 长期留置导尿引起逆行感染或继发膀胱炎。

⑤ 如导尿管过紧，气囊内充液少，导尿管过度牵拉变形嵌顿于尿道内造成尿道撕裂。

2. 临床表现 尿外观呈洗肉水状，甚至有血凝块，尿常规每高倍镜视野红细胞多于 5 个。

3. 预防

① 插导尿管时动作应轻柔。

② 非持续膀胱冲洗时每次灌注的冲洗液以 200 ～ 300mL 为宜，停留时间以 5 ～ 10min 为宜。

③ 持续冲洗时要保持引流管通畅。

④ 定期更换导尿管和集尿袋，并行膀胱冲洗及使用抗生素以预防泌尿系感染。

⑤ 防止过度牵拉导尿管，气囊内注水 5 ～ 15mL 为宜。

4. 处理

① 遵医嘱使用止血药。

② 宣教患者多饮水，稀释血液。

③ 严重时予外用生理盐水持续膀胱冲洗。

三、膀胱刺激症状

1. 发生原因

① 泌尿系感染。

② 冲洗液温度过低。

2. 临床表现 患者出现尿频、尿急、尿痛等症状。

3. 预防 如遇寒冷气候，冲洗液应加温至 38 ～ 40℃，以防冷刺激膀胱。

4. 处理

① 如因感染引起，给予适当的抗生素。

② 碱化尿液，对缓解症状有一定作用。

四、膀胱痉挛

1. 发生原因

① 膀胱内有异物（如血凝块）堵塞导尿管致使引流不畅，导致膀胱压力增高。

② 冲洗液选择错误：例如尿道前列腺电切术后患者，由于手术部位疼痛，愈合不良，膀胱充盈欠佳，这时如选用无菌生理盐水会导致膀胱痉挛。

③ 膀胱手术后冲洗过快或温度过低刺激手术伤口引起。

④ 手术创伤，引流管刺激，精神紧张。

⑤ 前列腺增生术后逼尿肌无抑制性收缩。

2. 临床表现 膀胱区或尿道阵发性痉挛性疼痛，肛门坠胀感，尿意强烈，导尿管旁有尿液涌出，患者焦虑不安。

3. 预防

① 在病情允许的情况下尽早停止膀胱冲洗，减轻患者痛苦。

② 冲洗时密切观察，保持管道的通畅，注意冲洗液的温度和冲洗速度，以防对膀胱造成刺激而引起痉挛。

③ 酌情减少导尿管气囊内的气体（或液体），以减轻对膀胱三角区的刺激。

④ 术前选用光滑、组织相容性强、型号合适的硅胶导尿管。

4. 处理

① 缓解患者紧张情绪。

② 必要时给予镇静剂、止痛剂以减轻患者的痛苦。

③ 教会患者应对膀胱痉挛的方法，如深呼吸、屏气呼吸法。

五、膀胱麻痹

1. 发生原因 某些冲洗液如呋喃西林冲洗液被吸收后，可干扰神经组织的糖代谢，引起周围神经炎，导致膀胱麻痹。

2. 临床表现 既往无排尿困难，拔除导尿管后意识清醒的患者不能自行排尿，出现明显的尿潴留症状和体征，并能排除尿路梗阻。

3. 预防 停用某些膀胱冲洗液，如呋喃西林冲洗液，改用温生理盐水冲洗膀胱。

4. 处理

① 重新导尿，必要时留置导尿管。

② 局部热敷、针灸等治疗。

（王　静、王　倩）

第三十一章

口服给药法

【适用范围】

不适用于急救、意识不清、呕吐不止、禁食等患者。

【目的】

协助患者遵照医嘱安全、正确地服下药物，以达到减轻症状、治疗疾病、维持正常生理功能、协助诊断和预防疾病的目的。

【操作流程】

据医嘱备药、备水→核对药物→核对患者身份→解释、评估→取合适体位→倒水于患者杯中，水温适宜→再核对→将药袋打开→服药→再次核对→交代注意事项→观察→安置患者→整理用物→洗手、记录。

【评分标准】

口服给药法操作考核评分标准（100 分）

病区______ 姓名______ 考试日期______ 监考人______ 得分______

项目	操作流程与标准	分值/分	扣分细则	扣分
准备	1. 着装整洁，洗手，戴口罩	5	一项不符合要求 -2	
	2. 用物：发药车、水壶（内盛温开水）等，必要时备饮水管	6	缺一项 -1	
	3. 检查 PDA 工作状态，每次只取一位患者的药物	4	未检查 PDA 工作状态 -4	
操作流程	1. 按医嘱准备好药物，备好温水	3	一项不符合要求 -1	
	2. 查对药物名称、剂量、外观，查药物包装袋有无破损，用药时间，经第二人核对无误	5	核对不全 -2，未核对 -3	
	3. 推车至患者床前，核对患者身份	2	未核对 -2，一项核对不全 -1	
	4. 向患者或家属说明所服药物的名称，询问过敏史，解释服药的目的和方法	15	解释不到位 -2，未解释 -4，未询问过敏史 -4	
	5. 评估患者病情、配合能力、口腔情况	5	未评估 -5	
	6. 取合适体位	2	不符合要求 -2	
	7. 倒适量温开水（40 ～ 60℃）于患者杯中	2	不符合要求 -2	

续表

项目	操作流程与标准	分值/分	扣分细则	扣分
操作流程	8. 正确使用PDA扫描患者手腕带条码，再进行药物包装扫描。确认PDA显示执行成功	10	未使用PDA扫描 -10	
	9. 去除药物外包装，协助患者服用。如患者对药物提出疑问，应重新查对，无误后给予解释；因故不能服药者暂不发药，做好交接班；管饲患者要先将药物碾碎，溶解后注入，再注入20mL温开水	15	未协助服药 -3，对提出疑问的药物，未重新查对 -3，未做好交接班 -3，管饲服药不正确 -3	
	10. 再次核对患者身份	3	未再次核对 -3	
	11. 向患者或家属交代注意事项，严密观察患者服药效果及不良反应	5	交代不全面 -1，未交代 -2，未观察 -3	
	12. 服药完毕，协助患者取舒适卧位	2	卧位不适 -2	
	13. 整理床单位及用物	2	未整理 -2	
	14. 清洁发药车	2	未清洁 -2	
	15. 洗手，记录	2	未记录 -2	
评价	1. 操作准确、熟练，查对规范 2. 与患者沟通有效 3. 操作时间：6min	10	酌情扣分 每超时30s -0.5	

【注意事项】

① 严格执行查对制度和无菌操作原则，每次只取一位患者的药物，防止错漏。

② 需吞服的药物通常用40～60℃温开水送下，不要用茶水服药。

③ 婴幼儿、鼻饲或上消化道出血患者所用的固体药，发药前需将药片研碎。

④ 碘剂可放入食物中食用。

⑤ 增加或停用某种药物时，应及时告知患者。

⑥ 确保服药到口。若患者不在或因故不能服药，应将药物带回放入延迟服药柜，并做好交班。

⑦ 若患者对药物提出疑问，必须重新核对。

⑧ 注意药物之间的配伍禁忌，观察服药后不良反应。

口服给药法操作风险防范

过敏反应

1. 发生原因 使用易发生交叉过敏的药物；个别处于高敏状态的药疹患者，容易对本来不敏感的药物发生过敏反应。

2. 临床表现 皮疹、荨麻疹、皮炎、发热、血管性水肿、哮喘、过敏性休克等。

3. 预防　给药前仔细检查药物的名称、剂量、服药的时间、药物的质量，对标签不清、颜色发霉变质的药物严禁服用；认真询问患者的药物过敏史；认真观察用药后的反应。

4. 处理　症状轻者，遵医嘱停用一切可疑的致敏药物；如发生过敏性休克，遵医嘱停用一切可疑的致敏药物，平卧，就地抢救。

（贾　青、王　倩）

第三十二章

皮内注射技术

【适用范围】

需要皮内注射以达到诊疗目的的患者。

【目的】

① 进行药物过敏试验，以观察有无过敏反应。

② 预防接种。

③ 局部麻醉的起始步骤。

【操作流程】

确认有效医嘱→核对药物→铺无菌盘→抽吸药液→再次查对后放无菌盘内→核对患者身份→解释、评估→患者取合适体位→选择并暴露注射部位→正确消毒注射部位皮肤→再次核对→排气→正确手法注射→注药→注射完毕，迅速拔出针头，勿按压针眼→再次核对→安置患者→告知注意事项→观察→整理用物→洗手、记录。

【评分标准】

皮内注射技术操作考核评分标准（100 分）

病区______　　姓名______　　考试日期______　　监考人______　　得分______

项目	操作流程与标准	分值/分	扣分细则	扣分
准备	1. 仪表整洁，修剪指甲，洗手，戴口罩、护士表	3	一项不符合要求 -1	
	2. 用物：治疗盘、无菌治疗巾、75% 酒精、无菌棉签、一次性注射器（1mL）、注射药液（按医嘱备）、执行单或医嘱单、砂轮、弯盘、防刺盒等 如为药物过敏试验，另备皮试急救盒 检查一次性物品质量	5	缺一项 -1，物品摆放乱 -1	
	3. 环境清洁、安静，光线适宜	2	一项不符合要求 -1	
操作流程	1. 确认有效医嘱	3	未核对 -3	
	2. 查对药品名称、剂量、药液质量及有效期等，经第二人核对准确无误	4	漏查对 -2，未经第二人核对 -2	
	3. 正确铺无菌盘	3	未铺无菌盘 -3	

续表

项目	操作流程与标准	分值/分	扣分细则	扣分
操作流程	4. 检查无菌注射器有效期、质量及完整性等。据医嘱要求，按无菌操作原则抽吸药液于无菌注射器内，排尽空气	5	未检查 -2，抽吸药液不合要求 -3	
	5. 再次查对药物，将注射器放于无菌盘内	5	未查对 -3，未放无菌盘 -2	
	6. 携用物至床旁，核对患者身份，向患者解释用药的目的（若为皮试，须再次确认无药物过敏史），评估注射部位状况	6	未核对 -3，未解释 -2，漏评估一项 -1	
	7. 协助患者取合适体位，选择并暴露注射部位	6	未取舒适体位 -2，未选择 / 暴露各 -2	
	8. 用 75% 酒精正确消毒注射部位皮肤（忌用碘类消毒剂）	4	消毒不符合要求一次 -2	
	9. 再次核对药物，排尽注射器内气体	5	未核对 -3，未排尽空气 -2	
	10. 左手绷紧前臂掌侧皮肤（预防接种，选用上臂三角肌下缘部位；局部麻醉，选用局部皮肤部位），右手持注射器，针头斜面向上，与皮肤呈 5° 角刺入皮内	9	未绷紧皮肤 -3，针头斜面与皮肤角度过大、过小各 -3	
	11. 待针尖斜面完全进入皮内后，放平注射器，左手拇指固定针栓，右手注入药液 0.1mL 使局部形成一皮丘	8	针尖斜面未全部进入皮内 -2，皮丘过大、过小各 -2	
	12. 注射完毕，迅速拔出针头，勿按压针眼（看表）	5	拔针手法错误 -2，未看表 -3	
	13. 再次核对，弃去安瓿	3	未核对 -3	
	14. 协助患者取舒适体位，告知患者注意事项	6	卧位不适 -2，注意事项一项交代不到位 -2	
	15. 观察患者反应，对做皮试患者，将急救盒及消毒用物放床头柜，按规定时间由两名护士观察结果	4	未观察患者反应、结果各 -2	
	16. 整理床单位及用物	3	一项不符合要求 -1	
	17. 洗手、记录（药物名称、剂量，皮内注射日期和时间，患者的反应）	4	未洗手 -2，未记录 -2	
评价	1. 操作熟练，有爱伤观念，患者 / 家属对服务满意 2. 遵守无菌操作原则 3. 操作时间：12min	7	酌情扣分 每超时 30s -0.5	

【注意事项】

① 严格执行查对制度及无菌操作原则。

② 皮试前，仔细询问患者的用药史、过敏史。

③ 注入药量要准确。

④ 皮试忌用碘酊、碘伏消毒，进针角度不可过大，以免注入皮下，拔出针头

后勿按揉，以免影响观察。

⑤ 在为患者做药物过敏试验前，要备好急救药品，随时做好急救准备。

⑥ 皮试后嘱患者切勿按揉，不可用手拭去药液和按压皮丘，以免影响观察结果；20min 内不可离开病室，不可剧烈活动；如有不适立即告知医护人员。

⑦ 药物过敏试验结果如为阳性反应，告知患者或家属，不能再用该种药物，并记录在病历上。

⑧ 若需做对照试验，应在另一侧前臂相同部位注入 0.1mL 生理盐水作对照。

皮内注射技术操作风险防范

皮内注射法是将小量药液注入表皮与真皮之间的方法。皮内注射为侵入性操作，可引起疼痛、局部组织反应、注射失败、过敏性休克等一系列并发症。

一、疼痛

1. 发生原因

① 注射前患者精神高度紧张、恐惧。

② 传统进针法，进针与皮纹垂直，皮内张力高，阻力大，推注药物时使皮纹发生机械断裂而产生撕裂样疼痛。

③ 配制的药物浓度过高，药物推注速度过快或推药速度不均匀，使皮肤游离神经末梢（感受器）受到药物刺激，引起局部定位特征的痛觉。

④ 注射针头过粗、欠锐利或有倒钩，或操作者操作手法欠熟练。

⑤ 注射时消毒剂随针头进入皮内，消毒剂刺激引起疼痛。

2. 临床表现　注射部位疼痛，有时伴全身疼痛反应，如肌肉收缩、呼吸加快、出汗、血压下降，严重者出现晕针、虚脱。疼痛程度在完成注射后逐渐减轻。

3. 预防

① 注射前做好沟通和心理护理，向患者说明注射的目的，取得患者配合。

② 选用无菌生理盐水作为溶媒对药物进行溶解。准确配制药液，避免药液浓度过高对机体的刺激。

③ 改进皮内注射方法：在皮内注射部位的上方，嘱患者用一手环行握住注射侧上肢前臂，离针刺的上方约 2cm 处用拇指加力按压（儿童患者让其家属按上述方法配合），同时按皮内注射法持针刺入皮内，待药液注入，直至局部直径约 0.5cm 的皮丘形成，拔出针头后，方将按压之手松开，能有效减轻皮内注射疼痛的发生。

④ 可选用神经末梢分布较少的部位进行注射。如选取前臂掌侧中段做皮试，不仅疼痛轻微，更具有敏感性。

⑤ 熟练掌握注射技术，准确注入药量（0.1mL）。

⑥ 选用口径较小、锋利无倒钩的针头进行注射。

⑦ 注射在皮肤消毒剂干燥后进行。

4. 处理　发生晕针或虚脱者，汇报医生，观察病情，遵医嘱对症处理。

二、局部组织反应

1. 发生原因

① 药物本身对机体的刺激，导致局部组织发生炎症反应（如疫苗注射）。

② 药物浓度过高，推注药量过多。

③ 违反无菌操作原则，使用已污染的注射器、针头。

④ 皮内注射后，患者搔抓或揉按局部皮丘。

⑤ 机体对药物敏感性高，局部发生变态反应。

2. 临床表现　注射部位红肿、疼痛、瘙痒、水疱、溃烂、破损，色素沉着。

3. 预防

① 避免使用对组织刺激性较强的药物。

② 正确配制药液，推注药液剂量准确，避免因剂量过大而增加局部组织反应。

③ 严格执行无菌操作。

④ 做好健康指导，告知患者不可随意搔抓或揉按局部皮丘，如有异常或不适可随时告知医护人员。

⑤ 详细询问药物过敏史，避免使用可引起机体过敏反应的药物。

4. 处理　对已发生局部组织反应者，进行对症处理，预防感染。出现局部皮肤瘙痒者，告诫患者勿抓、挠，用5%碘伏溶液外涂；局部皮肤有水疱者，先用5%碘伏溶液消毒，再用无菌注射器将水疱内液体抽出；注射部位出现溃烂、破损，则进行外科换药处理。

三、注射失败

1. 发生原因

① 患者躁动、不合作，多见于婴幼儿、精神异常及无法正常沟通的患者。

② 注射部位无法充分暴露，如穿衣过多、衣服袖口过窄等。

③ 操作欠熟练：如进针角度过深或过浅，导致针头注射部位不在表皮、真皮之间或针头斜面未完全进入皮内；针头与注射器乳头连接欠紧密导致推药时药液外漏；进针用力过猛，针头贯穿皮肤。

④ 注射药物剂量欠准确，如药液推注量过多或不足。

2. 临床表现　无皮丘或皮丘过大或过小、药液外漏，针眼有出血现象。

3. 预防

① 认真做好解释工作，尽量取得患者的配合。

② 对不合作者，肢体要充分约束和固定；婴幼儿让家长协助固定好注射肢体。

③ 充分暴露注射的部位：穿衣过多或袖口狭窄者，可在注射前协助患者将选择注射的一侧上肢衣袖脱出。

④ 提高注射操作技能，熟练掌握注射的角度和力度。

4. 处理　对无皮丘或皮丘过小等注射失败者，向患者耐心解释，取得患者同意后重新选择注射部位进行注射。

四、虚脱

1. 发生原因

① 主要由心理、生理、药物、物理等因素引起。心理方面，患者多数无注射史，对注射存在着害怕心理，精神高度紧张，注射时肌肉强烈收缩，不能放松，使注射时的疼痛加剧。此外，患者对护士不了解和不信任，导致心情更加紧张。生理方面，患者身体虚弱，对于各种外来刺激敏感性增强，当注射刺激性较强的药物时可出现头晕、眼花、恶心、出冷汗、摔倒等虚脱现象。

② 护理人员操作粗暴、注射速度过快、注射部位选择不当，如注射在硬结上、瘢痕处等，引起患者剧烈疼痛而发生虚脱。

2. 临床表现　轻者出现头晕、面色苍白、出汗、心率加快，严重者出现脉搏细弱、血压下降，甚至意识丧失。多见于体质衰弱、饥饿和情绪高度紧张的患者。

3. 预防

① 注射前应向患者做好解释工作，并且态度热情，有耐心，使患者消除紧张心理，从而配合注射；询问患者饮食情况，避免在饥饿状态下进行注射。

② 选择合适的注射部位，避免在硬结、瘢痕等部位注射。

③ 对以往有晕针史及体质衰弱、饥饿、情绪紧张的患者，注射时宜采用卧位。

4. 处理　注射过程中随时观察患者的反应。如有不适，及时停止注射，立即做出正确判断，区别是药物过敏还是虚脱。如患者发生虚脱现象，护理人员首先要镇静，给患者及家属以安全感；将患者取平卧位，保暖，针刺水沟（人中）、合谷等穴位，患者清醒后给予口服糖水等，数分钟后即可恢复正常。少数患者通过给氧或呼吸新鲜空气，必要时遵医嘱静脉推注 5% 葡萄糖等措施，症状可逐渐缓解。

五、过敏性休克

1. 发生原因

① 操作者在注射前未询问患者的药物过敏史。

② 患者对注射的药物发生速发型过敏反应。

2. 临床表现　喉头水肿、支气管痉挛、肺水肿可引起胸闷、气促、哮喘与呼吸困难；因周围血管扩张而导致有效循环血量不足，表现为面色苍白、出冷汗、口唇发绀、脉搏细弱、血压下降；脑组织缺氧，可表现为意识丧失、抽搐、二便失禁等；其他过敏反应表现有荨麻疹、恶心、呕吐、腹痛及腹泻。

3. 预防

① 皮内注射前必须仔细询问患者有无药物过敏史，尤其是青霉素等易引起过敏的药物，如有过敏史应立即停止该项试验。有其他药物过敏史或变态反应疾病史者应慎用。

② 皮试观察期间，嘱患者不能随意离开。注意观察患者有无异常或不适反应，

正确判断皮试结果，阴性者可使用该药，若为阳性结果则不可使用（破伤风抗毒素除外，可采用脱敏注射）。

③ 注射盘备 0.1% 盐酸肾上腺素等急救药品，另备氧气、吸痰器等。

4. 处理

① 立即停药，使患者平卧。

② 立即皮下注射 0.1% 盐酸肾上腺素 1mL，小儿剂量酌减。症状如不能缓解，可每隔半小时皮下或静脉注射肾上腺素 0.5mL，直至脱离危险期。

③ 给予氧气吸入，改善缺氧症状。呼吸受抑制时，立即进行口对口人工呼吸，并肌内注射尼可刹米、洛贝林等呼吸兴奋剂。有条件者可插入气管导管，借助人工呼吸机辅助或控制呼吸。喉头水肿引起窒息时，应尽快施行气管切开。

④ 根据医嘱静脉注射地塞米松 5 ～ 10mg 或琥珀酸钠氢化可的松 200 ～ 400mg 加入 5% ～ 10% 葡萄糖溶液 500mL 内静脉滴注；应用抗组胺类药物，如肌内注射盐酸异丙嗪 25 ～ 50mg。

⑤ 静脉滴注 10% 葡萄糖溶液或平衡溶液扩充血容量。如血压仍不回升，可按医嘱加入多巴胺或去甲肾上腺素静脉滴注。

⑥ 若心搏骤停，则立即进行心肺复苏抢救、气管内插管、人工呼吸等。

⑦ 密切观察病情，记录患者的呼吸、脉搏、血压、神志和尿量等变化；评估治疗与护理的效果，为进一步处置提供依据。

（贾　青、王　倩）

第三十三章
皮下注射技术

【适用范围】

需要皮下注射药物以达到治疗、预防接种等目的的患者。

【目的】

① 注入小剂量药物，用于不宜口服给药而需在一定时间内发生药效时。

② 预防接种。

③ 局部麻醉用药。

【操作流程】

确认有效医嘱→核对药物→铺无菌盘→抽吸药液→再次查对后放于菌盘内→核对患者身份→解释、评估→患者取合适体位→选择并暴露注射部位→正确消毒注射部位皮肤→再次核对→排气→正确手法注射→抽动活塞，检查无回血→注药→注射完毕，迅速拔针，按压片刻→再次核对→安置患者→告知注意事项→整理用物→洗手、记录。

【评分标准】

皮下注射技术操作考核评分标准（100 分）

病区______　姓名______　考试日期______　监考人______　得分______

项目	操作流程与标准	分值/分	扣分细则	扣分
准备	1. 仪表整洁，修剪指甲，洗手，戴口罩	3	一项不符合要求 -1	
	2. 用物：治疗盘、无菌治疗巾、一次性注射器（1mL/2mL）、注射药液（按医嘱备）、复合碘消毒棉签、无菌棉签、砂轮、弯盘、执行单或医嘱单、防刺盒等	5	缺一项 -1，物品摆放乱 -1	
	3. 环境清洁、安静，光线适宜	2	一项不符合要求 -1	
操作流程	1. 确认有效医嘱	3	未核对 -3	
	2. 查对药品名称、剂量、药液质量及有效期等，经第二人核对准确无误	5	漏查对 -2，未经第二人核对 -3	
	3. 正确铺无菌盘	3	未铺无菌盘 -3	
	4. 检查无菌注射器有效期、质量及完整性等。据医嘱要求，按无菌操作原则抽吸药液于无菌注射器内，排尽空气	5	未检查 -3，抽吸药液不合要求 -5	

项目	操作流程与标准	分值 / 分	扣分细则	扣分
操作流程	5. 再次查对药物，将注射器放于无菌盘内	5	未查对 -3，未放于无菌盘内 -2	
	6. 携用物至床旁，核对患者身份，向患者解释用药的目的，询问用药史、过敏史，评估注射部位状况	6	未核对 -3，未解释 -2，漏评估一项 -1	
	7. 协助患者取合适体位，选择并暴露注射部位（经常注射者，应更换部位，轮流注射，同一部位间隔 2.5cm 以上），注意遮挡	6	未取舒适体位 -2，未选择 / 暴露各 -1，注射部位不恰当 -2	
	8. 消毒皮肤（注射胰岛素者不可用碘伏消毒），以穿刺点为中心，直径 5cm 做环形消毒，待干	4	消毒不符合要求一次 -2	
	9. 再次核对药物，排尽注射器内气体	5	未核对 -3，未排尽空气 -2	
	10. 左手绷紧皮肤，右手持注射器，以示指固定针栓，针头与皮肤呈 30° ～ 40° （过瘦者可捏起注射部位皮肤，同时角度可降低），快速刺入皮下，进针约 1/2 或 2/3	16	注射手法不正确、进针过深、过浅各 -4，进针角度＞ 45° 此项不得分	
	11. 松开绷紧皮肤的手，抽动活塞，检查无回血	6	一项不符合要求 -2	
	12. 缓慢推药，注意观察患者的反应	4	一项不符合要求 -2	
	13. 注射毕，用无菌干棉签轻压针刺处，快速拔针后按压片刻	4	一项不符合要求 -2	
	14. 再次核对，弃去安瓿	3	未查对 -3	
	15. 协助患者取舒适体位，告知患者用药后注意事项	5	卧位不适 -2，未告知注意事项 -2，沟通不全面 -1	
	16. 整理床单位及用物	2	未整理各 -1	
	17. 洗手、记录（注射的时间，药物名称、浓度、剂量，患者的反应）	4	未洗手 -2，未记录 -2	
评价	1. 动作轻巧准确、操作规范，患者 / 家属对服务满意 2. 严格执行查对制度及无菌技术 3. 操作时间：10min	4	酌情扣分 每超过 30s -0.5	

【注意事项】

① 严格执行查对制度及无菌操作原则。

② 选择注射部位时应当避开炎症、破溃或者有肿块的部位。

③ 对长期皮下注射者，应轮流交替注射部位，以减少硬结的发生，促进药物充分吸收。

④ 对过于消瘦者，可捏起局部组织，适当降低穿刺角度，进针角度不宜超过 45°，以免刺入肌层。

⑤ 尽量避免应用刺激性较强的药物做皮下注射。

⑥ 药液＜ 1mL，须用 1mL 注射器。

皮下注射技术操作风险防范

皮下注射法是将少量药液注入皮下组织的方法，可发生疼痛、局部组织反映、注射失败、虚脱、过敏性休克、出血、硬结形成、低血糖反应、针头弯曲或针体折断等。其中，疼痛、局部组织反应、注射失败、虚脱、过敏性休克的发生原因、临床表现、预防及处理详见“皮内注射技术操作风险防范”。其他风险防范如下。

一、出血

1. 发生原因

① 注射时针头刺破血管。

② 患者本身有凝血机制障碍，拔针后局部按压时间过短，按压部位欠准确。

2. 临床表现　拔针后少量血液自针眼流出。对于迟发性出血者可形成皮下血肿，注射部位肿胀、疼痛，局部皮肤淤血。

3. 预防

① 正确选择注射部位，避免刺伤血管。

② 注射完毕后，做好局部按压。按压部位要准确、时间要充分，尤其对凝血机制障碍者，适当延长按压时间。

4. 处理

① 如针头刺破血管，立即拔针，按压注射部位，重新更换注射部位注射。

② 形成皮下血肿者，可根据血肿的大小采取相应的处理措施。

二、硬结形成

1. 发生原因

① 同一部位反复长期注射，注射药量过多，药物浓度过高，注射部位过浅。密集的针眼和药物对局部组织产生物理、化学刺激，局部血液循环不良导致药物吸收速度慢，药物不能充分吸收，在皮下组织停留时间延长、蓄积而形成硬结。

② 不正确抽吸药液可吸入玻璃屑、橡皮粒等微粒，在进行注射时，微粒随药液进入组织中无法吸收，作为异物刺激机体防御系统，引起巨噬细胞增殖，结果导致硬结形成。

③ 注射部位感染后纤维组织增生形成硬结。

2. 临床表现　局部肿胀、瘙痒，可扪及硬结。严重者可出现皮下纤维组织变性、增生形成肿块或出现脂肪萎缩，甚至坏死。

3. 预防

① 熟练掌握注射深度，注射时，针头斜面向上与皮肤呈 30° ～ 40° 快速刺入皮下，深度为针梗的 1/2 ～ 2/3。

② 操作前，选用锐利针头，选择的注射点要尽量分散，轮流使用，避免在同一处多次反复注射，避免在瘢痕、炎症、皮肤破损处注射。

③ 注射药量不宜过多，推药时速度要缓慢，用力要均匀，以减少对局部的

刺激。

④ 可给予局部热敷，以促进局部血液循环，加速药物吸收，防止硬结形成（但胰岛素注射后勿热敷、按摩，以免加速药物吸收，使胰岛素药效提早产生）。

⑤ 严格执行无菌技术操作，防止微粒污染。先用砂轮割据，再用酒精消毒后掰开安瓿，禁止敲打安瓿。鉴于玻璃粒、棉花纤维主要在安瓿颈口和瓶口沉淀，禁用注射器针头直接在颈口吸药。

⑥ 做好皮肤消毒，防止注射部位感染。如皮肤不洁者，先用清水清洗干净，再消毒。若皮脂污垢堆积，可先用 75%酒精擦净后再消毒。

4. 处理 已形成硬结者，可选用以下方法外敷。

① 用烧伤止痛膏外贴硬结处（孕妇忌用）。

② 用 50%硫酸镁湿热敷。

三、低血糖反应

1. 发生原因 皮下注射所致低血糖反应多发生在胰岛素注射期间。皮下注射胰岛素剂量过大，注射部位过深，在运动状态下注射，注射后局部热敷、按摩引起温度改变，均可导致血流加快而使胰岛素的吸收加快。

2. 临床表现 突然出现饥饿感、头晕、心悸、出冷汗、软弱无力、心率加快，重者虚脱、昏迷，甚至死亡。

3. 预防

① 严格给药剂量、时间、方法，严格执行技术操作规程，经常更换注射部位。对使用胰岛素的患者多次反复进行有关糖尿病知识、胰岛素注射有关知识的宣教，直到患者知晓掌握。

② 准确抽吸药液剂量。

③ 根据患者的营养状况，把握进针深度，避免误入肌肉组织。如对体质消瘦、皮下脂肪少的患者，应捏起注射部位皮肤并降低进针角度注射。

④ 避免注入皮下小静脉血管中。推药前要回抽，无回血方可注射。

⑤ 注射后勿剧烈运动、按摩、热敷、日光浴、洗热水澡等。

4. 处理 如发生低血糖症状，立即监测血糖，同时口服糖水、糖块、馒头等易吸收的碳水化合物，严重者可静脉推注 50%葡萄糖 40 ～ 60mL。

四、针头弯曲或针体折断

1. 发生原因

① 针头质量差，如针头过细、过软，针头钝、欠锐利，针头有钩，针头弯曲等。

② 进针部位有硬结或瘢痕。

③ 操作人员注射时用力不当。

2. 临床表现 患者感觉注射部位疼痛。若针体折断，则折断的针体停留在注射部位上，患者惊慌、恐惧。

3. 预防

① 注射前认真检查一次性注射器质量。

② 不可在局部皮肤有硬结或瘢痕处进针。

③ 协助患者取舒适体位，操作人员注意进针手法、力度及方向。

④ 注射时勿将针梗全部插入皮肤内，以防发生断针增加处理难度。

4. 处理

① 出现针头弯曲时，更换针头后重新注射。

② 一旦发生针体断裂，医护人员要保持镇静，立即用一手捏紧局部肌肉，嘱患者放松，保持原体位，勿移动肢体或做肌肉收缩运动（避免残留的针体随肌肉收缩而游动），迅速用止血钳将折断的针体拔出。若针体已完全没入体内，需在X线定位后通过手术将残留针体取出。

（贾　青、王　倩）

第三十四章

肌内注射技术

【适用范围】

一切可以通过肌内注射药物以达到治疗目的的患者。

【目的】

注入药物，用于不宜或不能口服或静脉注射，且要求比皮下注射更快发生疗效时。

【操作流程】

确认有效医嘱→核对药物→铺无菌盘→抽吸药液→再次查对后放于无菌盘内→核对患者身份→解释、评估→患者取合适体位→选择并暴露注射部位→正确消毒注射部位皮肤→再次核对→排气→正确手法注射→抽动活塞，检查无回血→注药→注射完毕，迅速拔针，按压片刻→再次核对→安置患者→告知注意事项→整理用物→洗手、记录。

【评分标准】

肌内注射技术操作考核评分标准（100分）

病区______　　姓名______　　考试日期______　　监考人______　　得分______

项目	操作流程与标准	分值/分	扣分细则	扣分
准备	1. 仪表整洁，修剪指甲，洗手，戴口罩	3	一项不符合要求 -1	
	2. 用物：治疗盘、无菌治疗巾、一次性注射器（2mL/5mL）、注射药液（按医嘱备）、复合碘消毒棉签、无菌棉签、砂轮、弯盘、执行单或医嘱单、防刺盒等	5	缺一项 -1，物品摆放乱 -1	
	3. 环境清洁、安静，光线适宜	2	一项不符合要求 -1	
操作流程	1. 确认有效医嘱	3	未核对 -3	
	2. 查对药品名称、剂量、药液质量及有效期等，经第二人核对准确无误	5	漏查对 -2，未经第二人核对 -3	
	3. 正确铺无菌盘	3	未铺无菌盘 -3	
	4. 检查无菌注射器有效期、质量及完整性等。据医嘱要求，按无菌操作原则抽吸药液于无菌注射器内，排尽空气	5	未检查 -3，抽吸药液不合要求 -5	

续表

项目	操作流程与标准	分值/分	扣分细则	扣分
操作流程	5. 再次查对药物，将注射器放于无菌盘内	5	未查对 -3，未放于无菌盘内 -2	
	6. 携用物至床旁，核对患者身份，向患者解释用药的目的，询问用药史、过敏史，评估注射部位状况	6	未核对 -3，未解释 -2，漏评估一项 -1	
	7. 协助患者取合适体位，选择并暴露注射部位，注意遮挡	6	未取舒适体位 -2，未选择 / 暴露各 -2	
	8. 常规消毒皮肤，以穿刺点为中心，直径 5cm 做环形消毒，待干	4	消毒不符合要求一次 -2	
	9. 再次核对药物，排尽注射器内气体	5	未核对 -3，未排尽空气 -2	
	10. 左手拇指、示指绷紧局部皮肤，右手持注射器，中指固定针栓，将针头迅速垂直刺入（深度约针梗的 2/3，消瘦者及小儿酌减）	16	手法不正确、进针过深、进针过浅各 -4，未垂直进针此项不得分	
	11. 松开绷紧皮肤的手，抽动活塞，检查无回血	6	一项不符合要求 -2	
	12. 缓慢推药，注意观察患者的反应	4	一项不符合要求 -2	
	13. 注射毕，用无菌干棉签轻压针刺处，快速拔针后按压片刻	4	一项不符合要求 -2	
	14. 再次核对，弃去安瓿	3	未查对 -3	
	15. 协助患者取舒适体位，告知患者用药后注意事项	5	卧位不适 -2，未告知 -3	
	16. 整理床单位及用物	2	未整理各 -1	
	17. 洗手、记录（注射的时间，药物名称、浓度、剂量，患者的反应）	4	未洗手 -2，未记录 -2	
评价	1. 动作轻巧准确、操作规范，患者 / 家属对服务满意 2. 严格执行查对制度及无菌技术 3. 操作时间：10min	4	酌情扣分 每超过 30s -0.5	

【注意事项】

① 严格执行查对制度和无菌操作原则。

② 对 2 岁以下婴幼儿不宜选用臀大肌注射，最好选择臀中肌和臀小肌注射。

③ 切勿将针梗全部刺入，以防针梗从根部衔接处折断。

④ 选择合适的注射部位，避开炎症、硬结、瘢痕，须避免刺伤神经和血管，回抽无回血时方可注射。

⑤ 长期注射者，有计划地更换注射部位，并选择细长针头。

⑥ 出现局部硬结时，可采用热敷、理疗等方法予以处理。

⑦ 两种药物同时注射时，注意配伍禁忌。

⑧ 观察注射过程中患者的反应、用药后的疗效和不良反应。

肌内注射技术操作风险防范

肌内注射法是将少量药液注入肌肉组织内的方法。肌内注射可引起的并发症如疼痛、神经性损伤、局部或全身感染、针眼渗液、硬结形成等。硬结形成详见“皮下注射技术操作风险防范”中有关硬结形成的描述。其他并发症风险防范如下。

一、疼痛

1. 发生原因 肌内注射引起疼痛有多方面原因，如针刺入皮肤的疼痛，推药时药物刺激皮肤的疼痛，一次性肌内注射药物过多、刺激性过大、速度过快，注射部位不当，进针过深或过浅等均可引起疼痛。

2. 临床表现 注射局部疼痛、酸胀、肢体无力、麻木，可引起下肢及坐骨神经疼痛，严重者可引起足下垂或跛行，甚至可出现下肢瘫痪。

3. 预防

① 正确选择注射部位。

② 掌握无痛注射技术。

③ 药液浓度不宜过大，每次推注的药量不宜过多，注射速度不宜过快。股四头肌及上臂三角肌施行注射时，若药量超过 2mL 时，须分次注射。

④ 用生理盐水稀释药物注射能减轻患者的疼痛（有特殊溶媒要求的除外）。

二、神经性损伤

1. 发生原因 主要是药物直接刺激或高浓度药物毒性引起局部神经粘连和变性坏死。

2. 临床表现 注射当时即出现神经支配区麻木、放射痛、肢体无力和活动范围减少。约一周后疼痛减轻。根据受累神经支配区运动、感觉障碍程度，分为完全损伤、重度损伤、中度损伤和轻度损伤。分度标准如下。

完全损伤：神经功能完全丧失。

重度损伤：部分肌力、感觉降至 1 级。

中度损伤：神经支配区部分肌力和感觉降至 2 级。

轻度损伤：神经支配区部分肌力和感觉降至 3 级。

3. 预防

① 慎重选择药物、正确掌握注射技术。

② 注射时应全神贯注，避开神经及血管，为儿童注射时还应注意进针的深度和方向。

③ 在注射过程中若发现神经支配区麻木或放射痛，须立即停止注射。

4. 处理 对中度以下不完全神经损伤者行理疗、热敷，促进炎症消退和药物吸收，使用神经营养药物治疗；对中度以上完全性神经损伤者，则尽早手术探查，进行神经松解术治疗。

三、局部或全身感染

1. 发生原因 注射部位消毒不严格，注射用具、药物被污染等，可导致注射部位或全身发生感染。

2. 临床表现 在注射后数小时局部出现红、肿、热、痛，局部压疼明显，若感染扩散，可导致全身菌血症、脓毒败血症，患者出现高热、畏寒、谵妄等。

3. 预防

① 注射前认真检查一次性注射器质量、有效期、包装有无漏气等。

② 检查药物的质量。

③ 严格执行无菌操作原则。

④ 注射部位消毒符合要求。

4. 处理 注射后注意观察注射局部情况以及体温变化，若注射局部出现感染遵医嘱给予对症处理，出现全身感染者，根据血培养及药物敏感试验选用抗生素。

四、针眼渗液

1. 发生原因 反复在同一部位注射药液，每次注射药量过多，局部血液循环差，组织对药液吸收缓慢。

2. 临床表现 推注药液阻力较大，注射时少量液体自针眼流出，拔针后液体流出更明显。

3. 预防

① 选择合适注射部位，选择神经少、肌肉较丰富部位。

② 掌握注射剂量，每次注射量以 2 ～ 3mL 为限，不宜超过 5mL。

③ 每次轮换注射部位，避免同一部位反复注射。

④ 注射后可热敷，促进局部血液循环，促进药液吸收。

（贾　青、王　倩）

第三十五章
静脉注射技术

【适用范围】

一切需要静脉输入无菌药物、液体、营养液及血液的患者。

【目的】

① 注入药物，用于不宜口服、皮下或肌内注射，需要迅速发生药效时。

② 做诊断性检查，由静脉注入药物，如肝、肾、胆囊等 X 线摄片前。

③ 用于静脉营养治疗。

④ 输液或输血。

【操作流程】

确认有效医嘱→核对药物→铺无菌盘→抽吸药液→再次查对后放于无菌盘内→核对患者身份→解释、评估→患者取合适体位→选择合适静脉→扎止血带→常规消毒皮肤，待干→备敷贴→再次消毒皮肤→嘱患者握拳→再次核对→排气→静脉穿刺→两松一固定→缓慢注药→观察→注射完毕，迅速拔针，按压片刻→再次核对→安置患者→整理用物→洗手、记录。

【评分标准】

静脉注射技术操作考核评分标准（100 分）

病区______ 姓名______ 考试日期______ 监考人______ 得分______

项目	操作流程与标准	分值/分	扣分细则	扣分
准备	1. 仪表整洁，修剪指甲，洗手，戴口罩	3	一项不符合要求 -1	
	2. 用物：治疗盘、无菌治疗巾、复合碘消毒棉签、无菌棉签、止血带、无菌敷贴、砂轮、一次性注射器（根据药液量选用不同规格）、7～9 号针头或头皮针、注射药液（按医嘱备）、执行单或医嘱单、防刺盒等	5	缺一项 -1	
	3. 环境清洁、安静，光线适宜	2	一项不符合要求 -1	
操作流程	1. 确认有效医嘱	2	未核对 -2	
	2. 查对药品名称、剂量、药液质量及有效期等，经第二人核对准确无误	5	漏查对 -2，未经第二人核对 -3	
	3. 正确铺无菌盘	3	未铺无菌盘 -3	

续表

项目	操作流程与标准	分值/分	扣分细则	扣分
操作流程	4. 检查无菌注射器有效期、质量及完整性等。据医嘱要求，按无菌操作原则抽吸药液于无菌注射器内，排尽空气	5	未检查 -3，抽吸药液不合要求 -5	
	5. 再次查对药物，将注射器放于无菌盘内	5	未查对 -3，未放于无菌盘内 -2	
	6. 携用物至床旁，核对患者身份，向患者解释用药的目的，询问用药史、过敏史，评估局部皮肤、血管情况	6	一项不符合要求 -2	
	7. 协助患者取舒适卧位	2	未取舒适体位 -2	
	8. 选择合适静脉，在穿刺部位上方约 6cm 处扎紧止血带	4	止血带扎过紧或过松 -2	
	9. 常规消毒皮肤，以穿刺点为中心，直径 5cm 做环形消毒，待干	4	消毒不符合要求一次 -2	
	10. 备敷贴，再次消毒皮肤，嘱患者握拳	6	一项不符合要求 -2	
	11. 从无菌盘内取出药液，再次核对	5	未核对 -3	
	12. 再次排气，检查注射器内有无气体	6	未排尽空气 -4，未检查 -2	
	13. 左手拇指绷紧静脉下端皮肤，右手持注射器，针头斜面向上，与皮肤成 15° ～ 30° 进针，刺入静脉，见回血可再沿静脉进针少许	10	一针不成功 -5，二针不成功全扣。穿刺针每倒退一次 -3	
	14. 松止血带，嘱患者松拳，固定针头，缓慢注入药液	6	一项不符合要求 -2	
	15. 注射过程中，观察患者局部和全身反应（口述）	2	未口述 -2	
	16. 注射毕，将干棉签放于穿刺点上方快速拔出针头，按压片刻	4	拔针头不符合要求 -2，有出血取下棉签 -2	
	17. 再次核对	3	未再次核对 -3	
	18. 协助患者取舒适卧位，整理床单位及用物	4	卧位不适 -2，未整理各 -1	
	19. 洗手、记录（注射的时间，药物名称、浓度、剂量，患者的反应）	4	未洗手 -2，未记录 -2	
评价	1. 操作规范、准确、熟练，患者 / 家属对服务满意 2. 遵守无菌技术与核对制度 3. 操作时间：10min	4	酌情扣分 每超过 30s -0.5	

【注意事项】

① 严格执行查对制度和无菌操作原则。

② 选择粗直、弹性好、易于固定的静脉，避开关节和静脉瓣。

③ 对需要长期静脉给药的患者，应当保护血管，由远心端至近心端选择血管穿刺。

④ 注射过程中，间断回抽血液，确保药液安全注入血管内。

⑤ 静脉注射对组织有强烈刺激性的药物，须先用生理盐水引导穿刺，在确认

针头在静脉内后方可推注药液，以免药液外溢导致组织坏死。

⑥ 根据患者年龄、病情及药物性质以适当速度注入药物，推药过程中要观察患者的反应。

⑦ 凝血功能不良者应延长按压时间。

静脉注射技术操作风险防范

静脉注射常出现的并发症有药液外渗性损伤、静脉穿刺失败。

一、药液外渗性损伤

1. 发生原因

① 药物因素：主要与药物酸碱度、渗透压、药物浓度、药物本身的毒性作用及Ⅰ型变态反应有关。

② 物理因素：液体输液量、温度、速度、时间、压力与静脉管径及舒缩状态是否相符，针头对血管的刺激，拔针对血管壁的损伤。

③ 血管因素：主要指输液局部血管的舒缩状态、营养状态，如休克时组织有效循环灌注不足、血管通透性增加致药液渗漏。

④ 感染因素和静脉炎：微生物侵袭引起的静脉炎以及物理、化学因素引起的静脉炎都可使血管通透性增高。

⑤ 穿刺不当，致穿破血管，使药液漏出血管外。

⑥ 患者躁动，针头固定不牢，致药液外渗。

⑦ 血管弹性差、穿刺不顺利、血管过小，或在注射过程中，药物推注过快。

2. 临床表现 注射部位出现局部肿胀、疼痛，皮肤温度低，严重者致局部组织坏死。

3. 预防

① 选择有弹性的血管进行穿刺。

② 选择合适的针头，确保针头无倒钩。

③ 在针头穿入血管后继续往前推进 0.5cm，确保针头在血管内。妥善固定针头，避免在关节活动处进针。

④ 注射时加强观察，尽早发现以采取措施，及时处理，杜绝外渗性损伤，特别是坏死性损伤的发生。

⑤ 推注药液不宜过快，一旦发现推药阻力增加，应检查原因。

4. 处理 如发生药液外渗，应停止注射，拔针后局部按压，另选血管穿刺。

二、静脉穿刺失败

1. 发生原因 血管选择不当，静脉穿刺操作技术不熟练、进针角度不当，患者末梢循环不良或多次反复穿刺造成静脉条件差，穿刺针型号选择不当。

2. 临床表现 穿刺后无回血，推注药物有阻力，局部疼痛及肿胀。

3. 预防

① 慎重选择穿刺血管，选择易暴露、较直、弹性好、清晰的浅表静脉。

② 适用型号合适的锐利针头。

③ 提高穿刺技术。

④ 进针前用止血带在注射部位上方绷扎，使血管充盈后再采用直刺法，减少血管滑动，提高穿刺成功率。

⑤ 长期注射患者穿刺静脉部位应经常轮换，有计划保护血管。

4. 处理

① 发生穿刺失败后，耐心与患者沟通取得患者合作后重新穿刺或更换另一名护士重新穿刺。

② 对四肢末梢循环不良造成的静脉穿刺困难，可通过局部热敷、保暖等措施促进血管扩张。

（贾　青、王　倩）

第三十六章

密闭式静脉输液技术

【适用范围】

一切需要静脉输入无菌药物、液体、营养液的患者。

【目的】

① 补充水分及电解质，预防和纠正水、电解质及酸碱平衡紊乱。

② 增加循环血量，改善微循环，维持血压及微循环灌注量。

③ 供给营养物质，促进组织修复，增加体重，维持正氮平衡。

④ 输入药物，治疗疾病。

【操作流程】

① 静脉输液：确认有效医嘱→核对患者身份→解释、评估→患者取合适体位→备输液贴→检查药液→消毒瓶塞→插输液器→排气→选择合适静脉→扎止血带→嘱患者握拳→常规消毒皮肤，待干→再次核对→再次排气→静脉穿刺→见回血后三松→固定→调节输液滴速→再次核对→安置患者→交代注意事项→观察→整理用物→洗手、记录。

② 更换液体：备药液→核对→消毒→再核对→更换→检查→调节滴速→再次核对。

③ 拔针：核对并确认全部液体输入完毕→关闭输液器→轻揭输液贴→快速拔针→按压至无出血→清理用物→洗手、记录。

【评分标准】

密闭式静脉输液技术操作考核评分标准（100分）

病区______ 姓名______ 考试日期______ 监考人______ 得分______

项目	操作流程与标准	分值/分	扣分细则	扣分
准备	1. 仪表整洁，修剪指甲，洗手，戴口罩 2. 用物：治疗车、治疗盘、注射药液（按医嘱备）、一次性输液器、输液贴、胶布、消毒止血带、无菌棉签、复合碘消毒棉签、垫枕、弯盘、护士表等 检查一次性物品质量及有效期，放置合理 3. 环境清洁、安静，光线适宜	3 5 2	一项不符合要求 -1 缺一项 -1，漏检查一项 -0.5 一项不符合要求 -1	

续表

项目	操作流程与标准	分值/分	扣分细则	扣分
操作流程	1. 确认有效医嘱，携用物至床旁，查对患者身份	4	未核对医嘱 -2，未查对患者身份 -2	
	2. 向患者解释，了解患者的身体状况、合作程度，评估患者局部皮肤及血管情况，询问过敏史、大小便	5	一项不符合要求 -1	
	3. 协助患者取舒适体位，备输液贴	3	体位不舒适 -1，未备输液贴 -2	
	4. 检查药液，消毒瓶塞	4	未检查 -2，消毒瓶塞不正确 -2	
	5. 检查并打开输液器，插入输液瓶内	5	未检查 -2，未插入针根部 -3，输液器污染 -5	
	6. 将输液瓶挂于输液架上，一次性排气成功，液面高度合适（茂菲滴管的 1/2 ～ 2/3 满），对光检查输液管有无气泡	8	一次排气不成功 -5，有气泡 -3，未对光检查 -3	
	7. 将输液管挂在输液架上	3	输液管末端污染 -3	
	8. 选择静脉，根据部位放置垫枕，在穿刺点上方 6 ～ 8cm 处扎止血带，嘱患者握拳	4	止血带扎过早、过紧 -2，未握拳 -2，位置不正确 -2	
	9. 常规消毒皮肤，以穿刺点为中心，直径 5cm 做环形消毒，待干	4	消毒液过饱和 -1，消毒范围不合要求 -2，污染穿刺部位 -2	
	10. 再次核对	2	未再核对 -2	
	11. 对光检查，取下护针帽，检查针头斜面，再次排气	4	一项不符合要求 -2	
	12. 穿刺一次成功	10	一次穿刺不成功 -10	
	13. 见回血，松止血带、调节器，嘱患者松拳	4	一项不符合要求 -2	
	14. 输液贴固定	3	固定不符合要求 -3，不美观 -1	
	15. 根据患者年龄、病情及药液的性质调节输液滴速（成人 40 ～ 60 滴 / 分，儿童 20 ～ 40 滴 / 分）	3	未调滴速 -3，未看表调节 -2	
	16. 再次核对	2	未再核对 -2	
	17. 协助患者取舒适卧位，交代注意事项	3	卧位不适 -1，未交代 -2	
	18. 输液过程中加强巡视，倾听患者主诉，观察输液部位状况，及时处理输液故障	2	未观察、异常处理不正确各 -1	
	19. 更换液体：第一瓶液体输尽前开始准备第二瓶液体。①核对；②消毒；③再核对；④确认滴管中的高度至少 1/2 满，拔出第一瓶内输液插头，迅速插入第二瓶内；⑤检查滴管液面高度是否合适、输液管中有无气泡、管路是否通畅，调节滴速；⑥核对无误后方可离去	5	更换液体一项不符合要求 -1	
	20. 输液完毕：核对并确认全部液体输入完毕。①关闭输液器；②轻揭输液贴；③无菌干棉签轻压穿刺点上方，快速拔针；④按压 1 ～ 2min 至无出血为止	5	未确认 -2，拔针方法不正确 -3	
	21. 整理床单位及用物，洗手、记录	3	一项不符合要求 -1	

续表

项目	操作流程与标准	分值/分	扣分细则	扣分
评价	1. 操作熟练、规范、准确，动作一次到位 2. 严格执行查对制度及无菌技术 3. 交流恰当充分 4. 操作时间：12min	4	酌情扣分 每超过 30s -0.5	

【注意事项】

① 严格执行查对制度及无菌操作原则。

② 选择粗直、弹性好、易于固定的静脉，避开静脉瓣、关节，下肢静脉不应作为成年人穿刺血管的常规部位。

③ 不应在输液侧肢体上端使用血压袖带和止血带。

④ 根据病情需要合理安排输液顺序，并根据治疗原则，按急、缓及药物半衰期等情况合理分配药物，注意药物间的配伍禁忌。

⑤ 对刺激性强或特殊药物，需确认针头在血管内方可用药。

⑥ 对小儿、昏迷或不合作者，输液时穿刺处应加强固定。

⑦ 要根据病情、年龄及药液性质调节滴速，输液时应加强巡视，局部有肿胀、渗漏或其他故障应立即排除。

⑧ 输液前要排尽输液管及针头内的空气，药液滴尽前要及时更换输液瓶或拔针，严防造成空气栓塞。

密闭式静脉输液技术操作风险防范

一、发热反应

1. 发生原因 发热反应为静脉输液最常见的并发症，引起输液发热反应有多方面的原因。

① 与输入液体和加入药物质量有关：如药液不纯、变质或被污染。

② 输液器具的污染：如输液前未认真检查而使用包装袋破损、密闭不严漏气污染和过期的输液器。

③ 输液过程中未严格执行无菌操作原则。

④ 配药加药中的污染：在切割安瓿时用无菌持物钳直接将安瓿敲开，是使玻璃微粒污染药液最严重的安瓿切割方法。安瓿的切割及消毒不当，使玻璃微粒进入液体的机会增加，造成液体污染。加药时，针头穿刺瓶塞，将橡皮塞碎屑带入液体中，如果反复多次穿刺瓶塞，可导致污染机会增加。操作前未严格执行手卫生。

⑤ 静脉穿刺不成功未更换针头，也可直接把针头滞留的微粒引入静脉。

⑥ 环境空气的污染：治疗室及病室环境的清洁状态和空气的洁净程度对静脉输液质量有直接影响。加药时，治疗室的空气不洁，可将空气中的细菌和尘粒带入药液而造成污染。

2. 临床表现 多发生在输液后数分钟至 1h。表现为发冷、寒战和发热，轻者体温 38℃左右，停止输液后数小时内体温可自行恢复正常；严重者初起寒战，继之高热，体温可达 40℃以上，并伴有头痛、恶心、呕吐、脉速等全身症状。

3. 预防

① 加强责任心，输液前严格检查药液质量，药液有无变色、沉淀、杂质及澄明度的改变以及有效期，瓶盖有无松动及缺损，液体瓶有无裂痕；输液用具的包装有无破损漏气、灭菌日期。禁止使用不合格的输液器具。

② 严格执行无菌操作，瓶塞、皮肤穿刺部位消毒要规范；重复穿刺要更换针头。

③ 加药时注射器严格执行一人一管，不得重复使用。

④ 不断提高穿刺技术，做好穿刺后的固定可避免反复静脉穿刺增加的污染。

4. 处理

① 发热反应轻者，立即减慢滴速或停止输液，及时通知医生，更换输液器具和药物，注意保暖。

② 发热反应重者应立即停止输液，并保留剩余药液和输液用具，必要时送检验科做细菌培养，以查找发热反应的原因。

③ 对高热者给予物理降温，严密观察生命体征变化，必要时遵医嘱给予抗过敏或激素对症治疗。

二、急性肺水肿（循环负荷过重反应）

1. 发生原因

① 输液速度过快，短时间输入过多液体，使循环血量急剧增加，心脏负荷过重而引起。

② 患者原有心肺功能不良，尤其多见于急性左心功能不全的患者。

③ 老年人、小儿、肝肾功能障碍患者输液过快或量多。

2. 临床表现 患者突然出现呼吸困难、胸闷、气促、咳嗽、咳粉红色泡沫样痰。严重者痰液可由口、鼻腔涌出，听诊肺部布满湿啰音，心率快且节律不齐。

3. 预防

① 输液过程中密切观察患者情况，注意调节输液速度和输液量，尤其对老年、小儿及心肺功能不全的患者，输液速度和输液量更需控制。

② 经常巡视输液患者，加强健康教育，避免患者私自加快或改变滴速。

4. 处理

① 发生肺水肿时立即停止输液并迅速通知医生，进行紧急处理。

② 在病情允许情况下使患者取端坐位，两腿下垂，高浓度给氧，一般氧流量为 6 ～ 8L/min，以提高肺泡内压力，减少肺泡内毛细血管渗出液的产生；同时湿化瓶内加入 20% ～ 30% 的酒精溶液，以降低肺泡内泡沫表面张力，使泡沫破裂消散，改善气体交换，减轻缺氧症状。

③ 根据医嘱给予镇静、平喘、强心、利尿和扩张血管药物，以稳定患者情绪，扩张周围血管，加速液体排出，减少回心血量，减轻心脏负荷。

④ 必要时进行四肢轮扎，用橡胶止血带或血压计袖带适当加压四肢以阻断静脉血流，每 5 ～ 10min 轮流放松一个肢体上的止血带，可有效地减少回心血量；待症状缓解后逐渐解除止血带；此外静脉放血 200 ～ 300mL 也是一种有效减少回心血量的最直接的方法，但是应慎重，贫血者应禁忌使用。

三、静脉炎

1. 发生原因

① 主要是长期输入高浓度、刺激性较强的药物或静脉内放置刺激性较强的塑料导管时间过长，引起局部静脉壁发生化学炎性反应。

② 输入药液过酸或过碱。

③ 长时间在同一部位输液。

④ 输液过程中无菌操作不严格，导致局部静脉感染。

2. 临床表现 沿静脉走向出现条索状红线，局部组织发红、肿胀、灼热、疼痛，有时伴有畏寒、发热等全身症状。炎性渗出、充血水肿、管腔变窄致静脉回流不畅，甚至阻塞。

3. 预防

① 严格执行无菌技术操作原则。

② 对长期静脉输液者做到有计划地更换输液部位，注意保护静脉。

③ 严禁在瘫痪的肢体行静脉穿刺和补液，输液最好选用上肢静脉，因下肢静脉血流缓慢而易产生血栓和炎症。输入刺激性较强的药物时，应尽量选用粗血管。

④ 严格控制药物的浓度和输液速度，对高渗、刺激性较强的药物应充分稀释后输入。

4. 处理

（1）一旦发生静脉炎，停止在患肢进行静脉输液并将患肢抬高、制动。

（2）根据情况局部进行处理

① 用 50% 硫酸镁或 95% 酒精溶液行湿热敷，每日 2 次，每次 20min；

② 超短波理疗，每日 1 次，每次 15 ～ 20min；

③ 中药如意金黄散外敷，每日 2 次，具有清热、止痛、消肿的作用等。

（3）如合并感染，遵医嘱应用抗菌药物治疗等。

四、空气栓塞

1. 发生原因 由于输液导管内空气未排尽，导管连接不严密，在加压输液、输血时护士未在旁守护，液体输完后未及时更换液体或拔针空气进入静脉；拔出较粗的、近胸腔的深静脉导管后，穿刺点封闭不严密均有发生空气栓塞的危险。进入静脉的空气，随血流经上腔静脉或下腔静脉首先被带到右心房，然后进入右心室；若空气量少，则随血液被右心室压入肺动脉并分散到肺小动脉内，最后经毛细血管吸收，因而损害较小；如空气量大，空气进入右心室后阻塞在肺动脉入口，使右心室内的血液（静脉血）不能进入肺动脉，因而从机体组织回流的静脉血不能在肺内进行气体交换，引起机体严重缺氧而死亡。

2. 临床表现 患者感到胸部异常或不适或有胸骨后疼痛，随即发生呼吸困难和严重发绀，并伴有濒死感，听诊心前区可闻及响亮的、持续的“水泡音”；心电图呈现心肌缺血和急性肺源性心脏病的改变。

3. 预防

① 输液前注意检查输液器质量，检查输液管各连接是否紧密，有无松脱。穿刺前排尽输液管及针头内空气。

② 输液过程中加强巡视，及时更换药液，输液完成后及时拔针。如需加压输液、输血应有专人守护。

③ 拔出较粗的、近胸腔的深静脉导管后，必须立即严密封闭穿刺点并密切观察封闭情况。

4. 处理

① 发生空气栓塞，立即置患者于左侧卧位，保持头低足高位，该体位有利于气体浮向右心室尖部，避免阻塞肺动脉入口，随着心脏的跳动，空气被混成泡沫，分次小量进入肺动脉内，最后逐渐被吸收，避免发生阻塞。

② 立即给予高流量氧气吸入，提高患者的血氧浓度，纠正缺氧状态，有条件时可使用中心静脉导管抽出空气；同时严密观察患者病情变化。

五、血栓栓塞

1. 发生原因

① 长期静脉输液造成血管壁损伤及静脉炎，致使血小板黏附于管壁，激活一系列凝血因子而发生凝血致血栓形成。

② 静脉输液中的液体被不溶性微粒污染，可引起血栓栓塞。特别是脑血栓、动脉硬化的患者，由于其血脂高、血黏度大，当不溶性微粒进入毛细血管时，血液中的脂质以不溶性微粒为核心，不断包裹形成血栓病灶。在输液前准备过程中的污染，如切割安瓿、开瓶塞，加药过程中反复穿刺溶液瓶橡胶塞及输液环境不洁净等。

2. 临床表现 根据不溶性微粒的大小、形状、化学性质以及阻塞人体血管的部位、血运阻断的程度和人体对微粒的反应而表现不同。不溶性微粒过多过大，可直接阻塞血管，引起局部血管阻塞，引起局部红、肿、热、痛、压痛、静脉条索状改变。不溶性微粒进入血管后，红细胞聚集在微粒上，形成血栓，引起血管栓塞，如阻塞严重致局部血液供应不足，组织缺血缺氧，甚至坏死。

3. 预防

① 避免长期大量输液。

② 减少微粒污染。

③ 正确切割安瓿，切忌用镊子等物品敲开安瓿。在开启安瓿前，以 75% 酒精擦拭颈段可有效减少微粒污染。

④ 正确抽吸药液，抽药操作时不能横握注射器（即“一把抓”），应采用正确的抽吸方法。抽药的注射器要一次性使用，因使用次数越多微粒的数量也越多。抽吸时安瓿不应倒置，针头置于颈口时，玻璃微粒污染最多，应于安瓿中部抽吸。向输液瓶内加药或注射时，应将针管垂直静止片刻（因大于 50μm 以上的微粒沉淀较快，可使其沉淀于针管内），再缓缓注入，同时尽量减少液体瓶的摆动，这样会使瓶内的较大微粒平稳沉积于瓶口周围，以减少微粒进入体内。

⑤ 正确选择加药针头，加药针头选择 9 ～ 12 号侧孔针，并尽量减少针头反复穿刺橡胶瓶塞，可明显减少橡胶微粒的产生。

⑥ 输液终端滤器可截留任何途径污染的输液微粒，是解决微粒危害的理想措施。

4. 处理

① 发生血栓栓塞时，应抬高患肢、制动，并停止在患肢输液。

② 局部热敷，做超短波理疗或 TDP 灯照射，每日 2 次，每次 15 ～ 20min。

③ 严重者手术切除栓子。

六、疼痛

1. 发生原因　在静脉输注某些药物如氯化钾、化疗药物等过程中，因所输入的药液本身对血管的刺激或因输注速度过快，可引起注射部位不同程度的疼痛。药液漏出血管外，导致皮下积液，可引起局部疼痛。

2. 临床表现　药液滴入后，患者感觉输液针头周围剧烈疼痛，继而出现红肿。患者往往需忍痛坚持治疗或因疼痛难忍而停止输液，若因药液外漏引起，穿刺部位皮肤可见明显肿胀。

3. 预防

① 注意药液配制的浓度，输注对血管有刺激性药液时，宜选择大血管进行穿刺，并减慢输液速度。

② 输液过程加强巡视。

4. 处理

① 若发现液体漏出血管外，局部皮肤肿胀，应予拔针另选部位重新穿刺。

② 局部予以热敷，肿胀可自行消退。

七、静脉穿刺失败

发生原因、临床表现、预防及处理详见“静脉注射技术操作风险防范”中静脉穿刺失败所述。

八、药液外渗性损伤

发生原因、临床表现、预防及处理详见“静脉注射技术操作风险防范”中药液外渗性损伤所述。

（贾　青、黄　梅）

第三十七章

静脉留置针置管技术

【适用范围】

① 静脉输液、输血及静脉抽血患者。

② 长时间输液、年老体弱、血管穿刺困难的患者。

【目的】

为患者建立静脉通路，有利于治疗、抢救，可减少血管损伤，减轻患者痛苦。

【操作流程】

① 静脉留置针置管：确认有效医嘱→核对患者身份→解释、评估→患者取合适体位→检查药液及输液用物→消毒瓶塞→插输液器→排气→戴手套→放垫枕→选择静脉→准备留置针和无菌透明敷料→常规消毒皮肤，待干→再次核对→连接留置针，再次排气→嘱患者握拳→静脉穿刺→见回血后三松→观察→固定→注明时间→调节输液滴速→再次核对→安置患者→交代注意事项→整理用物→洗手、记录。

② 输液完毕：核对患者身份→解释→准备封管液→夹闭输液器→连接封管液→脉冲式冲管→夹闭开关→告知患者注意事项→洗手，记录。

【评分标准】

静脉留置针置管技术操作考核评分标准（100 分）

病区______ 姓名______ 考试日期______ 监考人______ 得分______

项目	操作流程与标准	分值/分	扣分细则	扣分
准备	1. 着装整洁，规范洗手，戴口罩	2	一项不符合要求 -1	
	2. 用物：治疗车、治疗盘、药液（按医嘱备）、一次性输液器、静脉留置针、无菌透明敷料、胶布、消毒止血带、无菌棉签、碘伏、垫枕、弯盘、护士表、乳胶手套等 检查一次性物品质量及有效期，放置合理	5	缺一项 -1	
	3. 环境清洁、安静，光线适宜	2	不符合要求 -1	

续表

项目	操作流程与标准	分值/分	扣分细则	扣分
操作流程	1. 确认有效医嘱，携用物至床旁，查对患者身份	4	未核对医嘱 -2，未查对患者身份 -2	
	2. 向患者解释，了解患者的身体状况、合作程度；评估患者局部皮肤及血管情况，询问过敏史、大小便，协助患者取舒适体位	3	一项不符合要求 -1	
	3. PDA 扫描，再次检查药液及输液用物质量	5	未 PDA 扫描 -3，未检查 -2	
	4. 消毒瓶塞，将药液挂于输液架上，一次性排气成功，对光检查	6	未消毒瓶口 -2，一次排气未成功 -4，未对光检查 -2	
	5. 戴手套，放垫枕，扎止血带（穿刺点上 8 ～ 10cm 处），选择静脉（首选前臂，避开关节），松止血带，打开留置针和无菌透明敷料	6	一项不符合要求 -2	
	6. 扎止血带以穿刺点为中心环形消毒，直径 8cm 以上，消毒 2 遍	5	消毒不符合要求 -2，横跨无菌区一次 -5	
	7. 再次确认身份，将输液管道连接留置针，再次排气，检查管道内有无气泡	5	未再次核对 -2，空气未排尽 -2，未再次检查 -1	
	8. 左右旋转、松动针芯，切忌上下拉动	4	松动针芯方法错误 -4	
	9. 嘱患者握拳，以 15° ～ 30° 直刺静脉，见回血后，降低角度再进 0.2cm，左手持 Y 型接口，右手后撤针芯 0.5cm，持针座将套管一起送入静脉内	10	穿刺角度过大或过小 -1，送套管手法不正确 -5，一次穿刺不成功 -8	
	10. 松止血带，松拳，松调节器。观察输液是否通畅，针芯放于锐器盒内	6	未观察 -2，针芯处理不当 -2	
	11. 以穿刺点为中心用无菌透明敷料无张力粘贴，延长管 U 型固定，肝素帽高于导管尖端且与血管平行，Y 型接口朝外（勿压迫穿刺的血管）。标识注明穿刺日期、时间，穿刺者签字，覆盖在隔离塞上	8	未无张力粘贴 -2，未 U 型固定 -2，Y 型接口及肝素帽未高举平台法固定 -2，标识不正确 -2	
	12. 撤止血带和垫枕，正确调节滴速	3	一项不符合要求 -1	
	13. 再次核对，询问患者感受	3	未查对 -2，查对未签名 -1	
	14. 协助患者取舒适卧位，交代注意事项	3	卧位不舒适 -1，未交代 -2	
	15. 整理床单位及用物，脱手套、洗手、记录	5	未整理 -1，漏一件 -1	
	16. 输液完毕：①核对；②封管液正确；③夹闭输液器，连接头皮针末端；④脉冲式冲管，最后 0.5mL 直推；⑤边推边退针头，直至全部退出；⑥立即卡紧夹闭开关；⑦告知患者留置针保护的注意事项；⑧洗手，记录	10	封管液不正确 -2，未夹闭输液器 -1，未脉冲式冲管 -2，未正压封管 -2，小夹子使用不当 -2，未告知 -2，未洗手 / 记录各 -1	
评价	1. 操作熟练、规范、准确，动作一次到位 2. 遵守无菌操作原则，爱伤观念强 3. 交流恰当充分 4. 操作时间：12min	5	酌情扣分 每超过 30s -0.5	

【注意事项】

① 严格掌握留置针的留置时间。

② 选择粗直、弹性好的静脉，避开关节和静脉瓣。

③ 每次输液前后应检查患者穿刺部位及静脉走向有无红、肿、热、痛，发现异常及时拔除导管，给予处理。

静脉留置针置管技术操作风险防范

一、静脉炎

1. 临床表现 穿刺部位局部出现红、肿、热、痛，或条索状等症状。

2. 预防

① 静脉穿刺时，操作技术应娴熟、稳、准，并注明置管日期和时间。

② 严格遵守无菌操作技术原则，机体抵抗力极度低下的患者，留置时间不宜过长。

③ 严格按护理常规进行护理，置管期间注意保持穿刺部位干燥、清洁，禁止淋浴等。

3. 处理 应立即拔管，并根据情况及时给予相应处理。

二、皮下血肿

1. 临床表现 局部出现皮下肿胀，或伴有疼痛。

2. 预防

① 进行操作前，应认真选择弹性好、走向直、清晰的血管，避免在关节部位和静脉瓣处进行穿刺。

② 应熟练掌握穿刺技术，穿刺时动作应轻巧、稳、准，把握好进针角度，提高一次性穿刺成功率，有效避免皮下血肿的发生。

③ 重视拔针后对血管（穿刺点）的按压，对新生儿、血液病、有出血倾向的患者延长按压时间。

3. 处理

① 早期予以冰敷，以减少出血，48h 后局部给予硫酸镁湿敷。

② 若血肿过大难以吸收，可消毒后用注射器抽吸血液。

三、静脉血栓形成

1. 临床表现 患肢肿胀及疼痛加重。

2. 预防

① 为防止静脉血栓形成，穿刺时尽可能首选上肢粗静脉，并注意保护血管，避免在同一部位反复穿刺。

② 对长期卧床的患者，应尽量避免在下肢远端使用静脉留置针，且留置时间

不能过长。

3. 处理

① 疑似血栓形成，可先不急于拔管，可利用留置针将溶栓药物直接作用于栓子处，然后边溶栓边拔管。

② 抬高患肢 20°～30°，以促进血液回流。

③ 每日测量患肢、健肢同一水平臂围，观察对比患肢消肿情况，并观察患肢皮肤颜色、温度、感觉及桡动脉搏动，做好记录，及时判断效果。

④ 注意出血倾向，监测患者血常规、血小板、出凝血时间、凝血酶原时间。

⑤ 预防肺栓塞形成。

四、液体渗漏

1. 临床表现 局部肿胀疼痛、苍白，皮肤温度低、缺血、缺氧等。

2. 预防

① 选择合适的血管（有条件置经外周插管的中心静脉导管或中心静脉导管）。

② 外套管应完全送入血管内。

③ 套管与血管壁接触面积不宜过大，进针角度不宜过小。

④ 应妥善固定导管，嘱患者避免留置针侧肢体过度活动，必要时可适当约束肢体。

⑤ 注意穿刺部位上方衣物勿过紧，加强对穿刺部位的观察及护理。

3. 处理

① 药液外渗应立即停止使用。

② 根据局部情况予封闭、冰敷、热敷，或理疗等治疗。

五、导管堵塞

1. 临床表现 液体输注不畅或完全堵塞，关闭输液器未见血液回流。

2. 预防

① 在静脉高营养输液后应彻底冲洗管道，每次输液完毕应正确封管。

② 要根据患者的具体情况，选择合适的封管液及用量，并注意推注速度不可过快，输液过程中加强巡视。

③ 注意保护有留置针的肢体，尽量避免肢体下垂，以防导管堵塞。

3. 处理 立即拔出留置针，重新静脉置管。

（贾　青、黄　梅）

第三十八章

外周静脉留置针更换透明敷料技术

【适用范围】

置外周静脉留置针的患者。

【目的】

保证导管穿刺点的无菌状态，预防感染。

【操作流程】

解释、评估→患者取合适体位→以拉伸的方法由下而上揭膜→消毒→撕开透明敷料离型纸→无张力粘贴→塑形→驱除贴膜下空气→移除边框→贴标识→固定留置针末端→安置患者→交代注意事项→整理用物→洗手、记录。

【评分标准】

外周静脉留置针更换透明敷料技术操作考核评分标准（100 分）

病区______ 姓名______ 考试日期______ 监考人______ 得分______

项目	操作流程与标准	分值/分	扣分细则	扣分
准备	1. 着装整洁，规范洗手，戴口罩	2	一项不符合要求 -1	
	2. 用物：治疗车、治疗盘、碘伏棉签、75% 酒精、无菌棉签、无菌透明敷料、胶布、弯盘等 检查一次性物品质量及有效期，放置合理	5	缺一项 -1	
	3. 环境清洁、安静，光线适宜	2	不符合要求 -1	
操作流程	1. 携用物至床旁，向患者解释	4	未解释 -2	
	2. 评估患者局部皮肤有无红、肿、热、痛、分泌物感染、过敏等症状，查看留置针穿刺时间及贴膜情况	5	漏评估一项 -1，未查看 -2	
	3. 协助患者取合适体位	3	体位不适 -3	
	4. 以拉伸的方法由下而上松解旧透明敷料，避免皮肤受损	5	松解敷料方法错误 -5	
	5. 一手固定留置针，一手顺着穿刺方向撕除敷料，以免导管移位	7	未固定 -3，导管移位 -4	
	6. 卫生手消毒	3	未手消毒 -3	
	7. 穿刺点周围有污迹时用酒精清洁皮肤	4	穿刺点周围有污迹 -4	
	8. 以穿刺点为中心，碘伏棉签由内向外消毒穿刺点周围皮肤 2 遍，范围 8cm×8cm	5	消毒不符合要求 -5	

续表

项目	操作流程与标准	分值/分	扣分细则	扣分
操作流程	9. 卫生手消毒	3	未手消毒 -3	
	10. 撕开透明敷料离型纸	3	未打开 -3	
	11. 将无菌透明敷料边框预切口的一边对准留置针延长管方向，透明敷料中心对准穿刺点，无张力粘贴	8	未无张力粘贴 -5，穿刺点未置敷料中间 -3	
	12. 轻捏透明敷料下留置针突出部位，使敷料与留置针和皮肤充分黏合	5	未能有效充分塑形 -5	
	13. 用指腹轻轻按压透明敷料，使贴膜与皮肤充分接触，驱除贴膜下空气	4	未由中心向四周抚压整片敷料 -4	
	14. 透明敷料需完全覆盖针翼或针尾部	4	未完全覆盖针翼或针尾部 -4	
	15. 从预切口处开始，一边移除边框一边按压贴膜边缘	4	未边按压边移除敷料边框 -4	
	16. 贴标识	4	未标注 -4	
	17. 采用“U”型固定，留置针末端高于穿刺点，不得放在穿刺血管上方，胶带不得贴在透明敷料上	5	未高举平台法“U”型固定 -5	
	18. 安置患者，交代注意事项	4	未告知 -4	
	19. 整理床单位及用物，洗手，记录	5	漏整理用物 -3，未洗手/记录各 -2	
评价	1. 操作过程熟练，动作一次到位 2. 遵守无菌操作原则，爱伤观念强 3. 交流恰当充分 4. 操作时间：5min	6	酌情扣分 每超过 30s -0.5	

【注意事项】

① 透明敷料如有渗血、渗液、松动、卷边、潮湿等现象应及时更换，更换后必须同时记录当时的穿刺日期和时间。

② 一般情况下，首选无菌透明敷料固定，局部皮肤有异常反应，可根据情况选用合适的敷料。

（贾　青、黄　梅）

第三十九章

密闭式静脉输血技术

【适用范围】

大出血、贫血、低蛋白血症、严重感染、凝血功能异常、一氧化碳中毒、化学物质中毒等需通过静脉输注全血或成分血的患者。

【目的】

① 补充血容量，增加有效循环血量，改善心肌功能和全身血液灌流，提升血压，增加心排出量，促进循环。

② 纠正贫血，增加血红蛋白含量，促进携氧功能。

③ 补充血浆蛋白，增加蛋白质，改善营养状态，维持血浆胶体渗透压，减少组织渗出和水肿，保持有效循环血量。

④ 补充各种凝血因子和血小板，改善凝血功能，有助于止血。

⑤ 补充抗体、补体等血液成分，增强机体免疫力，提高机体抗感染的能力。

⑥ 排除有害物质，改善组织器官的缺氧状况，用于一氧化碳、苯酚等化学物质中毒。

【操作流程】

① 静脉输血：确认有效医嘱→双人核对患者身份→解释→测量生命体征→评估→患者取合适体位→备输液贴→检查并打开生理盐水及输血器→排气→选择静脉→常规消毒皮肤，待干→再次核对→静脉穿刺输液→再次双人核对→连接血袋进行输血→调节滴速，慢速输入血液→最后双人核对并双签名→观察，调节所需速度→测量生命体征→安置患者→交代注意事项→整理用物→洗手、测量生命体征并记录。

② 输血完毕：核对患者身份→接生理盐水→冲净管内血→拔针、按压→用物处理→洗手、记录。

【评分标准】

密闭式静脉输血技术操作考核评分标准（100 分）

病区______ 姓名______ 考试日期______ 监考人______ 得分______

项目	操作流程与标准	分值/分	扣分细则	扣分
准备	1. 着装整洁，洗手，戴口罩	3	一项不符合要求 -1	

续表

项目	操作流程与标准	分值/分	扣分细则	扣分
准备	2. 用物：生理盐水、血制品、一次性输血器、止血带、垫巾、无菌棉签、输液贴、弯盘、表、碘伏、配血报告单、锐器盒、PDA 扫描机、病历、输液架或吊轨等 检查一次性物品质量	5	缺一项 -1	
	3. 环境清洁、安静	2	一项不符合要求 -1	
操作流程	1. 双人核对医嘱、病历、血袋包装、血液性质、发血记录单上的各项信息，核实血型及交叉配血检验报告单，确认无误后签名	4	未双人核对 -2，核对一处不符合要求 -1，未签名 -1	
	2. 洗手，携用物至床前，查对治疗护理项目执行单，PDA 扫描腕带，核对姓名、年龄、住院号，问候患者	5	查对不认真 -2，未查对 -4	
	3. 向患者解释输血目的及注意事项，告知输入血制品的种类，测量生命体征	4	解释不到位 -1，未解释 -2，未测量生命体征 -2	
	4. 评估患者年龄、病情、意识状态、合作程度，了解血型、有无输血史及不良反应，评估穿刺部位的皮肤及血管状况	5	评估少一项 -1，未评估不得分	
	5. 协助患者取舒适体位，询问大小便，备输液贴	4	未询问大小便 -1，未备输液贴 -1	
	6. 检查生理盐水，开启瓶盖，消毒瓶塞	4	检查不全 -1，未检查 -1，消毒不合要求 -2	
	7. 检查并打开输血器，插入瓶塞至针头根部。排气（排出液体 3 ～ 5mL），对光检查	8	未检查输血器 -2，未插入针根部 -1，一次排气不成功 -5，未对光检查 -2	
	8. 选择血管，置垫巾，扎止血带，嘱患者握拳	4	一项不符合要求 -1	
	9. 消毒皮肤，待干	5	消毒方法不正确 -1，消毒范围不够 -1，横跨无菌区一次 -2，污染一处 -5	
	10. 再次核对（姓名、年龄、住院号），安慰鼓励患者，穿刺（一次成功），见回血，松止血带、螺旋夹，松拳	8	漏核对 -1，未安慰鼓励患者 -2，一次穿刺不成功 -8，三松漏一项 -1	
	11. 输液贴固定，调节滴速。询问患者感受	5	固定不合要求 -1，滴速不合要求 -1，调节 -2，未询问 -2	
	12. 双人再次核对医嘱、病历、血袋包装、血液性质、发血记录单上的各项信息，核实血型及交叉配血检验报告单，确认无误后，打开储血袋封口，消毒，插入输血器，将储血袋倒挂于吊轨上，调节滴速（开始速度宜慢 15 ～ 20 滴 / 分）	11	未双人核对 -2，核对一项不合要求 -1，未签字 -1，消毒不合要求 -2，插入针头不紧密或穿透 -2，调节滴速不合要求 -3	
	13. 再次双人核对并双签名	3	未核对 -3	

续表

项目	操作流程与标准	分值/分	扣分细则	扣分
操作流程	14. 观察15min后，患者若无不良反应，将流速调节至符合要求的速度，按照规定要求按时巡视，测量生命体征并做好记录，严密观察患者有无输血反应	4	未调节所需速度、未测量生命体征各 -2	
	15. 协助患者取舒适卧位，将呼叫器放于患者可触及位置，交代注意事项及输血反应的临床表现	3	卧位不适 -1，交代不全 -1，未交代 -2	
	16. 整理床单元及用物，洗手、记录	3	未整理 -2，漏掉一件 -1	
	17. 输血毕：①核对；②继续滴入生理盐水；③冲尽输血器内的血液；④输液完毕，核对无误后拔针、按压；⑤输血袋及输血器的处理；⑥洗手，测量生命体征并记录	7	一项不符合要求 -1	
评价	1. 操作准确、熟练，查对规范 2. 与患者沟通有效 3. 无菌原则强 4. 操作时间：12min	3	酌情扣分 每超时30s -0.5	

【注意事项】

① 严格执行查对制度及无菌操作原则。

② 输血前必须经两人核对无误方可输入。

③ 血液取回后勿振荡、加温，避免血液成分破坏引起不良反应。

④ 输入两个以上供血者的血液时，在两份血液之间输入0.9%氯化钠溶液，防止发生反应。

⑤ 严格掌握输血速度，开始输血时速度宜慢，观察15min，无不良反应后，将滴速调节至要求速度。

⑥ 血液内不可随意加入其他药品，如钙剂、酸性及碱性药品、高渗或低渗液体，以防血液凝集或溶解。

⑦ 出现输血反应立即减慢或停止输血，更换输液器，用生理盐水维持静脉通畅，通知医生，做好抢救准备，保留余血，并记录。

⑧ 输血袋用后需低温保存24h或及时交回输血科。

密闭式静脉输血技术操作风险防范

一、发热反应

1. 发生原因

① 外来性或内生性致热原：如蛋白质、细菌的代谢产物或死菌等，污染保存

液或输血用具，输血后即可引起发热反应。

② 免疫反应：患者血内有白细胞凝集素、白细胞 HLA、粒细胞特异性抗体或血小板抗体，输血时对所输入的白细胞和血小板发生作用，引起发热。主要出现在反复输血的患者或经产妇中。

2. 临床表现 发生在输血过程中或输血后 1 ～ 2h 内，初起发冷或寒战；继之体温逐渐上升，可高达 39 ～ 40℃，伴有皮肤潮红、头痛、恶心、呕吐等症状，多数患者血压无变化。症状持续时间长短不一，多于数小时内缓解，少有超过 24h 者；少数反应严重者可出现抽搐、呼吸困难、血压下降，甚至昏迷。

3. 预防 严格管理血库保养液和输血用具，有效预防致热原，严格执行无菌操作。

4. 处理

① 反应轻者减慢输血速度，症状可以自行缓解。

② 反应重者应立即停止输血，密切观察生命体征，给予对症处理，并及时通知医生。

③ 必要时遵医嘱给予解热镇痛药和抗过敏药物，如异丙嗪或肾上腺皮质激素等。

④ 将输血器、剩余血连同贮血袋一并送检。

二、过敏反应

1. 发生原因

① 输入血液中含有致敏药物（如献血员在献血前 4h 之内曾用过可致敏的药物或食物）。

② 患者为过敏体质，输入血液中的异体蛋白质同过敏机体组织细胞结合，形成完全抗原而致敏所致。

③ 多次输血的病原，可产生过敏性抗体，抗原和抗体相互作用而产生过敏反应。

2. 临床表现 多数患者的过敏反应发生在输血后期或即将结束时，也可在输血刚开始时发生。表现轻重不一，轻者出现皮肤局限性或全身性红斑、荨麻疹和瘙痒、轻度血管神经性水肿（表现为眼睑、口唇水肿）；严重者出现咳嗽、呼吸困难、喘鸣、面色潮红、腹痛、腹泻、神志不清、休克等症状，可危及生命。

3. 预防

① 勿选用有过敏史的献血员。

② 正确管理血液及血制品。

③ 献血者在采血前 4h 内不宜吃高蛋白、高脂肪饮食，宜少量清淡饮食或饮用糖水。

④ 对有过敏史的患者，输血前遵医嘱给予抗过敏药物。

4. 处理

① 患者仅表现为局限性皮肤瘙痒、荨麻疹或红斑时，可减慢输血速度，不必停止输血，口服抗组胺药如苯海拉明 25mg，继续观察。

② 反应重者须立即停止输血，保持静脉畅通，严密观察患者的生命体征，根据医嘱给予 0.1% 肾上腺素 0.5 ～ 1mL，皮下注射。

③ 呼吸困难者立即予以高流量吸氧，有呼吸困难或喉头水肿时，应及时做气管插管或气管切开，以防窒息。

④ 循环衰竭者给予抗休克治疗。

⑤ 监测生命体征变化。

三、溶血反应

（一）急性溶血反应

1. 发生原因

① 输入异型血，即供血者和受血者血型不符，造成血管内溶血，一般输入 10 ～ 15mL 即可产生症状。

② 输血前红细胞已被破坏发生溶血，如血液贮存过久、保存保温不当（血库冰箱应恒温 4℃）、血液振荡过剧、血液内加入高渗或低渗溶液或影响 pH 值的药物、血液受到细菌污染等，均可导致红细胞大量破坏。

③ Rh 因子所致溶血：人类红细胞除含有 A、B 凝集原外，还有另一种凝集原，称 Rh 因子。Rh 阴性者接受 Rh 阳性血液后，其血清中产生抗 Rh 阳性抗体，当再次接受 Rh 阳性血液时可发生溶血反应。一般在输血后 1 ～ 2h 发生，也可延迟至 6 ～ 7 天后出现症状。

2. 临床表现

① 急性溶血反应为输血中最严重的反应。

a. 开始阶段，红细胞凝集成团，阻塞部分小血管，可引起胀痛、面部潮红、恶心呕吐、心前区压迫感、四肢麻木、腰背部剧烈疼痛和胸闷等症状。

b. 中间阶段，凝集的红细胞发生溶解，大量血红蛋白散布到血浆中，可出现黄疸和血红蛋白尿，同时伴有寒战、高热、呼吸急促和血压下降等症状。

c. 最后阶段，大量血红蛋白从血浆中进入肾小管，遇酸性物质变成结晶体，致使肾小管阻塞；血红蛋白的分解产物使肾小管内皮缺血、缺氧而坏死脱落，也可导致肾小管阻塞。患者出现少尿、无尿等急性肾功能衰竭症状，可迅速死亡。

② 溶血程度较轻的延迟性溶血反应可发生在输血后 7 ～ 14 天，表现为不明原因的发热、贫血、黄疸和血红蛋白尿等。

③ 还可伴有出血倾向，引起出血。

3. 预防

① 认真做好血型鉴定和交叉配血试验。

② 输血前认真查对，杜绝差错事故的发生。

③ 严格遵守血液保存规则，不可使用变质血液。

4. 处理

① 一旦怀疑发生溶血，应立即停止输血，维持静脉通路，及时报告医生。

② 溶血反应发生后，立即抽取受血者静脉血加肝素抗凝剂，分离血浆，观察血浆色泽，若呈粉红色，可协助诊断，同时测定血浆游离血红蛋白量。

③ 核对受血者与供血者姓名和 ABO 血型、Rh 血型。用保存于冰箱中的受血者与供血者血样、新采集的受血者血样、血袋中血样，重做 ABO 血型、Rh 血型、不规则抗体及交叉配血试验。

④ 双侧腰部封闭，并用热水袋热敷双侧肾区或使用双肾超短波透热疗法，以解除肾血管痉挛，保护肾脏。

⑤ 口服或静脉滴注碳酸氢钠，以碱化尿液，防止或减少血红蛋白结晶阻塞肾小管。

⑥ 抽取血袋中血液做细菌学检验，以排除细菌污染反应。

⑦ 严密观察生命体征和尿量、尿色的变化并记录。同时做尿血红蛋白测定。对少尿、无尿者，按急性肾功能衰竭护理。如出现休克症状，给予抗休克治疗。

（二）迟发性溶血反应

一般为血管外溶血，多由 Rh 系统内的抗体（抗 D、抗 C 和抗 E）引起。

四、枸橼酸钠中毒反应

1. 发生原因 大量输血的同时输入大量枸橼酸钠，如肝功能不全，枸橼酸钠尚未氧化即和血中游离钙结合而使血钙下降，导致凝血功能障碍、毛细血管张力减低、血管收缩不良和心肌收缩无力等。

2. 临床表现 手足抽搐、出血倾向、血压下降、心率减慢，甚至心搏骤停；心电图示 QT 间期延长，ST 段延长，T 波低平倒置；血液化验示血清钙＜ 2.2mmol/L。

3. 预防 严密观察患者的反应，慎用碱性药物，注意监测血气和电解质化验结果，以维持体内水、电解质和酸碱的平衡。

4. 处理 每输注库存血 1000mL，须按医嘱静脉注射 10% 葡萄糖酸钙 10mL，但不能加入血中。

五、循环负荷过重（急性左心衰竭）

1. 发生原因 输血速度过快，短时间内输入过多血液，使循环血容量急剧增加，心脏负荷过重而引起心力衰竭和急性肺水肿。多见于心脏代偿功能减退的患者，如心脏病患者、老年人、幼儿或慢性严重贫血患者（红细胞减少而血容量增多者）。

2. 临床表现

① 表现为输血过程中或输血后突发头部剧烈胀痛、胸闷、呼吸困难、发绀、咳嗽、咳大量血性泡沫痰，严重者可导致死亡。

② 检查：患者常端坐呼吸、颈静脉怒张、听诊肺部有大量水泡音、中心静脉压升高。

③ 胸片显示肺水肿影像。

3. 预防 严格控制输血速度和短时间内输血量，对心、肺疾患者或老年人、儿童尤应注意。

4. 处理

① 出现肺水肿症状，立即停止输血，及时与医生联系，配合抢救。协助患者取端坐位，两腿下垂，以减少回心血量，减轻心脏负担。

② 加压给氧，20% ～ 30% 酒精湿化吸氧，但要注意吸入时间不可过长，以免引起酒精中毒。

③ 遵医嘱予镇静、镇痛、利尿、强心、血管扩张剂等药物，严密观察病情变化并记录。

④ 清除呼吸道分泌物，保持呼吸通畅，定时给患者拍背，协助排痰，并指导患者进行有效呼吸。

⑤ 必要时用止血带进行四肢轮扎，每隔 5 ～ 10min 轮流放松一侧肢体上的止血带，减少回心血量。

⑥ 心理护理，耐心向其简要解释检查和治疗的目的，以减轻患者的焦虑和恐惧。

六、出血倾向

1. 发生原因

① 稀释性血小板减少：库存血超过 3h 后，血小板存活指数仅为正常的 60%，24h 及 48h 后，分别降为 12% 和 2%，若大量输入无活性血小板的血液，可导致稀释性血小板减少症。

② 凝血因子减少：库存血液中，血浆中第Ⅴ、Ⅷ、Ⅸ因子都会减少。

③ 枸橼酸钠输入过多：枸橼酸盐与钙离子结合，使钙离子下降，从而导致凝血功能障碍。

④ 弥散性血管内凝血（DIC）、输血前使用过右旋糖酐等扩容剂等。

⑤ 长期反复输血。

2. 临床表现 患者创面渗血不止或手术野渗血不止，手术后持续出血；非手术部位皮肤、黏膜出现紫癜、瘀斑、鼻衄、牙龈出血、血尿、消化道出血、静脉穿刺处出血等。凝血功能检查可发现 PT、APTT、PIT 明显降低。

3. 预防

① 短时间内输入大量库存血时应严密观察患者意识、血压、脉搏等变化，注意皮肤、黏膜或手术伤口有无出血。

② 尽可能地输注保存期较短的血液，情况许可时每输库存血 3 ～ 5 单位，应补充鲜血 1 单位，即每输 1500mL 库存血即给予新鲜血 500mL，以补充凝血因子。

4. 处理 首先排除溶血反应，立即抽血做出血、凝血项目检查，查明原因，输注新鲜血、血小板悬液，补充各种凝血因子。

七、细菌污染反应

1. 发生原因

① 采血袋、保养液及输血器具未消毒或消毒不彻底。

② 献血者皮肤未经严格消毒或在有化脓病灶的皮肤处穿刺采血，或献血者有菌血症。

③ 采血环境无菌状况不符合要求，采血完后针头帽拔出过早使空气进入采血袋。

2. 临床表现 烦躁不安，突发寒战，继之高热、呼吸困难、发绀、腹痛，可出现血红蛋白尿和急性肾功能衰竭、DIC、中毒性休克等。

3. 预防

① 严格执行无菌技术操作。

② 血制品出现变色或混浊、有絮状物、较多气泡等任何可疑迹象均可以认为有细菌污染可能，废弃不用。

4. 处理

① 立即停止输血，通知医生，剩余血和患者血标本送化验室，做血培养和药敏试验。

② 定时测量体温、脉搏、呼吸和血压，高热者物理降温，记录出入量，严密观察病情变化，发现休克症状，予以抗感染性休克治疗。

八、低体温

1. 发生原因 输入的血液温度过低，或输血过快、过量。

2. 临床表现 出现怕冷或寒战，皮肤冰冷，心律失常，监测体温降至 35℃以下。

3. 预防

① 将库存血放在温度适宜的环境中自然升至室温再输入，可用热水袋加温输血侧的肢体。

② 大量、快速输血时将房间温度控制在 24 ～ 25℃。

③ 注意给患者保温，避免不必要的躯体暴露；输血过程中使用温热的盐水作为冲洗液。

4. 处理 低体温者给予热水袋保暖，密切观察并记录患者的体温变化。使用能测量 35.5℃以下的体温计。

九、疾病传播

1. 发生原因

① 献血者患有感染性疾病，如乙型病毒性肝炎、丙型病毒性肝炎、艾滋病等，未能被检出，患者误用了带有病原体的血液。

② 采血、贮血、输血操作过程中血液被污染。

2. 临床表现 输血后一段时间，出现经输血传播的相关疾病的临床表现。常见的疾病有：乙型病毒性肝炎和丙型病毒性肝炎、艾滋病、巨细胞病毒感染、梅毒、疟疾、EB 病毒感染、HTLV（人类 T 淋巴细胞病毒）感染、黑热病、回归热、丝虫病和弓形体病等。

3. 预防

① 严格掌握输血适应证，非必要时应避免输血。

② 杜绝传染病患者和可疑传染病者献血。

③ 严格对献血者进行血液和血液制品的检测，如 HBsAg、抗 HBc 以及 HIV 等检测。

④ 在血液制品生产过程中采用加热或其他有效方法灭活病毒。

⑤ 鼓励自体输血。

⑥ 严格对各类器械进行消毒，在采血、贮血和输血操作的各个环节，认真执行无菌操作。

4. 处理 对已出现输血传染病患者，报告医生，因病施治。

十、空气栓塞、微血管栓塞

1. 发生原因

① 输血导管内空气未排尽。

② 导管连接不紧，有缝隙。

③ 加压输血时，无人在旁看守。

2. 临床表现 当有大量气体进入时，患者可突发乏力、眩晕、濒死感，胸部感觉异常或不适，或有胸骨后疼痛，随即出现呼吸困难和严重发绀。

3. 预防

① 空气排尽，输血中密切观察，加压输血时应专人守护。

② 锁骨下静脉和颈内静脉穿刺后最好能摄胸部正位片。

③ 拔出较粗、近胸腔的静脉导管时，必须严密封闭穿刺点。

4. 处理

① 立即停止输血，通知医生，配合抢救，安慰患者。取左侧卧位和头低足高位，头低则气体向上漂移到右心室尖部，避开肺动脉口，由于心脏搏动将空气混成泡沫，分次少量进入肺动脉内，可避免发生栓塞。

② 给予高流量氧气吸入，提高患者的血氧浓度，纠正严重缺氧状态。

③ 每隔 15min 观察患者神志变化，监测生命体征，直至平稳。

④ 严重患者需气管插管人工通气，出现休克症状时予以抗休克治疗。

（贯　青、黄　梅）

第四十章

肠外营养护理技术

【适用范围】

1. 强有效的适用范围

① 胃肠道吸收功能障碍：如大面积小肠（大于70%）切除、放射性肠炎、系统性红斑狼疮、胃肠道梗阻等。

② 大剂量化疗、放疗和骨髓移植。

③ 中重度急性胰腺炎。

④ 重度分解代谢：烧伤面积大于50%、大手术、脓毒血症。

⑤ 严重营养不良伴胃肠功能障碍。

2. 可能有效的适用范围

① 大的手术创伤及复合性外伤。

② 中度应激。

③ 剧吐或神经性拒食。

④ 接受大手术或化疗引起的中度营养不良。

⑤ 入院后7～10天内不能建立充足的肠内营养。

【目的】

保持危重患者机体组织器官结构功能、维护细胞代谢、参与生理功能调控与组织修复、促进患者康复。

【操作流程】

① 药液配制：药物准备→检查→核对药物，贴标签→抽吸药液→正确注入药物→再次查对药物→注入3L袋内的药物顺序正确→再次核对后，弃去空安瓿。

② 输液：核对患者身份→解释→患者取舒适位→检查药液及输液器→排气→静脉输入→正确调节滴速→询问患者感受→交代注意事项→妥善安置患者→整理用物→洗手、记录。

【评分标准】

肠外营养护理技术操作考核评分标准（100 分）

病区______ 姓名______ 考试日期______ 监考人______ 得分______

项目	操作流程与标准	分值/分	扣分细则	扣分
准备	1. 着装整齐，洗手，戴口罩	2	一项不符合要求 -1	
	2. 用物：药物（按医嘱备）、一次性注射器、中心静脉液或外周静脉输液用物等	3	用物少一项 -1	
操作流程	**药液配制：**			
	1. 严格执行查对制度，按医嘱准备好药物	3	一项不符合要求 -1	
	2. 查对药物名称、剂量、浓度、有效期，检查瓶盖有无松动、瓶体有无裂痕及液体性状	5	查对不认真 -1，未查对 -3	
	3. 检查 3L 袋的外包装、输液袋、管道有无破损，并检查有效期	5	查对不认真 -1，未查对 -3	
	4. 经两人核对无误后粘贴输液标签于 3L 袋上	2	未经两人核对 -2	
	5. 按要求使用一次性注射器，手法正确，抽吸药液，不余、不漏、无污染	5	一项不符合要求 -1	
	6. 严格按照医嘱正确使用溶媒，正确注入药物（微量元素和电解质加入氨基酸溶液中；磷酸盐、胰岛素、水溶性维生素加入葡糖糖液中；脂溶性维生素加入脂肪乳剂中）	10	使用溶媒不正确 -5	
	7. 再次查对药物名称、剂量、浓度、有效期	3	未再次核对 -2	
	8. 配置肠外营养剂：把已加入药物的各溶液按葡萄糖、氨基酸、脂肪乳剂的顺序注入 3L 袋内，充分混匀	10	顺序不正确 -3	
	9. 再次核对后，弃去空安瓿	2	未核对 -2	
	输液：			
	1. 推车至患者床前，床边查对姓名、年龄、住院号，向患者解释，协助大小便，取舒适位	6	未查对 -2，查对项目不全每项 -1，未解释 -1，卧位不舒适 -1	
	2.PDA 扫描确认，检查药液及输液器，将 3L 袋挂于输液架上，一次性排气，对光检查	12	一项不符合要求 -2	
	3. 严格执行无菌技术操作，按静脉输液法进行周围静脉或中心静脉穿刺	4	一项操作不符合要求 -2	
	4. 正确调节滴速，一般首日开始滴数为 10 ～ 15 滴 / 分，次日 20 滴 / 分，第三日 25 滴 / 分	12	未调节 -5，调节不正确 -2	
	5. 询问患者感受，将呼叫器放于患者可及位置，交代注意事项	6	一项不符合要求 -2	
	6. 3L 袋在 24h 内输完	2	不符合要求 -2	
	7. 妥善安置患者，整理床单位，分类处理污物用物	3	未整理 -2，漏一件 -1	
	8. 洗手、记录	2	未洗手 / 记录各 -1	

续表

项目	操作流程与标准	分值/分	扣分细则	扣分
评价	1. 操作熟练，符合操作规程 2. 与患者有效沟通，爱伤观念强 3. 按时巡视，注意并发症的监测 4. 3L 袋在 24h 内输完 5. 操作时间：10min	3	酌情扣分 每超时 30s −0.5	

【注意事项】

① 加强配制营养液及静脉穿刺过程中的无菌操作。

② 肠外营养最好现配现用，配制后若暂时不输注，冰箱冷藏，输注前室温下复温后再输，保存时间不超过 24h。

③ 全肠外营养配制顺序：先将葡萄糖液与氨基酸混合，最后将脂肪乳剂缓慢加入混合。

④ 不宜从营养液输入的管路输血、采血。

肠外营养护理技术操作风险防范

一、必需脂肪酸缺乏

1. 发生原因　长期肠外营养，补充脂肪乳剂不足。

2. 临床表现　口唇呈樱桃红色、呼吸加深加快、心率较快、心音较弱、血压偏低、头痛、头晕、嗜睡等，严重者可发生昏迷。

3. 预防

① 配制全营养混合液时，注意成分配比，脂肪和糖 1 ∶ 1，血脂偏高者降低脂肪占比。

② 持续输注葡萄糖时予小剂量胰岛素，促进糖的利用。

4. 处理　静脉营养中，注意给予补充脂肪乳剂，每周 500 ～ 1000mL。

二、代谢性酸中毒

1. 发生原因

① 机体丢失与补充不平衡。

② 体内产酸过多，酸性物质排泄出现障碍。

2. 临床表现　婴幼儿可见到皮肤脱屑、毛发稀疏、免疫力下降、血小板减少；成人血中出现甘油三烯酸，三烯酸与花生四烯酸的比值升高。

3. 预防

① 密切监测水、电解质及酸碱平衡。

② 纠正水、电解质紊乱，恢复有效循环血量。

4. 处理

① 严重酸中毒时，要给予碱性药物治疗。

② 酸中毒常伴高钾血症，可静脉输入高渗葡萄糖液及胰岛素，使钾离子随糖原合成进入细胞。

三、电解质紊乱

1. 发生原因 电解质补充不足，机体丢失过多。

2. 临床表现 肌肉软弱无力、肠道功能减弱、心动过速、心悸、血压下降，低磷血症时四肢无力及关节痛、区域性或指端麻木、言语模糊、神志不清、昏迷，低钙血症表现为下肢肌肉痉挛或抽搐。

3. 预防 动态监测电解质、血糖、血微量元素的变化。

4. 处理

① 根据机体的丢失状况及时予以摄取和补充。

② 出现低磷血症时，应适当补充磷酸盐、维生素、葡萄糖酸钙等。

③ 准确记录 24h 出入量。

四、糖代谢紊乱

1. 发生原因 高血糖和高渗性非酮症昏迷的原因，与外科应急患者对葡萄糖的耐受力及利用率降低、输入葡萄糖浓度过高、速度过快有关。外源性胰岛素用量过大或高浓度葡萄糖输入促使机体持续释放胰岛素，若突然停止输注葡萄糖，可出现低血糖。

2. 临床表现

① 高血糖症：早期可无临床表现，血糖大于 11.1mmol/L；后期可出现尿糖、恶心、呕吐、腹泻、反应迟钝、意识障碍、头痛、嗜睡等；严重者出现抽搐、昏迷，甚至死亡。

② 高渗性非酮症糖尿病昏迷：出现神经精神症状，表现为嗜睡、幻觉、定向障碍偏盲、偏瘫等，最后陷入昏迷；尿糖强阳性，血糖高于 33.3mmol/L，可出现轻的酮症；血尿素氮及肌酐改变。

③ 低血糖：饥饿感、心慌、出冷汗、心动过速、头晕及四肢无力或颤抖，一过性黑矇，意识障碍，甚至昏迷，血糖小于 2.8mmol/L。

3. 预防

① 静脉滴注的高渗液体应均匀在 24h 内输入，少量开始，视血糖、尿糖的波动逐步调整。

② 严密观察导管是否通畅，输注结束用生理盐水正压封管，肠外营养输注导管内不宜输血、抽取血标本，严格交接班。

③ 切忌突然换用无糖溶液，当需停止肠外营养治疗时，应在 48h 内逐渐减量换用。

④ 糖尿病患者应及时给予足量的外源性胰岛素，以防止高渗性非酮症糖尿病昏迷。

4. 处理

① 防止造成脱水，当血糖高于22.2mmol/L，尿量大于100mL/h，需纠正失水。

② 已发生高渗性非酮症糖尿病昏迷时，以纠正脱水为主，降低血糖为辅，给予大量低渗盐水纠正高渗透压状态，加用适量的胰岛素。

③ 发生低血糖时查找原因，如营养液速度过慢，立即加快输液速度，迅速补充葡萄糖；胰岛素使用过量，则调整胰岛素用量。

（贾　青、黄　梅）

第四十一章

静脉采血技术

【适用范围】

抽取一切化验指标对临床诊断具有指导意义的静脉血标本时。

【目的】

为患者采集、留取静脉血标本。

【操作流程】

核对医嘱及试管条形码→核对患者身份→解释→戴手套→患者取舒适体位→评估→选择血管→消毒穿刺部位皮肤→再次核对→嘱患者握拳→穿刺→正确抽血/采血→两松一拔一按压→正确处理针头和血液标本→再次核对化验单、患者、标本→安置患者→观察→交代注意事项→整理用物→洗手、记录→标本送检。

【评分标准】

静脉采血技术操作考核评分标准（100分）

病区______ 姓名______ 考试日期______ 监考人______ 得分______

项目	操作流程与标准	分值/分	扣分细则	扣分
准备	1. 着装整洁，洗手，戴口罩	2	一项不符合要求 -1	
	2. 用物：治疗盘、碘伏、无菌棉签、一次性采血针（注射器）、止血带、真空采血管、胶布、弯盘、试管架、锐器盒、乳胶手套等	4	缺一项 -1	
	3. 检查物品的质量和有效期：包装是否完好，采血针及试管是否在有效期内，采血管盖子是否有松动，试管是否有裂缝等	4	未仔细检查 -2	
操作流程	1. 核对医嘱及试管条形码	4	核对不认真 -2，未核对 -3	
	2. 携用物至床旁，核对患者身份	4	未核对或方式错误 -4	
	3. 向患者解释操作目的、方法，取得配合	4	解释不到位 -2，未解释 -4	
	4. 戴手套	3	未戴手套 -3	
	5. 协助患者取舒适体位	3	患者体位不当 -3	
	6. 评估患者采血部位皮肤和血管情况、意识状态及合作程度	5	未评估采血部位 -2，未评估意识状态、合作程度各 -1	

续表

项目	操作流程与标准	分值/分	扣分细则	扣分
操作流程	7. 选择血管：首选肘前区的肘正中静脉（特殊患者可选其他部位），距穿刺点上方 6cm 扎止血带，止血带末端向上	5	静脉选择不合理 -2，患者手部摆放不合适 -1，未扎止血带 -2，止血带末端向下 -1	
	8. 用碘伏棉签消毒穿刺部位皮肤，从穿刺中心到周围进行环状消毒，直径≥ 5cm，消毒 2 遍，待干	6	消毒手法不对 -1，范围不够 -1，不严密 -1，未待干 -2，横跨无菌区 / 污染一次各 -2	
	9. 再次确认患者身份和化验标签	4	未再次确认 -4	
	10. 嘱患者握拳，真空采血：手持采血针，以针头斜面向上 15° ～ 30° 穿刺皮肤，直到有针头进入静脉的突空感	6	未嘱握拳 -1，穿刺手法错误 -2，一次穿刺失败 -5，有退针动作 -3	
	11. 见回血后，将采血针另一端刺入真空管，保持采血管向下的位置，第一管血流停止，达所需量时，嘱患者松拳，松止血带，再采其它试管 采血针采血顺序：血培养瓶（先抽需氧瓶，后抽厌氧瓶）→无添加剂管（白帽）→添加剂管（蓝帽→黑帽→红帽、橙黄帽→绿帽→紫帽→灰帽） 注射器采血进针后，一只手固定针筒，另一手抽动活塞，抽血至所需量，按要求注入相应试管	12	连接后采血管方向倒过来 -3，采血量不符合要求 -2，采集试管顺序不对 -5，未松止血带 -1，未嘱松拳 -1	
	12. 抽血毕，用干棉签按压穿刺点上方，先拔试管后拔针，拔针后嘱患者局部压迫 5min 以上	7	未用干棉签 -1，试管未拔先拔针 -5，拔针手法错误 -2，未嘱压迫 -1	
	13. 正确处理针头和血液标本，将采血试管轻轻倾倒 8 ～ 10 次	5	未有混匀动作 -3，混匀不到位 -1	
	14. 再次核对化验单、患者、标本	4	核对不全面 -2，未核对 -2	
	15. 安置患者，观察穿刺处皮肤情况，交代注意事项	5	卧位不适 -1，未观察 -2，未交代注意事项 -2	
	16. 整理床单位及用物，按垃圾分类处理用物	3	未整理 -2，垃圾处理不当 -1	
	17. 脱手套，免洗液洗手，记录	4	手套未脱 -1，未洗手 -2，未记录 -1	
	18. 标本及时送检	3	未及时送检 -3	
评价	1. 操作准确、熟练，衔接流畅 2. 操作体现人文关怀 3. 操作时间：7min	3	酌情扣分 每超时 30s -0.5	

【注意事项】

① 严格执行查对制度和无菌操作制度。

② 严禁在输液、输血的针头处抽取血标本，最好在对侧肢体采集；若女性患

者做了乳腺切除术，应在手术对侧手臂采血。

③ 采血时，肘部采血不要拍打患者前臂，结扎止血带的时间以1min为宜，过长可导致血液成分变化影响检验结果。

④ 需要抗凝的血标本，应将血液与抗凝剂混匀。

⑤ 真空管采血时，不可先将真空采血管与采血针头相连，以免试管内负压消失而影响采血。

⑥ 在采血过程中，应当避免导致溶血的因素。

⑦ 同时采集多种血标本时，根据采血管说明书要求依次采集血标本。

⑧ 标本采集后尽快送检，送检过程中避免过度振荡。

静脉采血技术操作风险防范

一、皮下出血

1. 发生原因

①抽血后棉签按压方法不正确。

②抽血后按压时间短。

③上肢浅静脉抽血完毕后上衣衣袖较紧，影响静脉血回流，容易引起皮下出血。

④护士技术不过关，进针手法不当。

2. 临床表现 穿刺部位疼痛、肿胀、有压痛，肉眼可见皮下瘀斑。

3. 预防

①抽血完毕后，用棉签按压3～5min。

②拔针后按压方法：棉签与血管走行垂直按压。

③上衣衣袖过紧者，要脱衣袖后抽血。

④提高抽血技术，掌握进针手法。

4. 处理 早期冷敷，减轻局部充血和出血，3天后热敷可加速皮下出血的吸收。

二、晕针或晕血

1. 发生原因

①患者情绪过度紧张、恐惧等。

②患者处于空腹或饥饿状态。

③患者体位如坐位姿势下抽血易发生晕针。

④疼痛刺激尤其反复穿刺引起剧烈疼痛。

⑤个体差异。

2. 临床表现 晕针或晕血发生时间短，恢复快，一般2～4min后自行缓解。

①先兆期：头晕眼花、心悸、心慌、恶心、四肢无力等。

② 发作期：瞬间昏倒、意识丧失、面色苍白、四肢冰凉、血压下降、心率减慢、脉搏细弱等。

③ 恢复期：神志清楚、全身无力、四肢转暖、面色由苍白转红润、心率及脉搏恢复正常。

3. 预防

①心理疏导，做好解释工作，教会患者放松技巧。

②采血时与患者适当交谈，分散患者的注意力。

③熟练掌握操作技术，操作应轻柔、准确，做到一针见血，减少刺激。

4. 处理

①发生晕针或晕血时，应立即停止采血，迅速将患者抬到空气流通处或吸氧。

②坐位患者立即改为平卧位，以增加脑部供血，指压或针刺水沟（人中）、合谷。

③口服热水或热糖水，适当保暖，数分钟后即可自行缓解。

④老年人或心脏病患者，防止发生心绞痛、心肌梗死或脑部疾病等意外。

三、误抽动脉血

1. 发生原因 部分患者上肢或下肢浅静脉无法抽血时，常在股静脉抽血，当患者过度肥胖或血容量不足，动脉搏动不明显时易误抽股动脉血。

2. 临床表现 如果误抽动脉血，不用回抽血液自动上升到注射器里。血液呈红色，比起静脉血鲜红。

3. 预防

①准确掌握股静脉的解剖位置，即股静脉在股动脉内侧约 0.5cm 处。

② 正确的穿刺方法：洗手后用消毒液消毒左手食指和中指，于股三角区扪及股动脉搏动，用手指加以固定；右手持注射器，针头和皮肤呈直角或 45°，在股动脉内侧 0.5cm 处刺入，见抽出暗红色血，表示已达股静脉。

4. 处理 如抽出为鲜红色血液，即提示穿入股动脉，应立即拔针，紧压穿刺处 5 ～ 10min，至无出血为止，再重新穿刺对侧股静脉进行抽血。

（贾　青、黄　梅）

第四十二章

动脉血气标本采集技术

【适用范围】

需要采集动脉血以做检验用的患者。

【目的】

采集动脉血标本，做血液气体分析，判断患者氧合情况，为治疗提供依据。

【操作流程】

确认有效医嘱→核对患者身份→解释、评估→患者取舒适卧位→戴手套→选择穿刺部位→消毒穿刺部位皮肤，待干→打开一次性采血器/使用注射器和肝素液→再次消毒穿刺部位皮肤→消毒操作者左手食指、中指→固定穿刺部位→再次核对→正确手法进行采血→隔绝空气→避免凝血→穿刺点局部加压止血→再次核对→安置患者→交代注意事项→送检标本→整理用物→洗手、记录。

【评分标准】

动脉血气标本采集技术操作考核评分标准（100 分）

病区______ 姓名______ 考试日期______ 监考人______ 得分______

项目	操作流程与标准	分值/分	扣分细则	扣分
准备	1. 着装整洁，洗手，戴口罩 2. 用物：治疗盘、碘伏、无菌棉签、肝素、一次性注射器、橡皮塞（或一次性动脉血气针）、条码（贴在化验单上）、弯盘、执行单或医嘱本、乳胶手套、防刺盒等，必要时备屏风 检查一次性物品质量	2 4	一项不符合要求 -1 缺一项 -1	
操作流程	1. 确认有效医嘱，携用物至床旁，核对患者身份 2. 向患者解释操作目的、方法，取得配合 3. 评估患者穿刺部位的皮肤情况（有无感染、损伤）及动脉情况（手术史、搏动情况）；了解患者病情、吸氧情况或呼吸机参数的设置；了解患者有无饮热水、洗澡、运动、溶栓治疗等不宜立即进行动脉采血的情况 4. 协助患者取舒适卧位，洗手，戴手套	4 4 6 6	一项不符合要求 -2 解释不到位 -2，未解释 -4 评估及了解少一项 -1，未评估及不了解不得分 一项不符合要求 -2	

续表

项目	操作流程与标准	分值/分	扣分细则	扣分
操作流程	5. 选择穿刺部位（桡动脉穿刺点位于掌侧腕关节上2cm，股动脉穿刺点位于髂前上棘和耻骨结节连线中点处）	8	部位不准确不得分	
	6. 正确进行局部皮肤消毒，范围大于5cm，待干	4	消毒不符合要求 -2，污染一次 -1	
	7. 按要求打开一次性采血器或检查并打开注射器和肝素液，抽取1mL左右肝素，旋转针筒，使肝素能均匀到达针筒内的各部分和针头。握住针筒，针头向上，保持垂直位，排出多余的肝素和气泡，放于治疗盘内	4	检查不全面 -1，未检查 -2，注射器准备不符合要求 -2	
	8. 再次消毒穿刺部位皮肤	3	未再次消毒 -3	
	9. 消毒操作者左手食指、中指（以指腹为中心，圆形消毒至第1指关节）	6	消毒不符合要求 -2，污染一次 -1	
	10. 固定穿刺部位（操作者立于穿刺侧，在已消毒的范围内摸到欲穿刺动脉的搏动最明显处，固定于两指间）	6	定位不准确 -2，污染一次 -1	
	11. 再次核对	3	未再次核对 -3	
	12. 正确手法进行采血［右手持一次性血气采血注射器，在两指间垂直（股动脉）或与动脉（桡动脉）走向呈40°刺入动脉，见有鲜红色回血，达所需量后，左手取消毒干棉签压迫穿刺点，右手快速拔针］	10	未安慰鼓励患者 -1，穿刺手法不对 -2，退针一次 -2，未一针见血 -10，采血量不符合要求 -3	
	13. 隔绝空气（针头拔出后立即刺入软塞，无气泡）	3	未用橡皮塞封闭针头 -3	
	14. 避免凝血（双手搓动注射器，使血液与抗凝剂混匀）	3	未混匀 -3	
	15. 穿刺点局部加压止血5～10min，直至无出血为止	4	按压不正确 -2，未按压不得分	
	16. 再次核对患者身份	3	未核对 -3	
	17. 妥善安置患者，交代注意事项	4	一项不符合要求 -2	
	18. 在血气分析检验单上注明采血时间、是否氧疗、体温，并立即送检标本	4	未注明不得分，未及时送检 -2	
	19. 整理用物，分类处理	2	用物漏一件 -1，未整理 -2	
	20. 脱手套，洗手，记录	4	未洗手 -1，未记录 -3	
评价	1. 操作准确、熟练，查对规范 2. 与患者沟通有效 3. 无菌观念强 4. 操作时间：7min	3	酌情扣分 每超时30s -0.5	

【注意事项】

① 严格执行查对制度和无菌操作原则。

② 桡动脉穿刺点为前臂掌侧腕关节上2cm、动脉搏动明显处；股动脉穿刺点

在腹股沟股动脉搏动明显处。穿刺时，患者取仰卧位，下肢伸直略外展外旋，以充分暴露穿刺部位。新生儿宜选择桡动脉穿刺，因股动脉穿刺垂直进针时易伤及髋关节。

③ 若患者饮热水、洗澡、运动，需休息 30min 后再取血，避免影响检查结果。

④ 血气分析时，注射器内不可留空气，若标本中混入空气，将影响检验结果。

⑤ 采血后应立即送检，一般从标本采集到完成测定，时间不超过 30min，以免影响结果。

⑥ 有出血倾向者慎用动脉穿刺法采集动脉血标本。

动脉血气标本采集操作风险防范

一、皮下血肿

1. 发生原因

① 穿刺技术不当致血管损伤。

② 抽血完毕后按压时间及压力不够。

③ 老年患者血管脆性大、弹性差。

④ 患者凝血功能不好或使用抗凝血药。

2. 临床表现 穿刺点周围皮肤苍白、毛孔增大，皮下肿大边界清楚。次日，穿刺点周围皮肤青紫，肿块边界不清，水肿加剧；患者局部疼痛、灼热、活动受限。如股动脉反复穿刺出血致腹腔血肿时，患者有休克表现，如皮肤湿冷、血压下降、脉搏细速等，患者自觉难以忍受的疼痛，腹腔穿刺抽出鲜血。

3. 预防

① 加强穿刺基本功的训练，掌握穿刺技能。

② 掌握进针的角度和深度，徐徐进入，防止穿刺动脉后壁，引起出血。

③ 严重凝血机制障碍者避免动脉穿刺。

④ 采血成功后，穿刺处按压至少 5 ～ 10min。

⑤ 避免反复穿刺，造成出血不止。

4. 处理

① 如血肿轻微，肿胀局限，不影响血流，可暂不处理；若肿胀加剧或血流量＜ 100mL/min，立即按压穿刺点并用 50% 硫酸镁湿敷。

② 压迫止血无效时加压包扎 5 ～ 10min 或用小沙袋压迫 10min，直至不出血。

③ 24 ～ 48h 内采用冰敷使局部血管收缩利于止血，48h 后采用热敷促进血肿吸收，50% 的硫酸镁可使血肿消退，疼痛减轻。

④ 血肿形成 48h 后，可用微波治疗仪局部照射，有利于血肿吸收，疼痛减轻。

⑤ 内服、外用活血化瘀中药。

二、感染

1. 发生原因

① 未严格执行无菌操作。

② 置管时间长或动脉导管留置期间未有效消毒。

③ 动脉穿刺点未完全结痂前，有污染的液体渗入针眼。

2. 临床表现 穿刺部位皮肤有红、肿、热、痛；严重者有脓肿形成；个别患者会出现全身的症状，如高热、血液和导管培养有细菌生长。

3. 预防

① 穿刺时严格遵守无菌操作原则，遵守操作规程，所使用的穿刺针、导丝、导管均应严格消毒，确保无菌；穿刺时怀疑有污染应立即更换，穿刺点皮肤每日用碘伏消毒并更换无菌敷料。

② 穿刺前认真选择血管，避免在有皮肤感染的部位穿刺。

③ 拔除导管时，严格消毒穿刺部位，切实压迫止血，无菌纱布覆盖，弹力绷带包扎。

4. 处理

① 动脉插管者，病情稳定后应尽快拔出动脉插管；如怀疑存在导管感染应立即拔除导管并送检。

② 对因处理，根据医嘱使用抗生素抗感染。

三、筋膜间隔综合征及桡神经损伤

1. 发生原因 桡动脉穿刺后按压不正确致出血，使筋膜间室内容物体积增加，间室内组织压升高，压迫神经所致。

2. 临床表现

① 疼痛：随着病情发展疼痛加剧。

② 肿胀及压痛：肿胀肢体发凉，皮肤发亮，有光泽，张力增高，肌肉变硬，局部广泛性压痛。

③ 运动和感觉障碍：表现为感觉过敏、减退或消失；垂腕、鹰爪状。

④ 脉搏消失、肌肉坏死挛缩。

3. 预防

① 加强穿刺基本功的训练，掌握穿刺技能。

② 严重凝血机制障碍者避免动脉穿刺。

③ 采血成功后，按压穿刺处 5 ～ 10min。

4. 处理

① 止痛：利多卡因臂丛麻醉，或肌内注射止痛药物如曲马多等。

② 注意观察血运、感觉、运动情况，如双侧温差在 3℃以上，皮肤颜色苍白，感觉异常，运动障碍，及时联系骨科医生做适当处理，必要时手术。

③ 若保守治疗无效时，可行筋膜室内压力测定，大于 30mmHg 时应告知医生，

行筋膜间室切开减张术。

四、假性动脉瘤形成

假性动脉瘤是指经过反复的、多次桡动脉或足背动脉穿刺后，血流通过破裂处进入周围组织而形成血肿，表面被内皮覆盖，是一种由内皮覆盖的血肿。

1. 发生原因 反复穿刺、出血，动脉断裂，伤口小而曲折，血液不能流出，血肿与动脉管腔相通，形成局部搏动性血肿，伤后 4 ～ 6 周，血肿机化形成外壁，内面为动脉内膜延伸而来的内皮细胞，形成假性动脉瘤。

2. 临床表现 假性动脉瘤易活动，血管表浅、管壁薄、突出皮肤表面。局部有肿块并有“膨胀性”搏动，肿块可触及收缩期细震颤，听到收缩期杂音。检查时指压肿块近侧动脉，肿块缩小，紧张度减低并停止搏动。

3. 预防

① 避免在同一部位重复穿刺，以防瘢痕形成。

② 穿刺后动脉有少量出血时，采用无菌敷料按压出血部位，并用胶布加压、固定，随时观察出血量及是否出血。

③ 做好宣教：动脉穿刺后用 60 ～ 70℃的湿毛巾热敷，每天一次，每次 20min，热敷时避免烫伤。

4. 处理

① 若有小的足背动脉瘤形成，嘱其穿宽松、软质面的鞋，以防瘤体受摩擦破裂出血。

② 假性动脉瘤较大而影响功能者，手术修补。

五、动脉痉挛

1. 发生原因

① 动脉外膜中交感神经过度兴奋，动脉壁平滑肌持续收缩，血管呈细索条状，血管内血流减少甚至完全阻塞而发生痉挛。

② 穿刺时碰触神经，疼痛剧烈，反射性动脉痉挛。

2. 临床表现 远侧动脉搏动减弱或消失，肢体麻木、发冷、苍白，而局部无大出血或张力性血肿，长时间血管痉挛可致血管栓塞。

3. 预防 穿刺针头确定在血管内，暂停抽血，待血流渐进增加后再行抽血，避免反复穿刺。

4. 处理 穿刺未成功，拔针暂停穿刺，热敷局部血管，待痉挛解除后再行动脉穿刺。

六、血栓形成

1. 发生原因

① 插管过程中未及时用抗凝剂，或用量较少，导管停留时间过长。

② 多次穿刺，动脉内膜损伤、粗糙，血流通过此处血小板易凝集。

③ 患者消瘦、皮下脂肪少，拔针后压迫用力不当，压迫过重致血流减慢或中

断，形成血栓。

2. 临床表现 穿刺端肢体疼痛、无力，穿刺处皮肤青紫或苍白，皮温下降，足背动脉搏动减弱或消失。

3. 预防

① 减少同一穿刺点的穿刺次数。

② 拔针后，压迫穿刺点力度适中，压迫时以指腹仍有动脉搏动为宜，做到伤口既不渗血，动脉血流又保持通畅。

4. 处理 若血栓形成可静脉插管行尿激酶溶栓治疗。

七、穿刺口大出血

1. 发生原因 穿刺后患者患肢过早活动。

2. 临床表现 穿刺孔处有大量血液流出；出血量大的患者出现面色苍白、出冷汗、血压下降等。

3. 预防 穿刺后按压穿刺点 5 ～ 10min 并嘱患者勿过早下床活动。

4. 处理

① 出现穿刺口大量出血，立即让患者平卧，戴无菌手套，用无菌敷料将明胶海绵按压于穿刺点处，直至不出血为止。

② 出血量大时输注血制品。

八、穿刺困难

1. 发生原因 多见于休克患者的穿刺，原因为休克患者血管充盈度差，血管收缩、痉挛，脉搏细弱无力，血黏度增高。

2. 临床表现 动脉穿刺时回抽无鲜红血液。

3. 预防

① 心理护理：对患者做好安慰解释，消除恐惧，护理人员自身调整好心理状态。

② 熟悉动脉穿刺血管位置，掌握血管走行及深度。

③ 具有良好的基本功，熟练操作技术。

④ 对于脆性增加的血管，在穿刺操作时，动作应轻柔仔细，避免反复多次穿刺，以防出血。

⑤ 对于血液高凝的患者，注意有效抗凝，确认穿刺成功后迅速回抽血液，防止针头阻塞致穿刺失败。

4. 处理 对于休克患者应补充血容量，配以血管活性药物，保证血压到达理想水平，可触及理想动脉搏动时再行穿刺。

（贾　青、黄　梅）

第四十三章

痰标本采集法

【适用范围】

① 需要留取痰液行细菌、寄生虫卵、癌细胞检测的患者。

② 需要留取 24h 痰液行痰量或其内容物检测的患者。

【目的】

① 痰常规标本、痰培养标本采集法：检查痰液中的细菌、寄生虫卵和癌细胞。

② 24h 痰标本：检查一日痰量，观察痰的性状、颜色、量、气味及内容物（虫卵计数）或浓缩查结核杆菌，协助诊断。

【操作流程】

核对患者身份→解释、评估→患者取舒适卧位→观察口腔黏膜及咽部→根据医嘱收集痰标本（漱口后留取）→观察痰液→再次核对→洗手，记录→送检标本。

【评分标准】

痰标本采集法操作考核评分标准（100 分）

病区______ 姓名______ 考试日期______ 监考人______ 得分______

项目	操作流程与标准	分值/分	扣分细则	扣分
准备	1. 着装整洁，洗手，戴口罩	3	一项不合要求 -1	
	2. 用物：漱口溶液、贴好条形码的一次性痰杯（无菌培养皿或痰杯、集痰器）、纸巾、手电筒、负压吸引器等	5	缺一项 -1	
	3. 环境安静、清洁	2	一项不合要求 -1	
操作流程	1. 备齐用物，携至床旁，核对患者身份、标本条码，PDA 扫描	6	一项不符合要求 -2，查对不认真 -2，未查对 -3	
	2. 向患者解释操作目的，说明留取痰液的方法；评估患者身体状况、合作程度	6	解释不到位 -2，未解释 -6，评估少一项 -1，未评估不得分	
	3. 患者体位正确、舒适	4	一项不符合要求 -2	
	4. 观察患者口腔黏膜及咽部有无异常	5	少观察一项 -2	
	5. 根据医嘱收集痰标本	6	未据医嘱留取标本不得分	
	（1）常规痰标本、痰培养标本采集			

续表

项目	操作流程与标准	分值/分	扣分细则	扣分
操作流程	①清醒者晨起后漱口，深呼吸数次后用力咳出气管深处的痰液（晨起第一口痰），盛于痰杯内送检	10	未协助漱口 -3，未指导 -3，指导不全面 -2	
	②无法咳嗽或不合作者，经肺部叩击后戴无菌手套，将集痰器分别连接吸引器和吸痰管，按吸痰法将痰吸入集痰器内，加盖。注意无菌操作，避免污染标本	10	标本不符合要求 -5，容器不符合要求 -5	
	③协助患者漱口，纸巾擦净口周	4	一项不符合要求 -2	
	（2）24 小时痰标本采集			
	①痰容器内加一定量的水，注明留痰起止时间	6	未加水 -3，未注明 -5	
	②从晨起（7 点）漱口后第一口痰开始留取，至次日晨起（7 点）漱口后第一口痰结束，将 24h 的痰液全部吐入痰杯中，不可将唾液、漱口水、鼻涕等混入	10	未指导 -3，指导不全面 -2，标本不符合要求 -3，容器不符合要求 -3	
	6. 观察痰液的颜色、性质、量	5	未观察 -5	
	7. 再次核对	3	未核对 -3	
	8. 洗手，记录（痰液的外观和性状；24h 痰标本应记录总量）	4	未洗手 / 记录各 -2	
	9. 电脑传送标本，及时送检	6	一项不符合要求 -3	
评价	1. 动作轻巧，操作准确、熟练，查对规范	5	酌情扣分	
	2. 沟通有效，体现人文关怀			
	3. 患者感觉舒适			
	4. 操作时间：5min		每超时 30s-0.5	

【注意事项】

① 常规标本、痰培养标本采集时间一般以清晨较好，最好在使用抗菌药前，且以第一口痰为佳，痰标本量不少于 1mL；24h 痰标本应记录总量。

② 痰液黏稠者可经雾化吸入使痰液易于咳出。不可将唾液、漱口水、鼻涕等混入标本中。

③ 对于无法自然咳痰者可用无菌吸痰管抽取气管深部分泌物，注意避免污染。

④ 对可疑烈性呼吸道传染病的患者采集检验标本时，必须注意安全防护。

⑤ 痰标本及时送检，要求 1h 内送到检验科。

痰标本采集法操作风险防范

一、假阴性

1. 发生原因

① 采集痰标本前未漱口或痰标本混入鼻涕、唾液。

② 痰标本未能及时送检，留取时间＞ 2h。

2. 临床表现 假阴性报告。

3. 预防

① 做好解释工作，取得配合，如采集前漱口，避免鼻涕、唾液进入，减少口腔寄生菌的污染，咳出深部的痰液等。

② 选择合适采集时间，在清晨痰较多时最容易采集到阳性痰菌。

③ 采集到标本后，观察该采集物是否是痰液。

④ 及时送检，减少污染机会。

4. 处理 次日留取痰标本进行复检。

二、痰标本留取困难

1. 发生原因 患者咳痰无力；痰液黏稠；患者处于昏迷状态。

2. 临床表现 重症、年老体弱者咳嗽无力，不能自行留取痰标本。

3. 预防

① 留取痰标本前评估患者身体状况，评估患者能否自行咳痰。

② 对于有痰而无力咳出者，需协助患者叩背，有利于痰液的排出。

4. 处理

① 对于痰液黏稠者，先进行雾化吸入，以稀释痰液。

② 对于经过胸部物理疗法协助咳痰仍不能取得的患者或者非清醒患者，选择一次性吸痰管吸引采集法。

（贾　青、康　岩）

第四十四章

咽拭子标本采集法

【适用范围】

需要采集咽部、扁桃体分泌物以做检验用的患者。

【目的】

取咽部及扁桃体分泌物做细菌培养或病毒分离，有助于白喉、化脓性扁桃体炎、急性咽喉炎等的诊断。

【操作流程】

确认有效医嘱→核对患者身份→解释、评估→患者取舒适卧位→漱口→点燃酒精灯→再次核对→暴露咽喉部→擦拭两侧腭弓、咽及扁桃体上的分泌物→消毒→塞紧试管口→熄灭酒精灯→再次核对→送检标本→安置患者→交代注意事项→整理用物→洗手，记录。

【评分标准】

咽拭子标本采集法操作考核评分标准（100分）

病区______ 姓名______ 考试日期______ 监考人______ 得分______

项目	操作流程与标准	分值/分	扣分细则	扣分
准备	1. 着装整洁，修剪指甲，洗手，戴口罩	2	一项不合要求 -1	
	2. 用物：贴好条码的无菌咽拭子培养管、酒精灯、打火机、治疗碗（内盛温开水）、压舌板、手电筒、吸管、弯盘、纸巾等	5	缺一项 -1	
	3. 环境清洁、安静，室温适宜，光线充足	2	一项不合要求 -1	
操作流程	1. 确认医嘱单、无菌咽拭子培养试管以及条形码一致	5	核对不认真 -2，未核对 -3	
	2. 备齐用物，携至床旁，核对患者身份	5	查对不认真 -2，未查对 -4	
	3. 向患者及家属解释咽拭子标本采集的目的、方法、注意事项及配合要点	4	解释不到位 -2，未解释 -4	
	4. 评估患者的年龄、病情、治疗情况、心理状态及合作程度，评估患者口腔黏膜及咽部感染情况	5	评估少一项 -1，未评估不得分	

续表

项目	操作流程与标准	分值/分	扣分细则	扣分
操作流程	5. 协助患者取舒适卧位（进食 2h 后再留取标本）	3	一项不合要求 -1	
	6. 协助患者温水漱口	4	未协助漱口 -4	
	7. 点燃酒精灯（适时给予鼓励）	4	未用酒精灯 -4	
	8. 再次核对	3	未核对 -3	
	9. 嘱患者张口，发“啊”音，必要时使用压舌板	5	指导不到位 -2，未指导 -5	
	10. 按无菌操作要求从培养试管中取出无菌长棉签，用无菌长棉签轻柔、迅速地擦拭两侧腭弓、咽及扁桃体上的分泌物（做真菌培养时必要时在口腔溃疡面取分泌物）	15	操作手法不正确 -5，漏掉一处 -5，擦拭不到位一处 -3，污染一次 -5	
	11. 将试管口和塞子在酒精灯火焰上烧灼	8	消毒位置不正确 -3，未消毒 -5	
	12. 将棉签插入试管中，再次烧灼试管口后塞紧试管塞子	8	消毒位置不正确 -3，未消毒 -5	
	13. 熄灭酒精灯	3	未熄灭酒精灯 -3	
	14. 再次核对	3	未核对 -3	
	15. 注明标本留取时间，及时送检	6	一项不合要求 -3	
	16. 协助患者取舒适卧位，交代注意事项	4	卧位不适 -1，交代不全 -1，未交代 -2	
	17. 整理床单位及用物，洗手、记录	3	一项不符合要求 -1	
评价	1. 动作轻巧，操作准确、熟练，查对规范 2. 沟通有效，体现人文关怀 3. 无菌观念强	3	酌情扣分	
	4. 操作时间：5min		每超时 30s -0.5	

【注意事项】

① 采集时为防止呕吐，应避免在患者进食后 2h 内进行，动作要轻稳、敏捷，防止引起患者不适。

② 做真菌培养时，须在口腔溃疡面上采集分泌物。

③ 最好在使用抗菌药物治疗前采集标本。

④ 注意棉签不要触及其他部位，防止污染标本，影响检验结果。

⑤ 采集后要及时送检。

咽拭子标本采集法操作风险防范

一、恶心、呕吐

1. 发生原因

① 患者情绪过度紧张、恐惧等。

② 未在进食 2h 后采集标本。

③ 操作者动作不熟练、缓慢，动作不轻柔。

2. 临床表现 恶心、心率加快、心悸、胸闷、呕吐。

3. 预防

① 采集前做好解释工作，取得配合。

② 避免在进食 2h 内留取标本。

③ 动作应敏捷而轻柔，避免刺激咽部引起恶心、呕吐。

4. 处理 边安慰患者边尽快结束标本采集，给予心理支持，缓解紧张情绪。

二、标本污染

1. 发生原因

① 收集容器不符合无菌要求。

② 患者未用温水漱口。

③ 操作者未严格按照无菌操作标准采集标本。

2. 预防

① 收集容器应符合无菌要求。

② 棉签不要触及试管口及其他部位，避免标本被污染，影响检验结果。

③ 采集过程中，容器应保持无菌状态。

④ 标本采集后及时送检。

3. 处理 次日严格按照标本无菌采集规范重采集标本。

（贾　青、康　岩）

第四十五章

尿标本采集法

【适用范围】

需要采集尿标本做物理、化学、细菌学等检查，以了解病情、协助诊断或观察疗效的患者。

【目的】

① 尿常规标本：用于检查尿液的颜色、透明度，测定比重，检查有无细胞和管型，并做尿蛋白和尿糖定性检测等。

② 尿培养标本：用于细菌培养或细菌敏感试验，以了解病情，协助临床诊断和治疗。

③ 12h 或 24h 尿标本：用于各种尿生化检查和尿浓缩查结核杆菌等检查。

【操作流程】

确认有效医嘱→核对患者身份→解释、评估→患者取舒适卧位→根据医嘱正确收集尿液标本→再次核对→送检标本→安置患者→整理用物→洗手，记录。

【评分标准】

尿标本采集法操作考核评分标准（100 分）

病区______ 姓名______ 考试日期______ 监考人______ 得分______

项目	操作流程与标准	分值/分	扣分细则	扣分
准备	1. 着装整洁，洗手，戴口罩	2	一项不符合要求 -1	
	2. 用物：一次性尿常规试管、一次性尿杯、量杯、集尿瓶、防腐剂、无菌标本容器、无菌手套、便盆、无菌生理盐水、会阴护理包等，必要时备导尿包或一次性注射器及无菌棉签	6	缺一项 -1	
	3. 病室清洁、温度适宜	2	一项不符合要求 -1	
操作流程	1. 确认有效医嘱，并根据检验的目的选择适当容器（贴标识）	6	一项不符合要求 -2	
	2. 携用物至床旁，核对患者身份，向患者和家属解释，取得理解和配合，讲解留取尿标本的方法	6	未核对 -2，解释不到位 -2，未解释 -4	
	3. 评估患者的病情、临床诊断、意识状态、心理状态及合作能力等	4	未评估 -4，评估不全面 -2	

续表

项目	操作流程与标准	分值/分	扣分细则	扣分
操作流程	4. 协助患者取舒适卧位，关闭门窗	4	一项不符合要求 -1	
	5. 根据医嘱正确收集尿液标本			
	(1) 未留置导尿者尿标本采集：嘱患者彻底清洁会阴部，留取中段晨尿 10mL 于一次性尿杯中，再倒入尿标本容器内	20	标本不符合要求 -10，未清洁外阴 -5，污染 -10，留取方法不正确 -10	
	(2) 留置导尿者尿标本采集：用碘伏消毒尿道口处的导尿管壁，用无菌注射器斜穿管壁抽吸尿液。或拔去集尿袋，消毒横切面，弃去导尿管前段尿液，留无污染的尿液至少 10mL 送检			
	(3) 12h 或 24h 尿标本采集（尿蛋白定量、ACR） ①给予患者尿试管及塑料量杯，指导患者及家属准备集尿瓶（带盖塑料桶） ②留取 12h 尿标本：嘱患者于 19:00 排空膀胱后（加防腐剂于塑料桶内）留取尿液，至次晨 7:00 留取最后一次尿液 留取 24h 尿标本：嘱患者于 7:00 排空膀胱后（加防腐剂于塑料桶内），开始留取尿液，至次日晨 7:00 留取最后一次尿液	20	未指导 -10，指导不到位 -5，容器不符合要求 -10，未加防腐剂 -10，未混匀 -5，留取时间不正确 -10	
	③留取最后一次尿液后，测量 12h 或 24h 的尿液总量，用注射器抽取 10mL 放于尿试管中，并将尿总量记录在尿试管上	6	抽取尿液方法不正确 -2，测量尿液总量不正确 -2，未记录 -2	
	6. 送检前应再次核对标本标签与患者是否相符	5	未再次核对 -5	
	7. 标本及时送检（尿培养须立即送检以避免室温下耽搁致尿内细菌浓度增加）	5	未及时送检 -5	
	8. 女性患者留取尿标本应避开经期（口述）	3	未口述 -5	
	9. 整理床单位，妥善安置患者，分类处理污物用物	3	一项不符合要求 -1	
	10. 洗手，电脑传送标本，记录	4	一项不符合要求 -2	
评价	1. 操作准确、熟练，查对规范 2. 与患者沟通有效 3. 爱伤观念强	4	酌情扣分	
	4. 操作时间：8min		每超时 30s -0.5	

【注意事项】

① 女患者月经期不宜留取尿标本。

② 会阴部分泌物过多时，应先清洁或冲洗会阴后再留取。

③ 做早孕诊断试验应留取晨尿。

④ 避免经血、白带、精液、粪便或其他异物混入标本。

⑤ 选择在应用抗生素前留取尿培养标本。

⑥ 不能留取尿袋中的尿液标本送检。

⑦ 留取尿标本前不宜过多饮水。

⑧ 留取尿培养标本时，应严格执行无菌操作，防止标本污染，影响检验结果。

⑨ 留取 12h 或 24h 尿标本，集尿瓶应放在阴凉处，根据检验项目要求在瓶内加防腐剂，防腐剂应在患者留尿液后加入，不可将便纸等物混入。

（贾　青、康　岩）

下篇

专科护理技术

第一章

轴线翻身护理

【适用范围】

脊椎损伤及脊椎手术后的患者。

【目的】

① 协助颅骨牵引、脊椎损伤、脊椎手术的患者在床上翻身。

② 预防脊椎再损伤。

③ 预防压疮，增加患者舒适感。

【操作流程】

核对患者身份→解释、评估→移开床旁桌椅→去枕，松开被尾→妥善固定伤口及各种管道→患者仰卧，双手交叉放于胸前，屈膝→将患者移至近侧床缘→正确手法翻身→翻身时保持脊柱平直→翻身角度不超过60°→观察受压处皮肤→正确放置软枕→关节保持功能位→管道保持通畅→整理床单位→交代注意事项→洗手，记录。

【评分标准】

轴线翻身护理技术操作考核评分标准（100分）

病区______ 姓名______ 考试日期______ 监考人______ 得分______

项目	操作流程与标准	分值/分	扣分细则	扣分
准备	1. 按要求着装，洗手，戴口罩	2	一项不符合要求 -1	
	2. 护士：视患者情况决定护士人数	2	未评判 -2	
	3. 用物：护理车、翻身枕两个、翻身记录卡等	3	缺一项 -1	
	4. 环境：整洁、安静、温度适宜、光线充足，必要时进行遮挡	2	一项不符合要求 -1	
操作流程	1. 携用物至床旁，核对患者身份	4	未核对 -3	
	2. 向患者解释操作目的，取得理解和配合	4	解释不到位 -2，未解释 -4	
	3. 评估患者病情、意识、伤口和引流管情况及床单位是否整洁干燥。检查患者肢体活动、感觉状态及配合能力	6	评估不全面 -1，未评估不得分	
	4. 移开床旁桌椅，固定床脚刹车	4	一项不符合要求 -2	
	5. 去枕，松开被尾，注意遮挡	3	未去枕 -1，未松开被尾 -1，未遮挡 -1	

续表

项目	操作流程与标准	分值/分	扣分细则	扣分
操作流程	6. 妥善固定伤口及各种管道	5	未固定伤口及管道 -5	
	7. 协助患者仰卧，双手交叉放于胸前，屈膝	4	卧位不适 -2	
	8. 正确方法翻身：两名护士站于患者同侧，双手分别置于患者肩部、背部、腰部、臀部。将患者平移至操作者同侧一侧床旁，翻转至侧卧位	8	一项不符合要求 -2	
	有颈椎损伤时由三人完成操作，一护士固定患者头部。翻身时由一人发口令，其他人同时翻转	6	一项不符合要求 -2	
	9. 翻转时保持患者的头、颈、腰、髋部在同一水平线，脊柱平直	6	一项不符合要求 -2	
	10. 翻身角度不超过 60°，注意保暖并防止坠床	6	翻身角度不符合要求不得分	
	11. 翻身过程中询问患者感受，适时给予安慰鼓励	4	未询问 -2，未安慰鼓励 -2	
	12. 观察受压背、臀皮肤有无发红破损	5	未观察 -5	
	13. 一软枕放于患者背部支撑身体，另一软枕置于两膝间	6	一项不符合要求 -2	
	14. 检查患者肢体各关节保持功能位；各种管道保持通畅	6	未维持关节功能位 -3，管道固定不合要求 -3	
	15. 整理床单位，交代注意事项	4	未整理 -2，未交代 -2	
	16. 洗手，记录（翻身时间及皮肤状况）	4	一项不符合要求 -2	
评价	1. 操作熟练，有爱伤观念 2. 操作体现人文关怀 3. 护理过程安全，皮肤无损伤，无并发症发生	6	酌情扣分	
	4. 操作时间：7min		每超时 30s -0.5	

【注意事项】

① 翻转患者时，应注意保持脊椎平直，以维持脊柱的正确生理弯度，避免由于躯干扭曲，加重脊柱骨折、脊髓损伤和关节脱位。翻身角度不可超过 60°，避免由于脊柱负重增大而引起关节突骨折。

② 患者有颈椎损伤时，勿扭曲或者旋转患者的头部，以免加重神经损伤引起呼吸肌麻痹而死亡。

③ 翻身时注意保暖并防止坠床。

④ 准确记录翻身时间。

轴线翻身护理技术操作风险防范

脊柱骨折、脊髓损伤加重

1. 发生原因

① 脊柱损伤导致脊髓结构与功能的不稳定，容易发生继发性损伤。

② 翻身时用力过快过猛。

2. 临床表现 在翻身过程中局部疼痛加重，椎旁肌紧张明显，骨折处畸形加重，肌力、感觉减退，颈椎骨折者可引起呼吸功能改变甚至危及生命。

3. 预防

① 翻身前与患者有效沟通，使其能够放松、配合。

② 护士应详细了解患者病情，翻身前仔细评估肌力、感觉及大小便情况。

③ 翻身时两人或三人配合默契，动作一致，保持脊柱在一条直线上，翻身角度不超过 60°。

4. 处理

① 立即让患者平卧。

② 检查肌力、感觉情况并与之前比较。

③ 立即通知医生，必要时拍片检查。

④ 颈椎骨折患者出现呼吸困难时立即给予高流量吸氧，必要时使用简易呼吸器辅助呼吸，准备好抢救物品。

⑤ 按医嘱给予止痛、脱水及神经保护药。

（贾　青、康　岩）

第二章

良肢位摆放

【适用范围】

脑卒中早期康复的患者。

【目的】

① 早期良肢位摆放可为后期康复治疗打下良好的基础，不同程度地降低致残率，促进运动功能恢复，为家庭和社会减轻负担，提高患者的生活质量。

② 有效预防继发及废用综合征的发生，预防肩手综合征、肩关节脱位等。

③ 有效预防关节挛缩、肌萎缩、足内翻、肩关节半脱位。

【操作流程】

核对患者身份→解释、评估→固定床脚刹车→妥善固定管道→松开床尾盖被，拉起对侧床档→根据评估结果，正确摆放良肢位→注意观察患者的面色并询问其感受→妥善固定管道→交代注意事项→整理床单位→洗手、记录。

【评分标准】

良肢位摆放操作考核评分标准（100 分）

病区______ 姓名______ 考试日期______ 监考人______ 得分______

项目	操作流程与标准	分值/分	扣分细则	扣分
准备	1. 按要求着装，洗手，戴口罩 2. 用物：护理车、垫枕三个、小方枕数个等 3. 环境：整洁、安静、温度适宜、光线充足，必要时进行遮挡	2 2 2	一项不符合要求 -1 缺一项 -1 一项不符合要求 -1	
操作流程	1. 备齐用物，携至床旁，核对患者身份 2. 向患者解释操作目的，评估患者皮肤情况及有无压疮的危险因素，了解患者病情、意识状态及配合能力 3. 固定好床脚刹车，妥善固定各种管道 4. 松开床尾盖被，拉起对侧床档 5. 根据评估结果决定患者良肢位摆放 （1）仰卧位	2 4 4 3 2	未核对 -2 未解释 -2，未评估一项 -1 未固定脚刹车 / 管道各 -2 未松开床尾盖被 -1，未拉床档 -2 未根据评估结果摆放 -2	

续表

项目	操作流程与标准	分值/分	扣分细则	扣分
操作流程	①患者头下置一枕头，面部朝向患侧	4	头下未放枕头 -2	
	②将患者转向健侧，置垫枕于脊柱患侧处，使肩稍垫高，上肢伸展稍外展置于枕上，防止肩后缩	6	未转向健侧 -1，未置垫枕于脊柱处 -3，上肢未外展 -2	
	③患肢前臂旋后，手掌心向上，手指伸开，拇指指向外方	6	掌心未向上 -4，手指未伸开 -3	
	④患髋及大腿下垫枕，以防止患侧骨盆后缩，枕头外缘卷起可防止髋关节外展、外旋，枕头角支撑膝关节呈轻度屈曲位	4	一项不符合要求 -1	
	⑤足底不应放置任何东西，防止诱导不必要的伸肌模式的反射活动	4	未检查足底是否放置物品 -4	
	(2) 健侧卧位			
	①健侧在下，患侧在上，患者头部垫枕	4	头部未垫枕 -1	
	②患侧上肢下垫一个枕头，患侧肩胛带充分前伸，肩前屈 90°～130°，肘和腕伸展，前臂旋前，腕关节背伸	6	未在上肢下垫枕头 -1，肩未前屈 90°～130° -3，腕关节未背伸 -2	
	③患侧髋、膝关节呈自然半屈曲位，置另一枕上，患足与小腿尽量保持垂直位，足不要悬空	6	髋、膝关节未呈自然半屈曲位 -2，足与小腿未垂直 -1，足未悬空 -1	
	④身后可放置枕头支撑，有利于身体放松	3	身后未放枕头 -3	
	⑤健侧下肢平放在床上，轻度伸髋，稍屈膝	3	下肢摆放不合理 -3	
	(3) 患侧卧位			
	①患侧在下，健侧在上。躯干稍向后旋转，后背用枕头支撑	4	躯干未向后旋转 -1	
	②患侧上肢前伸，使肩部向前，以避免肩部受压和后缩；患肘伸展，前臂旋后	6	肩部未向前 -2，前臂未旋后 -2	
	③手指张开，掌心向上	3	掌心未向上 -3	
	④健侧上肢置于身体上或稍后方	3	上肢摆放不合理 -1	
	⑤患髋伸展，膝略屈曲。健侧下肢屈曲置于前面的枕头上	3	下肢摆放不合理 -3	
	6. 操作过程中，应注意观察患者的面色并询问其感受，适时安慰鼓励患者	6	未观察患者面色 -3，未询问 -3，未安慰患者 -2，	
	7. 妥善固定各种管道，交代注意事项	4	未固定导管 -2，交代不全 -2	
	8. 整理床单位，洗手、记录	2	一项不符合要求 -1	
评价	1. 操作熟练、熟练，患者卧位舒适 2. 与患者沟通有效 3. 爱伤观念 4. 操作时间：7min	2	酌情扣分 每超时 30s -0.5	

【注意事项】

① 鼓励患侧卧位，适当健侧卧位，尽可能少采用仰卧位，应尽量避免半卧位，

保持正确的坐姿。

② 一般建议每2h变换一次患者的体位，当患者能在床上翻身或主动移动时，可适当改变间隔时间。

③ 患侧卧位时，躯干应稍稍后仰，患侧肩部略向前伸，避免患侧肩部过多承受身体压力而引起疼痛；保持患侧肩胛骨前伸位时，不能直接牵拉患侧上肢，避免对患侧肩关节的损伤；健侧下肢处垫枕位置应靠前，患侧下肢伸展。

④ 健侧卧位时，患肢手腕呈背伸位，防止手屈曲在枕头边缘，避免出现腕部悬空；患足不能内翻悬在枕头边缘。

（贾　青、康　岩）

第三章

踝泵运动技术

【适用范围】

昏迷、麻痹、手术后患者，完全卧床休息。

【目的】

① 促进血液循环消除肿胀。

② 有效预防下肢深静脉血栓发生。

③ 活动小腿肌肉，增强肌力。

④ 避免肌肉萎缩、韧带挛缩变形，避免关节僵硬导致足下垂。

⑤ 充分发挥肢体的残存功能，使其发挥最大潜能。

【操作流程】

核对患者身份→解释、评估→患者取坐位或平卧位，下肢伸展→一组踝关节的屈伸运动（背伸一侧肢体踝关节，至最大限度时保持 5 ～ 10s →跖屈一侧肢体踝关节，至最大限度时保持 5 ～ 10s →放松）→一组踝关节的环绕活动（一侧肢体以踝关节为中心，360° 旋转踝关节→放松）→指导患者运动的频次→安置患者→洗手、记录。

【评分标准】

踝泵运动技术操作考核评分标准（100 分）

病区______ 姓名______ 考试日期______ 监考人______ 得分______

项目	操作流程与标准	分值/分	扣分细则	扣分
准备	1. 按要求着装，洗手 2. 用物：快速手消毒液等 检查快速手消毒液是否在有效期内	2 2	一项不符合要求 -1 未准备 -1	
操作流程	1. 核对患者身份 2. 向患者解释操作目的，评估患者病情、生命体征、疼痛的情况（疼痛评分≤ 3，即可指导患者进行运动）、末梢血供等 3. 协助患者取坐位或平卧位，下肢伸展，大腿放松	3 6 6	未核对 -3 未做解释 -2，漏评估一项 -1 卧位不适 -3，未协助患者摆体位 -5	

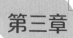

续表

项目	操作流程与标准	分值/分	扣分细则	扣分
操作流程	4. 一组踝关节的屈伸运动			
	①指导患者背伸一侧肢体踝关节，至最大限度时保持 5 ～ 10 s（背伸即向上勾脚尖，背伸的时候胫骨前肌收缩变短，小腿三头肌放松伸长）	12	背伸方法错误 -5，未指导至最大限度 -3，未保持 5 ～ 10s -3	
	②然后跖屈一侧肢体踝关节，至最大限度时保持 5 ～ 10 s（跖屈即脚尖向下踩，跖屈的时候小腿三头肌收缩变短，胫骨前肌放松伸长）	12	跖屈方法错误 -5，未指导至最大限度 -3，未保持 5 ～ 10s -3	
	③放松，完成	5	沟通不到位各 -2	
	5. 一组踝关节的环绕活动			
	①指导患者一侧肢体以踝关节为中心，360° 旋转踝关节，尽力保持动作幅度最大环绕	12	未指导以踝关节为中心 -5，未指导 360° 旋转 -3，未保持动作幅度最大 -3	
	②放松，完成	5	沟通不到位各 -2	
	6. 嘱患者自行完成一次另一侧肢体踝关节的屈伸运动和环绕运动	10	未指导自行完成踝关节的屈伸 / 环绕运动各 -5	
	7. 指导患者运动的频次（每 1 ～ 2h 一组，每组 10 ～ 20 个，一天练 5 ～ 8 组）	10	未指导 -5，指导不到位 -3	
	8. 安置患者，整理床单元	5	未安置患者 -3，未整理 -2	
	9. 洗手，记录	4	未洗手 / 记录各 -2	
评价	1. 操作过程熟练，动作一次到位 2. 交流自然、亲切、恰当 3. 操作时间：7min	6	酌情扣分 每超时 30s -0.5	

【注意事项】

① 踝泵运动的原理：跖屈（脚尖向下踩）的时候小腿三头肌收缩变短，胫骨前肌放松伸长；背伸（向上勾脚尖）的时候胫骨前肌收缩变短，小腿三头肌放松伸长。这两组相对应的肌肉在收缩的时候就像泵一样把血液和淋巴液挤压回流，放松的时候新鲜的血液就又流进去，以利于肿胀消退，防止肌肉萎缩。

② 踝泵运动的禁忌证：各种原因导致的踝关节不稳、踝关节骨折未愈合又未做内固定、骨关节肿瘤、全身状况极差、病情不稳定等。若运动会破坏愈合过程造成新的损伤，导致疼痛、炎症等症状加重。

（贾　青、康　岩）

第四章

患者保护性约束

【适用范围】

自伤、可能伤及他人、躁动不安的患者以及过度活动、不配合治疗的患儿。

【目的】

① 对自伤、可能伤及他人的患者，限制其身体或者肢体活动，确保患者安全，保证治疗、护理顺利进行。

② 对躁动不安的患者约束其失控的肢体活动，以防意外损伤。

③ 防止患儿过度活动，以利于顺利进行诊疗操作或者防止损伤肢体。

【操作流程】

确认有效医嘱→核对患者身份→解释、评估→患者取合适体位→选择约束部位（腕部、踝部、肩部、膝部、全身）→正确方法约束→整理床单位，拉上床档→妥善安置患者→交代注意事项→观察局部皮肤及末梢循环情况→严格交接班→洗手、记录。

【评分标准】

保护性约束操作考核评分标准（100 分）

病区______ 姓名______ 考试日期______ 监考人______ 得分______

项目	操作流程与标准	分值/分	扣分细则	扣分
准备	1. 修剪指甲，规范洗手，戴好口罩	3	一项不符合要求 -1	
	2. 用物：约束带、大单、记录单等，必要时备棉垫	5	缺一项 -1	
	3. 环境：床边护栏安置，去除患者能拿到且易造成伤害的物品	2	一项不符合要求 -1	
操作流程	1. 确认有效医嘱，核对患者身份	4	一项不符合要求 -2	
	2. 向患者及家属进行健康教育，避免紧张、焦虑及恐惧，评估患者病情、意识状况、肢体活动度，约束部位皮肤色泽、温度及完整性。严格掌握使用范围，维护患者的自尊	6	解释不到位 -2，未解释 -4，评估不全面一项 -1，未评估不得分	
	3. 指导配合方法、注意事项，协助患者取合适体位	4	一项不符合要求 -2	
	4. 根据约束部位不同进行选择	2	未选择 -2	
	（1）肢体约束法			

续表

项目	操作流程与标准	分值/分	扣分细则	扣分
操作流程	①暴露患者腕部或者踝部	2	一项不符合要求 -2	
	②取约束带轻柔环绕于患者腕部或者踝部，松紧能容一到二指为宜，将约束带上的固定带在环绕手部或足踝部分外侧交叉打结	6	固定松紧不符合要求一处 -2	
	③将保护带系于两侧床缘，注意活动范围适中，结头要隐蔽，以不能使患者看到、摸到为宜	6	保护带固定不牢 -4，活动范围不符合要求一处 -2	
	（2）肩部约束法			
	①暴露患者双肩，双侧腋窝衬棉垫	4	一项不符合要求 -2	
	②将保护带 / 大单置于患者双肩下，双侧分别穿过患者腋下，在背部交叉后分别固定于床头	6	固定方法不正确 -2	
	（3）膝部约束法			
	①两膝衬棉垫，将大单斜折成 30cm 宽长条，横放在两膝下	4	一项不符合要求 -2	
	②拉着宽带的两端向内侧压盖在膝上，并穿过膝下的横带，拉向外侧系于床缘固定	6	固定方法不正确 -2	
	（4）全身约束法（多用于患儿）			
	①将大单折成所需长度（自患者肩部至踝部），将患儿放于中间（适时给予鼓励）	4	大单折叠不符合要求 -2，患儿放置位置不符合要求 -2	
	②用靠近护士一侧的大单紧紧包裹同侧患儿的手足至对侧，自患儿腋窝下掖于身下	4	包裹不符合要求 -2	
	③将大单的另一侧包裹手臂及身体后，紧掖于靠护士一侧身下	4	包裹松紧不符合要求 -2	
	④如患儿活动剧烈，可用绷带系好。约束过程中，注意询问患儿感受	4	固定方法不正确 -2，未询问 -2	
	5. 整理床单位，拉上床档	6	一项不符合要求 -2	
	6. 妥善安置患者，交代注意事项	5	未交代 -5，交代不全 -2	
	7. 观察局部皮肤及末梢循环情况，严格交接班	4	一项不符合要求 -2	
	8. 洗手、记录（约束部位、开始时间、去除时间、局部皮肤情况）	4	未洗手 -2，记录不全一处 -1	
评价	1. 操作准确、熟练，查对规范，沟通到位 2. 爱伤观念强 3. 操作时间：6min	5	酌情扣分 每超时 30s-0.5	

【注意事项】

① 严格掌握应用指征并待患者或家属签署知情同意书后方可使用，注意保护患者隐私及安全，对患者提供心理支持。

② 应遵循最小化约束原则，当约束替代措施无效时实施约束。

③ 使用约束时，其下须垫衬垫，固定松紧适宜，以能伸进一到二指为原则。

④ 约束时，应保持肢体及各关节处于功能位，协助患者经常更换体位，保证

患者的安全、舒适。

⑤ 密切观察约束局部皮肤有无损伤，皮肤颜色、温度，肢体末梢循环状况等，每 15min 观察一次，发现异常及时处理。

⑥ 保护性约束属制动措施，使用时间不宜过长，病情稳定或者治疗结束后，应及时解除约束。需较长时间约束者，每 2h 松解约束带一次并活动肢体，协助患者翻身。

⑦ 准确记录并交接班，详细记录使用的原因、时间、约束带的数目、约束部位，约束部位皮肤状况、解除约束时间等。

⑧ 静脉穿刺部位应远离约束带至少 6cm。

患者保护性约束操作风险防范

一、皮肤及皮下组织损伤

1. 发生原因

① 约束具粗糙、未用棉垫保护。

② 约束具使用过紧，约束时间过久。

③ 未定时评估约束部位的皮肤。

④ 患者烦躁。

2. 临床表现 局部红、肿、热、痛，可出现水疱或皮肤破损。

3. 预防

① 约束带松紧适宜。

② 约束期间密切观察局部皮肤情况。

③ 约束时间不宜过长，每 2h 松解约束带一次。

④ 约束带不宜过窄。

⑤ 随时监测其约束情况。

4. 处理

① 放松约束带，加强看护。

② 加厚内衬棉垫，条件允许更换约束部位。

③ 对于躁动不安的患者按医嘱应用镇静剂。

④ 对于皮肤破损者换药包扎，约束时应内衬棉垫。

二、肢体血液循环障碍

1. 发生原因

① 约束具过紧，约束时间过久。

② 约束侧肢体偏瘫。

2. 临床表现 约束肢体远端肿胀、发紫或苍白、皮温变凉、动脉搏动减弱甚至消失等。

3. 预防

① 使用约束带松紧要适宜，约束带不能过窄。

② 约束时间不能过长，每 2h 须松一次。

③ 约束过程中必须密切观察肢端血液循环情况，及时记录，认真交班。

4. 处理

① 立即放松约束带，加强看护。

② 放低并活动患肢，促进血液循环。

③ 与患者及家属做好耐心细致的解释与安慰。

三、关节、神经损伤

1. 发生原因 约束具过紧，约束时间过久，患者烦躁。

2. 临床表现 约束肢体关节肿胀、活动受限等。

3. 预防

① 约束带松紧适宜。

② 约束时间不宜过长，每 2h 评估关节功能情况。

③ 约束带不宜过窄。

4. 处理

① 放松约束带，加强看护。

② 加厚内衬棉垫，条件允许更换约束部位。

③ 对于躁动不安的患者按医嘱应用镇静剂。

④ 保持约束肢体关节的功能位，每 2h 评估关节功能情况，必要时间段暂停约束，给予功能锻炼。

（贾　青、康　岩）

第五章

超声引导下桡动脉穿刺操作

【适用范围】

血气分析、动脉测压等需要进行动脉穿刺置管者。

【目的】

动脉采血和监测动脉压。

【操作流程】

确认有效医嘱→核对患者身份→签署知情同意书→评估、解释→手卫生→穿刺侧肢体行改良版艾伦试验→开机→选择探头和模式→血管评估→选择穿刺针→体位摆放→穿刺者：穿手术衣、消毒皮肤、铺洞巾→超声操作者：穿手术衣、戴无菌手套、套无菌探头保护套、定位桡动脉→穿刺→连接T型延长管→固定→连接压力传感器、加压输液袋、心电监护→调整报警线→整理物品→洗手、记录。

【评分标准】

超声引导下桡动脉穿刺操作考核评分标准（100分）

病区______ 姓名______ 考试日期______ 监考人______ 得分______

项目	操作流程与标准	分值/分	扣分细则	扣分
准备	1. 仪表端庄，服饰整洁，戴口罩、帽子，必要时佩戴面屏或护目镜	2	一项不符合要求 -1	
	2. 护士：2名（1名负责超声操作，1名负责血管穿刺）	2	未口述各自职责 -2	
	3. 用物：治疗盘、穿刺针、贴膜、20mL注射器、T型延长管、动脉传感器、生理盐水、探头保护套、耦合剂、无菌纱布、无菌手术衣、无菌手套、无菌治疗巾、洞巾、消毒包、碘伏、小软枕、手消毒剂、季铵盐湿巾等，必要时备手掌固定器	4	用物缺一项 -1	
	4. 超声机准备：超声机电源/电池、屏幕、探头等组件，确认外观、功能正常，清洁、消毒探头	2	一项不符合要求 -1	
操作流程	1. 确认有效医嘱，携用物至床旁，核对患者身份，签署知情同意书	4	未核对各 -2，核对不规范 -2，未签同意书 -2	
	2. 评估患者神志及配合程度，确认穿刺侧肢体皮肤完整无破损	3	漏评估一项 -0.5	

续表

项目	操作流程与标准	分值/分	扣分细则	扣分
操作流程	3. 对于清醒患者给予健康教育，取得患者理解与配合	2	未解释 -2，解释不全面 -0.5	
	4. 执行手卫生	3	未执行手卫生 -3	
	5. 穿刺侧肢体进行改良版艾伦试验，昏迷患者需双人进行改良版艾伦试验	8	未做试验 -8	
	6. 开机，选择探头和模式	5	未选择 -5	
	7. 血管评估： 短轴模式下评估血管：三种方法区分动静脉，评估桡动脉走向及有无钙化、血栓、畸形等。长轴模式下评估血管：明确桡动脉距皮距离和管径，选择最佳进针部位后用马克笔标识	6	血管评估不正确不得分，漏评估一项 -2	
	8. 根据血管距皮距离和管径，选择型号合适的穿刺针	4	型号选择不正确 -4	
	9. 体位摆放：患者取平卧位，穿刺侧上肢掌侧向上，外展 20° ～ 30° ；下方垫小枕头，腕关节与前臂呈 45° ，铺无菌治疗巾	6	体位摆放不正确 -4，未铺无菌治疗巾 -3	
	10. 穿刺者穿手术衣。消毒穿刺部位皮肤，消毒范围＞ 8cm，待干后铺无菌洞巾	8	违反无菌操作原则继续操作时不得分	
	11. 超声操作者穿手术衣，戴无菌手套，套无菌探头保护套，排尽保护套内空气。长轴平面定位桡动脉	8	违反无菌操作原则继续操作时不得分	
	12. 穿刺：15° ～ 30° 进针，根据操作者提示调整进针角度及方向，动作快速且轻柔。图像显示穿刺针进入血管且针末端有回血表示穿刺成功	10	穿刺不成功不得分	
	13. 穿刺成功后，连接 T 型延长管，确认回血正常后固定动脉穿刺针；连接压力传感器、加压输液袋、心电监护，传感器校零后查看波形及数值是否正常，根据患者血压调整合适报警线	8	一项不符合要求 -2	
	14. 整理物品；清洁患者身上耦合剂；清洁探头、超声机，超声机放回原处	5	用物整理一项不符合要求 -2	
	15. 脱手套、脱手术衣，六步洗手法洗手	4	一项不符合要求 -2	
	16. 书写护理记录	2	未记录 -2	
评价	1. 口齿清晰，双人配合默契，动作熟练 2. 全程充分体现人文精神，保护患者隐私，动作轻柔 3. 注意无菌观念 4. 操作时间：15min	4	酌情扣分 每超过 30s -0.5	

【注意事项】

① 观察患者血压数值及波形变化，传感器及时校零，如血压数值与患者病情不符，查明原因，及时处理。

② 观察穿刺部位皮肤有无渗血、渗液、血肿等。

③ 观察导管内是否存在血栓，加压输液袋压力≥ 300mmHg。

④ 穿刺针及压力传感器每 96h 更换一次，冲管用生理盐水每日更换。

（贾 青、康 岩）

第六章

超声引导下 PICC 置管技术

【适用范围】

① 一切需要持续性或间歇性静脉输液的患者。

② 需要特殊输液、用药治疗者，如化疗患者、肠外营养患者等。

③ 任何年龄的患者。

④ 外周血管穿刺困难的患者。

【目的】

① 提供中期至长期的静脉治疗。

② 减少长期静脉治疗和高渗静脉输液或有刺激性的液体对血管壁的损伤，以保护患者的外周静脉，达到安全治疗的目的。

③ 减少患者频繁静脉穿刺的痛苦。

【操作流程】

确认有效医嘱→核对患者身份→签署知情同意书→评估、解释→选择血管→测量定位→消毒皮肤→建立最大无菌屏障→准备用物，放置合理→预冲洗导管→静脉穿刺→送管→撤出穿刺鞘→撤除导丝→抽回血，冲管→固定导管→贴标识→整理用物→脱手术衣，洗手→ X 线摄片确定导管末端位置→宣教→记录。

【评分标准】

超声引导下 PICC 置管技术操作考核评分标准（100 分）

病区______ 姓名______ 考试日期______ 监考人______ 得分______

项目	操作流程与标准	分值/分	扣分细则	扣分
准备	1. 着装整洁，洗手，戴口罩、圆帽	2	一项不符合要求 -1	
	2. 用物：PICC 穿刺包、PICC 导管（含超声和塞丁格套件）、输液接头、无菌止血带、藻酸盐敷料、一次性注射器（1mL 和 20mL）、无菌手套、水胶体敷料、75% 酒精、碘伏、2% 利多卡因、0.9% 氯化钠注射液、超声仪、耦合剂、弹力绷带、锐器盒等。必要时备棉签、中单、抗过敏胶布	4	缺一项 -1	
	3. 环境清洁，保证严格的无菌操作环境	2	环境不符合要求 -1	

续表

项目	操作流程与标准	分值/分	扣分细则	扣分
操作流程	1. 确认有效医嘱，携用物至床旁，核对患者身份，签署知情同意书	4	未核对 -2，核对不规范 -2，未签同意书 -2	
	2. 评估患者的病情、年龄、意识、心肺功能、出凝血情况、皮肤和血管情况，有无 PICC 置管禁忌证及有无皮肤消毒剂及局麻药过敏史	5	漏评估一项 -0.5	
	3. 向患者或家属解释指导配合方法	2	未解释配合方法 -1	
	4. 在超声引导下选择血管：首选贵要静脉，次选肱静脉，为选择最佳静脉，检查双手臂静脉，根据情况首选右侧。在预穿刺点处做好标记	4	未检查双手臂静脉 -2，未做标记 -2	
	5. 测量定位：协助患者取平仰卧位，穿刺侧上臂外展与躯干呈 90°，测量自预穿刺点至右胸锁关节向下至第三肋间的距离。肘上 10cm 测量上臂双侧臂围，记录预置管长度和臂围	4	测量预置管长度和臂围方法不正确 -2，未测量双侧臂围 -2，未记录 -1	
	6. 消毒皮肤：用 75% 酒精和 2% 葡萄糖酸氯己定消毒液消毒皮肤各 3 遍（上下来回往复机械性用力摩擦 30s 以上），消毒面积以穿刺点为中心上下各 20cm，全手臂消毒，充分待干	5	消毒方法错误一处 -2，未全手臂消毒 -2	
	7. 建立最大无菌屏障：穿无菌手术衣，戴无菌手套，铺无菌大单及孔巾，覆盖术肢，暴露穿刺点	4	戴手套、穿手术衣方法不正确各 -2，污染一处 -1	
	8. 准备用物，放置合理：助手将注射器、PICC 导管套件及输液接头等打开放入无菌区内，并协助术者抽取利多卡因及 0.9% 氯化钠注射液备用	3	污染一处 -1	
	9. 预冲洗导管：用生理盐水冲洗导管内外及连接器、输液接头、穿刺针。确认导管完好通畅，将导管充分浸泡在生理盐水中	3	少冲洗一项 -1，未检查导管 -1	
	10. 助手取少量无菌耦合剂至探头上，再用无菌探头罩罩住探头及其连线，用专用橡皮圈固定牢固，不可有气泡	3	污染保护套 -2	
	11. 静脉穿刺：扎止血带，操作者左手固定超声探头，右手持穿刺针，双眼平视超声显示屏，缓慢穿刺；穿刺成功后，将导丝缓慢沿穿刺针送入血管，导丝至体外保留 10 ～ 15cm；撤出穿刺针，保留导丝；在穿刺点旁局麻，扩皮；缓慢送入穿刺鞘，按压穿刺点及穿刺鞘前方，撤出导丝	12	穿刺不成功 -8，送导丝过快 -2，扩皮方法不正确 -2	
	12. 送管 ①巴德导管：一手固定套管，另一手将 PICC 导管从套管内缓慢、匀速送至所需刻度 ②耐高压导管：修剪导管长度后一手固定套管，另一手将 PICC 导管从套管内缓慢、匀速送至 0 刻度 当导管置入 10 ～ 15cm 时嘱患者向穿刺侧转头并将下颌压低抵住肩部，以防导管误入颈静脉。送至所需长度嘱患者头部恢复原位。检查颈内静脉，初步判断导管是否异位	4	送导管过快 -2，未嘱患者转头 -1，未检查颈内静脉 -1	

续表

项目	操作流程与标准	分值/分	扣分细则	扣分
操作流程	13. 撤出穿刺鞘，将其远离穿刺点撕裂	4	未远离穿刺点 -2	
	14. 撤除导丝：核对插管长度至预长度，缓慢平直撤出导丝，并检查导丝的完整性	5	未再次核对 -2，撤导丝方法不妥 -2，未检查 -1	
	15. 抽回血冲管 ①巴德导管：保留体外 7cm 导管，修剪导管长度。安装并锁定连接器，抽回血，脉冲式冲管，连接输液接头 ②耐高压导管：抽回血，脉冲式冲管，连接输液接头	6	未修剪毛碴或斜面 -2，未锁定 -4，未脉冲式冲管 -3，未正压封管 -3	
	16. 固定导管：穿刺点置无菌敷料，无菌透明敷贴以穿刺点为中心加压固定，再用胶带交叉固定导管	7	导管打折 -2，张力粘贴 -2，未塑形 / 抚平各 -2，未高举平台固定 -2，弹力绷带过紧 / 过松 -2	
	17. 贴标识：在记录胶带上注明导管名称、更换日期、外露长度、工号	3	标识记录不全一项 -1	
	18. 整理用物，垃圾分类处理，脱手套，脱手术衣，洗手	3	垃圾未分类 -1，脱手套或手术衣方法不正确 -1	
	19. 告知行 X 线摄片：确定导管末端位置	2	未告知 -2	
	20. 宣教：日常活动的注意事项和导管维护的知识	3	宣教不到位 -1	
	21. 做好维护手册等记录	2	记录填写不全 -1	
评价	1. 操作准确、熟练，手卫生执行到位 2. 遵守无菌操作原则，爱伤观念强 3. 操作时间：20min	4	酌情扣分 每超过 30s -0.5	

【注意事项】

① 严格执行无菌操作原则。

② 置管后 24h 内常规更换贴膜，以后每周更换 1 次，敷料松动、卷边、潮湿等及时更换。换药时沿导管方向由下向上揭去透明敷料。

③ 每次输液后，封管时不要抽回血，用 10mL 以上注射器抽取生理盐水或肝素盐水 10mL 脉冲式冲管、正压封管。当导管发生堵塞时，可使用尿激酶溶解导管内的血凝块，严禁将血块推入血管。

④ 治疗间歇期每周对 PICC 导管进行冲洗，更换贴膜、输液接头。

⑤ 输注血制品或 TPN 等高黏滞性药物后，立即用 20mL 生理盐水冲洗导管，防止堵塞。

⑥ 禁用小于 10mL 注射器封管。普通 PICC 导管不能用于高压注射泵推注造影剂等。

⑦ 尽量避免在置管侧肢体测量血压。

⑧ 告知患者带有 PICC 侧手臂避免过度活动。

超声引导下 PICC 置管技术操作风险防范

一、穿刺困难

1. 发生原因

① 患者高度紧张导致血管痉挛。

② 患者长期经外周输入高浓度、刺激性较强或腐蚀性的药物，造成血管内膜完整性受损。

2. 临床表现　血管穿刺失败，送管困难。

3. 预防

① 穿刺前与患者进行良好沟通，降低患者的紧张度，防止血管痉挛。

② 血管不充盈的患者，穿刺前对穿刺侧肢体进行热敷。

③ 尽量选择粗、直、静脉瓣少的血管进行穿刺，如贵要静脉。

4. 处理

① 缓解患者的紧张心理。

② 遇送管困难，可用以下三种方法进行处理：

a. 边推注生理盐水边送管。

b. 改变肢体与躯体的角度后，再次送管。

c. 在穿刺点上方进行热敷。

二、导管异位

1. 发生原因

① 患者血管发育畸形。

② 反复多次置管致血管闭塞。

③ 置管时患者体位不当。

2. 临床表现　上臂疼痛、手或上肢肿胀、头痛、颈部肿胀、输液时疼痛、导管内可见回血、耳部可听到水流声；也可以无任何症状，但胸片透视显示末端未进入上腔静脉。

3. 预防

① 了解解剖，选择合适静脉。

② 置管前评估患者的静脉置管史。

③ 准确测量置管长度。

④ 置管时患者配合转头防止导管入颈静脉。

⑤ 置管后胸片定位，有条件使用心电图定位。

⑥ 导管有效固定，监测体外部分导管的长度。

⑦ 减少可导致胸腔内压力增加的活动。

4. 处理

① 原则：不能在无菌区被破坏的情况下向患者体内推送导管。

② 必要时停止输液。

③ 异位的导管可以纠正而不用撤管，但取决于导管停留的位置。

④ 血流可能会将导管冲到正确位置。

⑤ 调整患者的体位或活动。

⑥ 通过介入科医生复位导管。

⑦ 拔管或更换置管部位。

三、出血

1. 发生原因

① 凝血功能差：如血小板计数减少、出凝血时间延长、药物影响、卧位等。

② 穿刺点皮肤薄、弹性差、皮肤松弛、皮下脂肪少等。

③ 反复穿刺，扩皮创面太深，推送置管鞘动作生硬，导致血管组织机械性损伤。

④ 置管后功能锻炼过度，置管后压迫时间不足。

2. 临床表现 穿刺点出血不止。

3. 预防

① 穿刺前正确评估患者的凝血功能指标，观察患者有无明显的出血体征。

② 评估患者有无血管手术史。

③ 尽量避免在肘关节正中穿刺。

④ 避免直刺血管，建议穿刺针先进入皮下一段再进血管。

4. 处理

① 穿刺后立即压迫穿刺点。

② 穿刺点使用止血药物，如明胶海绵、凝血酶粉或藻酸盐敷料。

③ 必要时采用弹力绷带加压包扎。

（贾　青、康　岩）

第七章

经外周静脉置入中心静脉导管维护

【适用范围】

① 治疗间歇期每7天冲洗导管，同时更换敷料和肝素帽。

② 局部穿刺点周围皮肤异常，或固定膜脱起需要及时更换敷贴。穿刺后第一个24h必须更换敷贴。

③ 输液结束、输血或血液制品结束后、输全肠外营养液及抽回血后须立即冲管。连续输液患者，每12h冲管一次。

④ 肝素帽损坏、肝素帽内有回血及不管什么原因取下肝素帽时，均应更换肝素帽。

【目的】

① 冲洗导管，保持经外周插管的中心静脉导管通畅，预防堵管。

② 更换贴膜，保证导管穿刺点的无菌状态，同时固定导管，避免导管移动，降低感染的发生率。

③ 更换肝素帽，把由肝素帽引起的潜在感染的危险降到最低。

【操作流程】

核对患者身份→解释、评估→患者取合适的体位→打开换药包→垫巾→查看维护手册→测量臂围并记录→揭膜→消毒→更换接头→脉冲式冲管，正压封管→去除旧敷料→皮肤消毒，充分待干→固定导管及输液接头→贴标识→整理用物→做好宣教→记录。

【评分标准】

经外周静脉置入中心静脉导管维护操作考核评分标准（100分）

病区______ 姓名______ 考试日期______ 监考人______ 得分______

项目	操作流程与标准	分值/分	扣分细则	扣分
准备	1. 着装整洁，洗手，戴口罩 2. 用物：PICC换药包、输液接头、导管冲洗器、液体敷料、75%酒精、无菌棉签、锐器盒、维护手册、3M胶布，必要时备2%碘伏、水胶体敷料、无菌敷料、弯盘等 3. 环境清洁，用物放置合理	2 4 2	一项不符合要求 -1 缺一项 -0.5 环境不符合要求 -1	

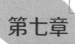

续表

项目	操作流程与标准	分值/分	扣分细则	扣分
操作流程	1. 携用物至床旁，核对患者身份	4	核对不规范 -2	
	2. 向患者或家属解释操作目的；评估患者配合程度，输液接头、穿刺点、敷料情况及过敏史	5	未解释 -2，评估不全面 -1	
	3. 协助患者取合适的体位，打开换药包，穿刺侧肢体下垫无菌方巾	4	体位不合适 -2，过程中污染 -2	
	4. 查看维护手册，测量双侧上臂臂围并记录	5	未查看 -2，未测量或方法不正确 -3	
	5. 揭开固定输液接头的胶带，用 75% 酒精消毒皮肤，去除胶迹，手消毒	6	未清除胶迹 -2，未进行手消毒 -2	
	6. 更换接头：导管冲洗器释放阻力，打开输液接头，排气备用。卸下旧接头，手消毒戴手套，用酒精棉片用力多方位擦拭导管接口横切面及侧围，连接新接头	10	导管冲洗器使用不正确 -2，未用力多方位擦拭 -3	
	7. 脉冲式冲管，正压封管，脱手套	6	非脉冲手法及正压封管各扣 -3，暴力冲管 -2	
	8. 去除旧敷料：0° 或 180° 撕除旧敷贴。评估穿刺点及局部皮肤情况，导管的完整性，置管时间及置入深度	10	张力撕除 -2，导管外移大于 1cm-4，观察不到位一项 -1	
	9. 皮肤消毒：用 75% 酒精避开穿刺点直径 1cm，由内向外螺旋方式顺时针、逆时针交替消毒三遍，不留盲区，消毒面积大于敷贴面积。待干后用 2% 葡萄糖酸氯己定或碘伏棉签以穿刺点为中心消毒，注意翻转导管的上、下两面，充分待干	10	酒精离穿刺点过近 -2，未翻转导管 -2，直径太小或有盲区 -2，未待干 -2	
	10. 固定导管及输液接头：导管外露部分 L 型摆放，免缝胶带固定连接器，透明敷料中心对准穿刺点，覆盖翼形部分约一半，放置后先捏牢导管、连接器边缘，做好“塑形”，抚平整片敷料，边去除纸质边框边按压。用 3M 胶布固定高举平台法固定连接器翼形部分及输液接头	10	导管打折 -2，张力粘贴 -2，未塑形 -2，未用高举平台法 -2，未抚平敷料 -2	
	11. 贴标识：在记录胶带上注明导管名称、更换日期、外露长度、工号	8	标识少一项 -2	
	12. 整理用物，垃圾分类处置，洗手	4	一项不符合要求 -1	
	13. 做好导管相关知识宣教	4	宣教不到位 -2	
	14. 记录维护情况：局部皮肤情况，导管是否通畅，导管体内深度，是否更换输液接头、敷贴	4	记录少一项 -1	
评价	1. 遵守无菌操作原则 2. 操作准确、熟练，动作一次到位 3. 操作时间：5min	2	酌情扣分 每超时 30s -0.5	

【注意事项】

① 严格执行无菌操作原则。

② 一般情况下，首选透明敷料固定，局部皮肤有异常反应，可根据情况选用合适的敷料。

③ 长期输液患者输液接头每周更换 1 次。

④ 输注血、血制品或全肠外营养液等高黏滞性药物后，立即用 20mL 生理盐水冲洗导管，防止堵塞。

⑤ 禁用小于 10mL 的注射器冲管。

⑥ 酒精对导管材料有损伤，用酒精消毒时尽量不碰导管。

⑦ 脉冲方式冲管：有节律地推动注射器活塞，轻一下，重一下，有节律地推注生理盐水，使生理盐水产生湍流，冲刷干净导管周围。不可使用重力静滴方式代替脉冲方式冲管。

⑧ 正压封管：在注射器只剩 1mL 生理盐水时，边注射边向后拔针。

⑨ 若导管滑入应及时调整至合适位置，以免导管进入右心房；禁止将导管滑出部分再次送入体内。

经外周静脉置入中心静脉导管维护操作风险防范

一、静脉炎

1. 发生原因

① 导管的型号和血管的粗细选择不当，选择的导管材料过硬。

② 穿刺者技巧不熟练；穿刺时损伤血管内膜。

③ 置管中无菌操作不严格：不洗手或不正确洗手、皮肤未消毒、污染导管。

④ 患者长期经外周输入高浓度、刺激性较强或腐蚀性的药物，造成血管内膜完整性受损；穿刺侧肢体过度活动；导管尖端位置异常。

2. 临床表现　沿静脉走行的皮肤发红、敏感、条索状改变，局部肿胀、热、痛；有时表现为局限症状、局部硬结。

静脉炎症分级：0 级，没有症状；1 级，输液部位发红，有或不伴疼痛，2 级，输液部位疼痛伴有发红和（或）水肿；3 级，输液部位疼痛伴有发红和（或）水肿，条索样物形成，可触摸到条索状的静脉；4 级，输液部位疼痛伴有发红和（或）水肿，条索样物形成，可触摸到条索状的静脉＞ 2.5cm，有脓液渗出。

3. 预防

① 操作时严格遵守无菌技术操作原则。

② 穿刺前介绍穿刺过程、应用目的，做好心理护理，降低应激反应的强烈程度。

③ 穿刺中与患者保持良好的交流。

④ 接触导管前冲洗干净手套上的滑石粉，有条件则使用无粉手套。

⑤ 选择粗、直、弹性好的肘部大静脉，首选贵要静脉。

⑥ 送管动作应轻柔，尽量匀速送管。

⑦ 选择粗细合适的导管。

⑧ 避免患者肢体活动过度或过少。

4. 处理

① 抬高患肢，使患肢高于心脏的位置，促进静脉回流，缓解症状。

② 在肿胀部位用 50% 硫酸镁湿热敷，每次 20 ～ 30min，每日 4 次。

③ 在肿胀部位使用抗炎消肿药：多磺酸黏多糖软膏、如意金黄散等。

④ 一般不拔管，如材料过敏要拔管。

⑤ 局部应用水胶体敷料。

⑥ 合并感染，局部使用藻酸盐银离子敷料，遵医嘱应用抗菌药物治疗，严重时拔除导管，做导管尖端细菌培养。

二、导管相关性感染

1. 发生原因

① 操作者未遵循无菌技术、皮肤消毒不严格。

② 患者未按时更换敷料及输液接头。

2. 临床表现 发热、肌肉疼痛、怕冷、发抖、血压过低、休克、换气过度、呼吸衰竭、腹部疼痛、恶心呕吐、突发性意识不清。

3. 预防

① 最大限度地做好无菌防护。

② 妥善选择穿刺点。

③ 保持导管末端适宜的位置，以降低血栓形成的危险。

④ 预防性使用抗凝剂或给予溶栓治疗。

⑤ 选择含预防感染设计或抗菌物质的导管。

⑥ 选择高渗透性的透明敷贴。

4. 处理

① 当白细胞升高，发热，穿刺点红、肿、热、痛或脓液流出时及时通知医生。

② 根据医嘱送血培养：两路取血，经外周静脉和经导管取血。

③ 血培养阳性且无其他感染源，患者症状持续，应拔除导管。

④ 如果局部感染，穿刺点覆盖的无菌纱布应每天更换，局部使用抗菌药物，并进行穿刺点培养。

⑤ 使用抗生素治疗 10 ～ 14 天，如果感染在最初的 48 ～ 72h 内没有改善，可以考虑拔管。

三、导管堵塞

1. 发生原因

① 未采用正确的封管技术。

② 未注意药物间配伍禁忌。

③ 输注脂肪乳剂等肠外营养液时未定时冲管。

2. 临床表现 导管部分或全部回抽或注入困难，输液泵持续高压报警，可以突然地，也可以持续加重地由不全变为完全堵管。

3. 预防

① 选择适宜的器材和管径。

② 给予及时、充分、正确的脉冲式冲管方式。

③ 置管后行胸片检查，确认导管有无打折、盘绕或其他受损迹象，导管末端应保持正确位置。

④ 正确选择冲洗液、冲洗容量，以及严格遵守冲洗频率的规定。

⑤ 尽量减少可能导致胸腔内压力增加的活动。

⑥ 预防性应用抗凝药物或溶栓药物。

4. 处理

① 溶栓治疗。

② 不全堵塞患者直接注入溶栓药物尿激酶 5000U/mL，注入 1mL，保留 20min，回抽后，立即用 20mL 以上生理盐水脉冲冲管。

③ 完全堵塞患者使用负压技术溶栓，去除输液接头，换上预冲好的三通管，三通管一直臂接导管，另一直臂接配好的尿激酶溶液（5000U/mL），侧臂接空注射器（20mL）。先使导管与侧臂通，回抽注射器活塞，然后迅速将三通管打成两直臂通，导管内的负压会使尿激酶溶液进入导管内约 0.5mL，保留 20min，20min 后回抽若不通，可以重复几个循环。

④ 如果仍然不能溶解堵塞物，可行放射造影检查，以便排除导管易位、导管损伤、导管外的血管堵塞（血栓形成）。

四、血栓形成

1. 发生原因

① 导管移位。

② 患者血液处于高凝状态，有基础疾病如糖尿病、脑梗死等。

③ 血管内皮损伤。

2. 临床表现 全臂或半臂疼痛、肿胀，两臂有肤色差异，两臂温度不同，有麻痹或刺麻感，血管彩超示血栓或静脉扩张。

3. 预防

① 选择粗大、柔软、有弹性的血管。

② 置管时考虑血管和导管的比例，根据血管粗细，选择能满足治疗需要的最细规格的导管。

③ 穿刺时避免误穿、穿透血管，尽量减少对血管内膜的损伤。

④ 对易生成血栓的患者考虑预防性应用抗凝和溶栓药物，保持导管末端在适当的位置。

4. 处理

① 制动（10 ～ 14 天）、抬高患肢，禁止在患肢测血压、按摩、热敷。

② 局部用 50% 硫酸镁湿敷或多磺酸黏多糖软膏涂抹。

③ 抗凝治疗

a. 低分子肝素钙皮下注射。

b. 利伐沙班：不受饮食影响，不需控制国际标准化比值（INR）。

c. 华法林：需控制 INR，受食物（绿色青菜）的影响。

④ 拔管要慎重：抗凝治疗 14 天，D- 二聚体正常，可拔管；D- 二聚体高，继续抗凝，直到正常才能拔管。

五、导管断裂

1. 发生原因

① 锐器接触导管。

② 患肢用力过度。

③ 不正确固定及冲管，如选择 10mL 以下注射器注射或冲封管，导管堵塞强行冲管，高压注射。

2. 临床表现 全部的导管进入体内游离于血管或心脏，患者出现心悸、胸闷、心律失常。

3. 预防

① 导管固定正确，不要形成锐角，否则导管容易折叠、断裂。

② 穿刺点选择应避开肘关节。

③ 向患者宣教自我观察导管是否折叠。

④ 向患者宣教不要频繁做屈肘动作 (如搓麻将)。

⑤ 保护穿刺侧手臂，不做剧烈活动，不要让外力伤及导管。

⑥ 一旦导管体外断裂，叮嘱患者拽住残端导管及时就医，防止导管进入体内。

4. 处理

① 安慰患者，缓解其紧张情绪。

② 在怀疑导管断裂稍靠上的位置结扎止血带。

③ 止血带松紧适宜，以能阻止静脉回流，同时不影响动脉供血为宜，15min 放松一次。

④ 限制患者活动，平卧。

⑤ 及时通知医生。

⑥ 摄片确认导管断端的位置。

⑦ 如导管进入体内行静脉切开或在导管室协助下取出导管。

（贾　青、康　岩）

第八章

中心静脉导管（CVC）维护

【适用范围】

适用于留置 CVC 导管的患者。

【目的】

为留置 CVC 导管的患者定期检查、更换敷料及辅助器材，及时发现和处理相关并发症。

【操作流程】

核对患者身份→解释、评估→患者取合适的体位→打开换药包→揭除免缝胶带→揭膜→检查导管→消毒手，打开换药包→消毒，充分待干→妥善固定外露导管→消毒手，戴手套→固定导管→无张力粘贴→驱除贴膜下空气→移除边框→固定导管翼→连接输液接头并排气→消毒并更换输液接头→抽回血，脉冲式冲管→脱手套，消毒手→贴标识→固定导管末端→安置患者→交代注意事项→整理用物→洗手、记录。

【评分标准】

中心静脉导管（CVC）维护技术操作考核评分标准 (100 分)

病区______ 姓名______ 考试日期______ 监考人______ 得分______

项目	操作流程与标准	分值/分	扣分细则	扣分
准备	1. 着装整洁，洗手，戴口罩 2. 用物：治疗盘、导管维护专用换药包（75% 酒精、无菌棉签、碘伏棉签、无粉手套、10cm×12cm 透明敷料、酒精棉片、小方纱）、10U/mL 肝素盐水、一次性注射器（10mL 或 10mL 以上）、无针接头、胶带、弯盘等 3. 环境清洁，用物放置合理	2 4 2	一项不符合要求 -1 缺一项 -0.5 环境不符合要求 -1	
操作流程	1. 携用物至床旁，核对患者身份 2. 向患者或家属解释；查看置管时间，贴膜、输液接头更换时间；观察局部皮肤是否有红、肿、热、痛，有无皮疹，有无分泌物、过敏等	2 4	未核对 -2 未解释 -2，漏评估一项 -1	

续表

项目	操作流程与标准	分值/分	扣分细则	扣分
操作流程	3. 协助患者取合适体位 ①颈静脉置管：患者颈肩部垫软枕，头转向对侧，下颌上抬 ②股静脉置管：患者置管侧臀下垫软枕，下肢屈膝外展	3	体位不合适 -3	
	4. 打开换药包，将外包装垫于肩部	2	未置外包装于肩下 -2	
	5. 揭除免缝胶带	2	未揭免缝胶带 -2	
	6. 以拉伸的方法由下而上松解旧透明敷料（从导管的远心端向近心端进行松解）	3	揭除贴膜方法不正确 -3	
	7. 一手固定导管，一手顺着穿刺方向撕除敷料（撕除敷料时用中指轻轻抵住导管），以免导管移位	5	未固定导管 -3，将滑出导管再次送入体内 -5	
	8. 检查导管有无移位，禁止将滑出的导管再送入体内	3	未检查 -3	
	9. 卫生手消毒，打开换药包	2	一项不符合要求 -2	
	10. 75% 酒精棉签清除穿刺点周围全部污迹（穿刺点未愈合时，勿用酒精清洁穿刺点旁 1cm 范围内皮肤，以免过分刺激影响穿刺点愈合）	5	穿刺点周围污迹未清除 -5，穿刺点未愈合时，酒精清洁穿刺点 -3	
	11. 以穿刺点为中心，用碘伏由内向外螺旋方式（顺时针、逆时针交替）消毒三遍，不留盲区，消毒面积大于敷贴面积	3	消毒面积不符合要求 -3	
	12. 用碘伏棉签消毒导管的上、下两面，充分待干	2	未消毒导管 -2	
	13. 妥善固定外露导管	2	未避开上次外露导管与皮肤接触部 -2	
	14. 卫生手消毒，戴手套	2	未手消毒后戴手套 -2	
	15. 将一根免缝胶带固定于导管翼上	2	未固定 -2	
	16. 透明敷料边框预切口对准导管延长管方向，透明敷料中心对准穿刺点无张力粘贴	5	未置于中心覆盖 -2，张力粘贴 -3	
	17. 轻捏透明敷料下导管及接头突出部位，使透明敷料与导管和皮肤充分黏合	3	未充分黏合 -3	
	18. 用指腹轻轻按压透明敷料，使贴膜与皮肤充分接触，驱除贴膜下空气	3	贴膜下有空气 -3	
	19. 透明敷料应覆盖全部外露导管，至少覆盖导管翼的一半	3	贴膜未覆盖外露导管 -3	
	20. 从预切口处开始，一边移除边框一边按压敷料边缘	2	一项不符合要求 -1	
	21. 固定导管翼：第二根免缝胶带折叠，交叉固定；第三根免缝胶带叠加 1/3 固定在第二根胶带上	3	固定不妥 -3	
	22. 打开预冲式导管冲洗器及输液接头	2	未检查 / 打开 -2	
	23. 连接输液接头并排气备用	3	未排气 -3	
	24. 先关闭 CVC 导管夹，左手固定延长管末端，右手用小方纱包裹原有输液接头旋转卸下	4	一项不符合要求 -2	
	25. 用酒精棉片用力摩擦消毒导管接口平面及螺纹口（≥ 5s），并清洁接头以上至翼形部位	3	消毒不彻底 -3	

续表

项目	操作流程与标准	分值/分	扣分细则	扣分
操作流程	26. 连接备用输液接头	2	未拧紧 -2	
	27. 抽回血，见回血后脉冲式冲管，推至 1mL 时直推并迅速旋转取下	4	未抽回血 -2，未脉冲式冲管 -2	
	28. 脱手套，卫生手消毒	2	未手消毒 -2	
	29. 贴标识（在透明敷料上注明维护日期，操作者签名，导管外移大于 1cm 时需记录导管实际深度）	2	标识未注明 -2	
	30. 高举平台法固定导管末端	3	固定方式不正确 -3	
	31. 妥善安置患者，交代注意事项	2	未告知 -2	
	32. 整理用物，垃圾分类处置，洗手、记录	2	一项不符合要求 -1	
评价	1. 遵守无菌操作原则 2. 操作准确、熟练，动作一次到位	2	酌情扣分	
	3. 操作时间：5min		每超时 30s -0.5	

【注意事项】

① 一般情况下，首选透明敷料固定，局部皮肤有异常反应，可根据情况选用合适的敷料。

② 无菌透明敷料每 3 天更换 1 次，纱布敷料常规每日更换 1 次；出现渗血、渗液、出汗等导致的敷料潮湿、卷曲、松脱或破损时应立即更换敷料。

③ 长期输液患者输液接头每周更换 1 次。

④ 注意观察中心静脉导管体外长度的变化，若滑入应及时调整至合适位置，以免导管进入右心房；禁止将导管滑出部分再次送入体内。

⑤ 输入化疗药物、氨基酸、脂肪乳剂等高渗、强刺激性药物或输血前后，立即用 20mL 生理盐水冲洗导管，防止堵塞。

⑥ 出现液体流速不畅，使用 10mL 注射器抽吸回血，但禁用小于 10mL 注射器冲管。

⑦ 冲管、封管应遵循生理盐水、药物注射、生理盐水、肝素盐水的顺序原则。

中心静脉导管（CVC）维护技术操作风险防范

导管感染

1. 发生原因

① 置管过程中没有严格执行无菌技术操作。

② 穿刺包消毒不彻底或使用了过期的穿刺包。

③ 穿刺处的敷料、输液接头及输液管未及时更换。

④ 患者抵抗力下降，使不致病菌成为致病菌，皮肤寄生菌沿导管的软组织隧道生长，侵入血液循环系统，引起感染。

⑤ 导管留置时间过长，未及时拔管。

⑥ 穿刺部位被汗液、尿液或粪便污染。

2. 临床表现 局部表现：穿刺部位红、肿、热、痛等炎症表现；全身表现：寒战、高热（呈稽留热型或弛张热型）、脉速、呼吸急促、头痛、烦躁不安等。实验室检查示白细胞计数明显增高、核左移，血细菌培养可呈阳性。

3. 预防

① 选择一次性的中心静脉导管，穿刺之前对穿刺包的密封度、有效期进行仔细检查。

② 严格对穿刺部位周围皮肤进行消毒，严格执行无菌操作，及时更换穿刺部位的敷料，定时更换输液接头和输液管。

③ 病情允许的情况下留置时间越短越好，若病情需要，最长留置 7 ～ 10 天拔管，或更换部位重新穿刺。

4. 处理

① 对于抵抗力低的患者，可给予丙种球蛋白、氨基酸等营养药液，以提高机体抵抗力。

② 置管的患者出现高热，如果找不到解释高热的其他原因，应及时拔除中心静脉导管，剪下管尖端常规送培养及做药物敏感试验。

③ 根据血培养明确感染的细菌及敏感的药物后常规全身应用抗菌药物。

（贾 青、康 岩）

第九章

植入式静脉输液港（PORT）维护

【适用范围】

适用于植入静脉输液港（PORT）的患者。

【目的】

通过正确的使用和规范的维护，确保输液港的通畅和完整性。

【操作流程】

① 维护：核对患者身份→解释、评估→患者取合适的体位→确定穿刺点位置→消毒手，戴手套→预冲肝素帽/输液接头→以港体为中心消毒→更换无菌手套→铺洞巾→确认港体边缘→固定港体→持无损伤针垂直刺入直至港体的底部→见回血后，脉冲方式冲管→正压封管→贴无菌透明敷贴→撤除洞巾→安置患者→交代注意事项→整理用物→洗手、记录。

② 抽血：生理盐水冲管→回抽血液并弃去→抽血送检→生理盐水脉冲方法冲管→正压封管。

③ 拔针：撕除敷贴→拔除针头→按压→透明密闭敷贴覆盖。

【评分标准】

植入式静脉输液港（PORT）维护操作考核评分标准 (100 分)

病区______ 姓名______ 考试日期______ 监考人______ 得分______

项目	操作流程与标准	分值/分	扣分细则	扣分
准备	1. 着装整洁，洗手，戴口罩 2. 用物：无菌手套、无菌透明敷贴、洞巾、专用无损伤针、肝素帽或输液接头、肝素稀释液或生理盐水、一次性注射器（10mL 或 20mL）、75% 酒精、5% 碘伏、棉签、弯盘等 3. 环境清洁，用物放置合理	2 4 2	一项不符合要求 -1 缺一项 -0.5 环境不符合要求 -1	
操作流程	1. 携用物至患者床旁，核对患者身份 2. 向患者做好解释，查看置管时间，贴膜、输液接头更换时间 3. 安置患者于舒适体位	2 4 2	未核对 -2 未解释 -2，漏查看 -1 体位不适 -2	

续表

项目	操作流程与标准	分值/分	扣分细则	扣分
操作流程	4. 检查输液港上面及周边的皮肤，触摸输液港港体的边缘以确定准确的穿刺点	3	未确定位置 -3	
	5. 卫生手消毒，将所需无菌物品“打入”无菌包内，戴无菌手套	4	未手消毒 -2，未佩戴手套 -2	
	6. 用注射器分别抽取 10 ～ 20mL 生理盐水、3 ～ 5mL 肝素稀释液，连接无损伤针，排气，预冲肝素帽 / 输液接头	5	一项不符合要求 -1	
	7. 以输液港港体为中心，先酒精再碘伏由内向外螺旋状消毒皮肤（范围 10cm×10cm）各三遍	5	未螺旋式消毒 -3，消毒液未待干 -2	
	8. 更换无菌手套，铺洞巾	4	未执行无菌操作 -2	
	9. 用左手触诊输液港港体（注射座），确认港体边缘	4	未确认 -4	
	10. 用左手拇指、食指、中指固定港体（注射座）	4	未正确固定港体 -4	
	11. 右手持无损伤针自左手三指中心处垂直刺入港体的穿刺隔膜，经皮肤和硅胶隔膜，直至港体的底部	6	针头未垂直刺入 -6	
	12. 轻柔回抽见回血后，用 10mL 生理盐水以脉冲方式冲管，同时夹闭无损伤针延长管上的小夹子，连接肝素帽。用 3 ～ 5mL 肝素稀释液 (100U/mL) 进行正压封管	4	未正确执行冲管和封管各 -2	
	13. 必要时用无菌纱布垫在针翼下方，预防针翼对皮肤的摩擦、压迫	3	针翼对皮肤有压迫 -3	
	14. 用无菌透明敷贴覆盖、固定，撤除洞巾	4	一项不符合要求 -2	
	15. 如需用药，按照常规操作连接，输液	3	未正确连接 -3	
	16. 通过输液港抽血			
	①准备及消毒等步骤按照常规进行	3	接头消毒时间小于 15s -3	
	②先用 5 ～ 10mL 生理盐水冲管后，回抽 3 ～ 5mL 血液并弃去	6	未回抽 -3，未弃去 -3	
	③连接空针筒抽适量血液用于检验分析	3	未抽血送检 -3	
	④连接 20mL 生理盐水脉冲方法冲管，用 3mL 肝素稀释液 (100U/mL) 进行正压封管	4	未正确冲管和封管各 -2	
	17. 拔针			
	①撕除敷贴	2	未正确撕除 -2	
	②用非主力手拇指、食指固定港体，另一只手持无损伤针，从港体中垂直向上拔除针头	5	手法不正确 -5	
	③穿刺点如有出血，可用无菌纱布按压，上面覆盖透明密闭敷贴	3	穿刺点有出血未处理 -3	
	18. 妥善安置患者，交代注意事项	3	未交代注意事项 -3	
	19. 整理用物，垃圾分类处置，洗手、记录	3	一项不符合要求 -1	
评价	1. 遵守无菌操作原则 2. 操作准确、熟练，动作一次到位	3	酌情扣分	
	3. 操作时间：5min		每超时 30s -0.5	

【注意事项】

① 输液港的植入和取出需经外科手术，应由医生执行。护士经过规范培训后可进行日常使用和维护。

② 抽吸无回血时，应立即停止输液治疗，寻找原因，必要时行胸部 X 线检查，确认输液港的位置。

③ 使用专用无损伤针进行穿刺，在能满足治疗的情况下尽量使用最细（小）的专用无损伤针，至少每 7 天更换一次。

④ 不应在连接有植入式输液港的一侧肢体上进行血流动力学监测和静脉穿刺。

⑤ 冲管、封导管和静脉注射给药时必须使用 10mL 以上注射器，防止小注射器的压强过大，损伤导管、瓣膜或导管与注射座连接处。

⑥ 输注全肠外营养液等黏滞性药物应每 4h 用生理盐水冲管 1 次；输血后应立即冲管；两种药物之间有配伍禁忌时应冲净输液港再输入；治疗间歇期应每 4 周对静脉输液港进行冲管、封管等维护一次。

⑦ 禁用高压注射泵推注造影剂。

植入式静脉输液港（PORT）维护技术操作风险防范

夹闭综合征

1. 发生原因

① 静脉及穿刺点的选择：选择锁骨中线内侧、靠近肋锁韧带进行锁骨下静脉穿刺时，导管进入第一肋骨和锁骨之间的狭小间隙而产生压迫。

② 医务人员对夹闭综合征的认知不足。

2. 临床表现　与患者体位有关的抽血困难、冲管或输液有阻力，置管侧肩部后旋或手臂上举时输液通畅，肩部自然放松时输液不畅。

3. 预防

① 选择颈内静脉穿刺置管。

② 如选择锁骨下静脉置管，应在锁骨中线的外侧缘进行穿刺。

③ 加强培训，提高临床护理人员对输液港并发症的识别能力，使用前抽回血，如遇抽回血不畅或抽不到回血，应通过拍胸片等方法确认导管功能状况后再用药。

4. 处理

① 出现夹闭综合征的临床表现时，需通过胸部摄片来辅助诊断。拍片时体位应处于直立位、双上肢自然下垂放于身体两侧。

② 怀疑导管有破损时，需通过导管造影来确定导管的完整性。导管夹闭程度

和处理方法分为 4 级。

0 级：导管无压迫，无需处理。

1 级：导管有轻微压迫，但不伴有管腔狭窄，应间隔 1 ～ 3 个月复查胸片，监测有无 2 级夹闭综合征的表现。

2 级：导管有压迫，同时伴有管腔狭窄，应考虑拔管。

3 级：导管破损或断裂，应立即拔管。

（贾　青、康　岩）

第十章

静脉导管穿刺点及导管培养标本采集技术

【适用范围】

留置静脉导管时间长的患者；突发高热合并中毒症状的患者；置管处皮肤红肿、硬结或有脓液渗出的患者；需拔除静脉导管的患者等。

【目的】

鉴别诊断静脉导管引起的相关性血流感染发生原因。

【操作流程】

确认有效医嘱→核对患者身份→解释→患者取合适体位，导管穿刺点位置低于心脏水平→消毒后无菌棉拭子采样（静脉导管穿刺点采集）/ 揭开贴膜（导管尖端采集）→戴无菌手套，打开无菌拆线包→消毒局部皮肤→拆除导管缝线→再次消毒→拔管→局部压迫 5 ～ 10min →检查导管尖端→再次核对→距导管尖端 5cm 处用无菌剪刀剪断，置于培养瓶内→胶布固定→安置患者→交代注意事项→整理用物→洗手、记录→再次核对→标本及时送检。

【评分标准】

静脉导管穿刺点及导管培养标本采集技术操作考核评分标准（100 分）

病区______　　姓名______　　考试日期______　　监考人______　　得分______

项目	操作流程与标准	分值 / 分	扣分细则	扣分
准备	1. 着装整洁，洗手，戴口罩	3	一项不符合要求 -1	
	2. 用物：一次性手术衣、拆线包、换药包、20mL 无菌注射器、无菌手套、弯盘、纱布等	5	缺一项 -1	
操作流程	1. 确认有效医嘱，携用物至床旁，核对患者身份	4	未确认 -2，未核对 -2	
	2. 向清醒患者解释操作目的及方法，取得合作	5	未解释 -4，解释不到位 -3	
	3. 协助患者取合适体位，使导管穿刺点位置低于心脏水平	4	体位不符合要求 -4	

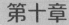

续表

项目	操作流程与标准	分值/分	扣分细则	扣分
操作流程	4. 标本采集			
	(1) 静脉导管穿刺点采集			
	①用无菌生理盐水擦洗病灶表面后，用无菌棉拭子采集穿刺点深部的脓液和分泌物，置运送培养基内送检	6	一项不符合要求 -3	
	②对未溃破的脓肿用碘伏消毒皮肤后，用无菌注射器抽取脓液送检，也可切开排脓时用无菌棉拭子采样	6	一项不符合要求 -3	
	(2) 导管尖端采集			
	①揭开静脉导管穿刺处的贴膜	5	揭膜方法不正确 -4	
	②手消毒，戴无菌手套，打开无菌拆线包	6	未执行无菌操作，污染一处 -2	
	③用碘伏消毒局部皮肤，一手持镊子夹住固定置管的缝线，一手用拆线剪拆除导管缝线	6	消毒不符合要求 -2，导管缝线未全拆除 -3	
	④再次消毒局部皮肤，左手用无菌纱布覆盖穿刺部位，右手稍用力向外缓慢拔出静脉置管	6	未再次消毒 -2，拔管过快 -3	
	⑤拔管后局部压迫 5 ～ 10min，检查导管尖端是否完整	7	未压迫 -2，拔管后按压时间不足 -2，未检查 -3	
	⑥再次核对患者信息	3	未再次核对 -3，核对不全 -2	
	⑦距导管尖端 5cm 处用无菌剪刀剪断，置于培养瓶内，注明留取时间	6	一项不符合要求 -2	
	⑧观察拔管处渗血情况，穿刺点用无菌纱布覆盖并贴上胶布，观察 24h	5	未观察 -3，未用胶布固定 -2	
	5. 询问患者感觉，告知注意事项	5	未询问 -2，未告知注意事项 -3，告知不全 -2	
	6. 安置患者，整理床单位及用物	4	一项不符合要求 -2	
	7. 脱手套、洗手，记录标本留取时间及检验项目	5	一项不符合要求 -1	
	8. 再次核对，标本应及时送检	5	未再次核对 -3，未按要求送检 -2	
评价	1. 操作准确、熟练，查对规范 2. 遵守无菌操作原则 3. 与患者沟通有效	4	酌情扣分	
	4. 操作时间：5min		每超时 30s −0.5	

【注意事项】

① 严格执行查对制度和无菌操作制度。

② 采集标本的方法正确。

（贯　青、康　岩）

第十一章
微量泵的使用技术

【适用范围】

需严格控制输入液量和药量的情况，如在应用升压药物、抗心律失常药物时，婴幼儿静脉输液和静脉麻醉时。

【目的】

准确控制输液速度，使药物浓度均匀、用量准确并安全地进入患者体内发生作用。

【操作流程】

① 微量泵输注：确认有效医嘱→核对患者身份→解释→患者取合适的体位→固定微量泵→打开电源开关→暴露注射部位→取出配好药液的注射器→与延长管连接并排气→注射器正确固定于微泵槽内→据医嘱设置数值→确认管路通畅→与输液管道连接→再次核对→启动微量泵→正确处理报警→再次核对→安置患者→交代注意事项→整理用物→洗手、记录。

② 注射完毕：核对信息→按“停止”键，关机→分离→调节常规输液速度→整理用物→洗手、记录。

【评分标准】

微量泵的使用技术操作考核评分标准（100 分）

病区______ 姓名______ 考试日期______ 监考人______ 得分______

项目	操作流程与标准	分值/分	扣分细则	扣分
准备	1. 着装整洁，洗手，戴口罩 2. 用物：微量注射泵及电源线、一次性使用延长管、无菌盘（内放按医嘱准备药液的注射器）、三通管、胶布、弯盘、输液卡等，必要时备输液架、静脉输液用物 检查微量泵工作状态	3 5	一项不符合要求 -1 缺一项 -1	
操作流程	1. 确认有效医嘱，携用物至床旁，核对患者身份	4	未确认 -2，未查对 -2	

续表

项目	操作流程与标准	分值/分	扣分细则	扣分
操作流程	2. 询问过敏史，向患者解释，协助大小便，协助患者取舒适位	4	一项不符合要求 -2	
	3. 将微量泵安全固定在合适位置	3	固定不妥当 -3	
	4. 连接电源，打开电源开关，检查机器性能	4	一项不符合要求 -2	
	5. 暴露注射部位，注意保暖，观察注射局部有无液体外渗等情况	4	一项不符合要求 -2	
	6. 正确手法打开无菌盘	3	手法不正确 -3	
	7. 取出配好药液的注射器，PDA 扫码	3	未扫码 -3	
	8. 与延长管连接并排气，确定无气泡	3	排气不成功 -3	
	9. 将注射器正确固定于微泵槽内（标签朝外）	7	固定方法不正确 -5，标签未朝外 -2	
	10. 按医嘱进行各项参数设置	6	一项参数设置不符合要求 -2	
	11. 按“快速”键，确认管路通畅	4	一项不符合要求 -2	
	12. 关闭输液调节器，将延长管与输液管道连接，无气泡	7	未关调节器 -2，连接方法不正确 -3，有气泡 -3	
	13. 再次核对患者身份与药物	2	未再次核对 -2，核对不全 -1	
	14. 按“启动”键开始输注，打开输液调节器	4	未及时按“启动”键 -2，未开调节器 -2	
	15. 观察微量泵的工作状态及输液通路，确定微量泵流速，正确处理报警	6	不符合要求 -6	
	16. 再次核对，询问患者感受	4	未再次核对 -2，核对不全 -1，未询问 -2	
	17. 协助患者取舒适卧位，交代注意事项	6	卧位不适 -2，交代不全 -2，未交代 -4	
	18. 整理床单位及用物	3	未整理 -3，漏一件 -1	
	19. 洗手，记录药物名称、剂量、输注速度和启动时间	5	未洗手 -2，记录不全 -2，未记录 -3	
	20. 注射完毕：①核对信息；②按“停止”键，关机；③将延长管与输液管道分离；④调节常规输液速度；⑤分类处理污物用物；⑥洗手，记录	8	未核对 -2，按键顺序不正确 -2，未分离 -1，未调节滴速 -2，处置不符合要求 -1，未洗手 / 记录各 -1	
评价	1. 操作准确、熟练，查对规范 2. 遵守无菌操作原则 3. 与患者沟通有效 4. 操作时间：10min	2	酌情扣分 每超时 30s -0.5	

【注意事项】

① 安装注射器时，注射器圈边必须紧靠注射器座。

② 及时更换药液，保持使用药物的连续性。

③ 正确设定微量泵输入速度。

④ 每次调整输注速率后，勿忘再按启动键。

⑤ 熟悉报警信号，并能正确、快速地排除。

⑥ 输注时应加强巡视，密切观察生命体征及注射部位，及时排除异常情况。

⑦ 当出现电池低电压报警时，应及时将泵接通交流电源进行充电或关机。

微量泵的使用技术操作风险防范

一、输注药物速度不准确

1. 发生原因

① 微量泵故障。

② 注射器圈边没有正确卡入微量泵卡槽内。

③ 注射器不配套。

④ 输注速度设定错误。

⑤ 患者输液侧肢体剧烈活动或随意调节速度。

2. 临床表现 仪器报警或未达到用药预期效果。

3. 预防

① 定期检测微量泵性能和精确度。

② 选用配套注射器，并正确安装。

③ 正确设定输液速度及其他必需参数，防止设定错误延误治疗。

④ 护士随时查看微量泵工作状态，询问患者感受，及时排除报警、故障，防止液体输入失误。

⑤ 告知患者输液侧肢体不要剧烈活动，不要随意调节速度，保证用药安全。

4. 处理

① 若机器出现报警，及时查看原因，解除故障。

② 及时正确设定输注速度，更换配套注射器。

二、药液外渗性损伤

1. 发生原因

① 药物因素：药物酸碱度、渗透压、浓度，药物本身的毒性。

② 感染因素和静脉炎：微生物侵犯引起的静脉炎和化学、物理因素引起的静脉炎可使静脉的通透性增高。

2. 临床表现 局部肿胀疼痛，皮肤温度低。根据外渗药的不同表现为不同的症状。

① 血管收缩药液渗出：局部表现为肿胀、苍白、缺血、缺氧。

② 高渗药液外渗：将细胞内水分吸出，使细胞严重脱水而死亡。

③ 阳离子溶液如氯化钙和葡萄糖酸钙外渗：对局部有强烈的刺激性，产生

剧痛。

3. 预防

① 加强观察，加强巡视，尽早发现药液外渗。

② 一旦发现推药阻力增加应检查原因。

③ 如发现药物外渗应立即停止输入。

4. 处理 根据渗出药物的性质分别处理。

① 对局部有刺激的药物，宜进行局部封闭治疗、冰敷、热敷、理疗。

② 血管收缩药外渗可采用拮抗剂以扩张血管，同时可用多磺酸黏多糖乳膏（喜疗妥）外涂，5% 硫酸镁湿敷。

③ 高渗药液外渗应立即停止并用 0.25% 普鲁卡因 5 ～ 20mL 溶解透明质酸酶 50 ～ 250U，注射于渗液部位，促进药物扩散、稀释和吸收，超过 24h 已产生局部缺血不能使用热敷，因局部热敷会增加氧耗，加速坏死。

（贾　青、张芹芹）

第十二章

输液泵的使用技术

【适用范围】

① 需控制输液速度或匀速输液量的情况，如使用抗心律失常药物、升压药物时，婴幼儿的输液或静脉麻醉时。

② 化疗药物、抗生素等。

③ 用于重症监护患者的特殊用药。

【目的】

准确控制输液速度，使药物速度均匀、用量准确并安全地进入患者体内发生作用。

【操作流程】

① 输液泵输注：确认有效医嘱→核对患者身份→解释→患者取合适的体位→固定输液泵→打开电源开关→排气→打开输液泵电源开关→打开“泵门”→安装→再次排气→设置→静脉穿刺并固定→启动输液泵→观察，正确处理报警→再次核对→安置患者→交代注意事项→整理用物→洗手、记录

② 注射完毕：核对信息→按“停止”键→关机→打开泵门，取出输液管路→拔针、按压→安置患者→整理用物→洗手、记录。

【评分标准】

输液泵的使用技术操作考核评分标准（100 分）

病区______　　姓名______　　考试日期______　　监考人______　　得分______

项目	操作流程与标准	分值/分	扣分细则	扣分
准备	1. 着装整洁，洗手，戴口罩 2. 用物：输液泵及电源线、输入药液（遵医嘱）、一次性输液器、止血带、垫巾、棉签、碘伏、输液贴、弯盘、执行单、输液架或吊轨等 检查输液泵性能	3 5	一项不符合要求 -1 缺一项 -1	

续表

项目	操作流程与标准	分值/分	扣分细则	扣分
操作流程	1. 确认有效医嘱，携用物至床旁，核对患者身份	4	未确认 -2，未查对 -2	
	2. 向患者解释，协助大小便，取舒适体位	6	一项不符合要求 -2	
	3. 将输液泵妥善固定，检查并接通电源，检查机器性能	4	输液泵固定不妥当 -2，未检查 -2	
	4. 按常规排尽输液管内的空气	3	一次排气不成功 -3	
	5. 打开输液泵电源开关	3	未打开 -3	
	6. 打开“泵门”，将钳口打开，然后将输液器依次按方向嵌入泵内，注意不要压迫管道，关上“泵门”	13	打开泵门手法不正确 -3，钳口未打开 -2，输液器反方向嵌入泵内不得分，未关上泵门 -3	
	7. 再次检查输液泵管内有无残留气体	3	未检查 -3	
	8. 根据医嘱调节输液速度、预定输液量和其他参数	4	参数设置不符合要求一项 -1	
	9. 按静脉输液法进行静脉穿刺，打开输液器开关	5	穿刺不成功不得分，未打开 -2	
	10. 确认输液泵设置无误后，按“启动 / 停止”键，启动输液	5	未再次确认 -3，未及时按“启动 / 停止”键 -2	
	11. 观察液体滴数情况，正确处理报警	4	未观察 -2，异常处理不正确 -4	
	12. 再次核对，询问患者感受	4	核对不全 -1，未核对 -2，未询问 -2	
	13. 协助患者取舒适卧位，交代注意事项	4	卧位不适 -1，交代不全 -1，未交代 -2	
	14. 整理床单位及用物	4	未整理 -2，漏一件 -1	
	15. 洗手，记录输液泵内药物、液体容量、输液速度和启动时间	5	未洗手 -2，记录不全 -2，未记录 -3	
	16. 输液结束时，核对信息，按“启动 / 停止”键，停止输液	5	未核对 -2，未按键 -3	
	17. 关闭输液泵开关，打开泵门，取出输液管路	4	一项不符合要求 -2	
	18. 拔针、按压	2	一项不符合要求 -1	
	19. 妥善安置患者，整理床单位，分类处理污物用物	4	未整理 -2，漏一件 -1	
	20. 洗手、记录	2	一项不符合要求 -1	
评价	1. 操作准确、熟练，查对规范 2. 遵守无菌操作原则 3. 与患者沟通有效 4. 操作时间：10min	4	酌情扣分 每超时 30s -0.5	

【注意事项】

① 输液泵禁止用于输血。

② 泵启动后观察液体滴速状态并证实液体流动。

③ 输液时应加强巡视，密切观察穿刺部位，及时排除异常情况。

④ 患者输液侧肢体不要剧烈活动，防止输液管道被牵拉脱出。

⑤ 输液泵内避免进水，不用时应注意充电。

⑥ 随时查看输液泵的工作状态，及时排除报警、故障，防止液体输入失控。解除报警法：a. 气泡报警：先关闭静脉通道，打开泵门，排尽气泡，放妥导管，关闭泵门，开放静脉通道，启动输液；b. 完成报警：再设置用量；c. 阻塞报警：常因回血、管道扭曲、过滤器堵塞、调节器未打开而报警，去除阻塞原因；d. 泵门未关：关闭泵门；e. 电池殆尽：换装新电池。

输液泵的使用技术操作风险防范

输液失控

1. 发生原因 机器故障或调节错误导致输入剂量不准确。

2. 临床表现 患者出现不适或治疗达不到预期效果。

3. 预防

① 使用前检查机器性能，告知患者使用输液泵目的，输入药物名称、输液速度。

② 告知患者输液时肢体不要随意移动或自行调节输液速度，如有不适立即告知医护人员。

③ 启动前检查输液管路安装是否正确，是否通畅，正确设定输液速度及开启报警开关。

④ 输液过程中加强巡视，以便及时发现问题，及时处理。

⑤ 每次更换液体重新调整输液程序。

⑥ 定期检查输液泵性能和准确度。

4. 处理

① 立即停止输液。

② 查看分析报警原因，解除输液故障。

（贾　青、张芹芹）

第十三章

化疗泵的使用技术

【适用范围】

化疗患者。

【目的】

① 可达到维持药物有效的血药浓度，持续杀死肿瘤细胞。

② 可延长给药时间，杀死不同时段进入增殖期的肿瘤细胞。

③ 延长药物与肿瘤的接触时间，增强药物的疗效。

④ 降低化疗药物的毒副反应。

【操作流程】

① 化疗泵输注：确认有效医嘱→铺垫单、套弯盘→戴双层手套→查对药物→排气→正确组装→连接专用连接管→脱外层手套→根据医嘱设置参数→再核对→两名护士共同核对患者身份→解释→检查静脉穿刺处，静脉导管固定的情况→两名护士再次确认医嘱→正确连接静脉置管→启动化疗泵→观察，正确处理报警→记录并签名→交代注意事项→整理用物→洗手、记录。

② 注射完毕：核对信息→按“停止”键→关机→封管→安置患者→整理用物→洗手、记录。

【评分标准】

化疗泵的使用技术操作考核评分标准（100 分）

病区______　姓名______　考试日期______　监考人______　得分______

项目	操作流程与标准	分值/分	扣分细则	扣分
准备	1. 着装整洁，符合规范，洗手，戴口罩	3	一项不符合要求 -1	
	2. 用物：治疗盘、化疗泵、专用连接管、专用背包、配置好的液盒、一次性注射器（20mL）、10mL 导管冲洗器 1 个、消毒棉签、垫单、手套 2 副、电池 2 节、治疗卡、弯盘、黄色塑料袋、抗过敏胶布等 检查物品质量，备齐用物，放置合理	5	缺一项 -1	
	3. 环境清洁、空气流通	2	一项不符合要求 -1	

续表

项目	操作流程与标准	分值/分	扣分细则	扣分
操作流程	1. 确认有效医嘱	3	未确认 -3	
	2. 铺垫单，将黄色垃圾袋套于弯盘上，放于合适位置	3	一项不符合要求 -1	
	3. 戴双层手套，查对药物名称、剂量、浓度、配置日期，外包装有无破损。使用 20mL 注射器排尽液盒内空气	8	未检查 -4，未排尽空气 -4	
	4. 安装电池，检查化疗泵性能，将化疗泵与液盒正确组装，卡槽到位。按指示箭头正确连接专用连接管，脱外层手套	8	未安装到位 -4，一项不符合要求 -2	
	5. 根据医嘱设置参数：总量、首次量、持续量、极限量。长按排气键，将连接管过滤器水平放置，排尽连接管内空气	10	1 项参数设置错误 -2，未排尽空气 -2	
	6. 经第二人核对各项设置内容	3	未核对 -3	
	7. 携用物至床旁，两名护士共同核对患者身份，向患者解释，取得配合，协助患者大小便	4	一项不符合要求 -1	
	8. 检查静脉穿刺处，静脉导管固定的情况	3	未检查 -3	
	9. 两名护士再次确认医嘱	3	未再次确认 -3	
	10. 检查延长管内有无残留气体	3	未检查 -3	
	11. 正确连接静脉置管	6	一项不符合要求 -2	
	12. 启动化疗泵，同时按"+、-"键锁屏，2 名护士确认医嘱	6	一项不符合要求 -2	
	13. 观察化疗泵运行情况，正确处理报警	6	一项不符合要求 -2	
	14. 记录开始及结束的日期和时间，双人签名	3	未记录 -2，未双人签名 -1	
	15. 化疗泵放置于合适的位置，告知患者注意事项	3	未告知 -2	
	16. 液体输完，按停止键，关机，封管	4	一项不符合要求 -1	
	17. 整理床单位，妥善安置患者，分类处理污染用物	4	未整理 -2，未处理 -2	
	18. 洗手、记录	4	未洗手、未记录各 -2	
评价	1. 操作准确、熟练，查对规范 2. 沟通到位，患者 / 家属对操作满意 3. 体现爱伤观念 4. 操作时间：10min	6	酌情扣分 每超时 30s -0.5	

【注意事项】

① 加药量不可超过泵体规格量，同时避免药物浓度过高，以免堵塞泵体。

② 避免阳光直射，弹力储液囊与远端接头位置需处于同一个高度，以免影响流速。

③ 避免流速过快。

④ 确保化疗药物充分稀释、溶解，可使用过滤装置滤掉大分子物质。

⑤ 对使用化疗泵患者做好床头交接班，交接封管时间。

化疗泵的使用技术操作风险防范

药物泵入不全

1. 发生原因

① 化疗泵参数设置不恰当。

② 化疗泵的泵管连接脱落。

③ 化疗泵的泵管漏液。

④ 静脉通路堵塞。

⑤ 输液接头滑脱或堵塞。

⑥ 化疗泵未处于功能位。

2. 临床表现

① 泵内化疗药残余过多。

② 泵入药物量与实际泵入药物量不符。

3. 预防

① 使用前评估患者的输液管路等，向患者讲解应用化疗泵的有效性、安全性及注意事项。

② 在化疗泵使用过程中，检查化疗泵的连接情况及泵体、管道有无漏液情况，注意观察输液接头有无滑脱或堵塞，连接管有无受压、扭曲，以保证静脉通路无堵塞，了解患者化疗的效果。

③ 每班交接观察液体的泵入量及化疗泵内的药液袋瘪陷情况。

4. 处理

① 首先检查化疗泵管的连接是否正确，静脉通路有无堵塞。

② 正确调整化疗泵参数。

③ 检查进药情况，发现不符及时处理调整。

（贾　青、张芹芹）

第十四章

一次性镇痛泵的使用

【适用范围】

疼痛原因明确，需行镇痛治疗的患者，特别是那些要持续给药，或者需要大量镇痛药物，如手术后镇痛、无痛分娩、慢性疼痛治疗、癌痛治疗等，以及其他需要持续输注微量药液治疗的患者。

【目的】

① 缓解或解除患者的疼痛。

② 根据患者疼痛的程度，让患者自我管理以缓解或解除疼痛。

③ 将定时、定量给药与患者自控追加剂量相结合，以期达到最大程度的有效镇痛与最小的不良反应。

【操作流程】

确认有效医嘱→核对患者身份→解释、评估→患者取合适体位→暴露输液部位→检查镇痛泵→再次核对→连接静脉通路→启动镇痛泵→监测呼吸、血压→再次核对→安置患者→交代注意事项→撤泵→整理用物→洗手、记录。

【评分标准】

一次性镇痛泵的使用操作考核评分标准（100分）

病区______ 姓名______ 考试日期______ 监考人______ 得分______

项目	操作流程与标准	分值/分	扣分细则	扣分
准备	1. 着装整洁，洗手，戴口罩	3	一项不符合要求 -1	
	2. 用物：治疗盘、配制好的镇痛泵1个、消毒棉签、弯盘、胶布，必要时备三通管等 检查一次性物品质量	5	缺一项 -1	
	3. 环境清洁，光线明亮，室温20～25℃	3	一项不符合要求 -1	
操作流程	1. 确认有效医嘱，核对患者身份	4	未核对 -2，查对不认真 -2	
	2. 向患者解释，取得患者同意，评估患者疼痛原因、程度、性质等	6	解释不到位 -1，未解释 -2，未评估 -3	
	3. 协助患者取合适体位	3	体位不适 -2	
	4. 暴露输液部位，检查穿刺部位的皮肤情况、穿刺导管有无外露、液体是否通畅	6	未检查 -2，一项检查不全 -1	

续表

项目	操作流程与标准	分值/分	扣分细则	扣分
操作流程	5. 检查镇痛泵的各部件是否完好，自控给药装置上的卡片是否取下，镇痛泵内是否有空气（管道内是否有气体），开关是否开启，导管接口处是否漏液，连接管有无扭曲折叠受压，瓶身是否有裂痕等情况，确保管路通畅	10	一项未检查 -2	
	6. 再次核对患者身份	3	未核对 -3	
	7. 连接患者的静脉通路，开始使用镇痛泵持续给药（使用时，泵体和人体注药部位相对高度不应超过 20cm）	10	连接方法不正确 -2，泵体位置不合适 -2	
	8. 加强呼吸、血压监测，观察镇痛效果、药物不良反应、管道通畅性、穿刺部位有无异常	8	未观察 -5	
	9. 再次核对，协助患者取舒适卧位	6	未核对 -3，卧位不适 -3	
	10. 教会患者简单的操作方法和使用时的注意事项 ①告知患者自控追加药量，每间隔 15min 可追加药液 0.5mL（每按一次，注入量约为 0.5mL） ②指导患者在咳嗽、翻身或活动前提前 5min 按压给药 ③如出现恶心、呕吐，可指导患者暂时夹闭镇痛泵，疼痛不耐受再次打开，镇痛泵会自动运行 ④为避免患者出现恶心、呕吐的症状，可在进餐前半小时夹闭镇痛泵，饭后半小时再次打开	18	交代不全 -5，未交代 -10，其他酌情扣分	
	11. 镇痛泵一般可持续 2 天左右，根据患者情况撤泵	4	一项不符合要求 -2	
	12. 整理用物，洗手、记录	6	一项不符合要求 -2	
评价	1. 操作准确、熟练，查对规范 2. 与患者沟通有效	5	酌情扣分	
	3. 操作时间：10min		每超时 30s -0.5	

【注意事项】

① 严格执行无菌技术操作及查对制度。

② 使用一次性镇痛泵加药前，请先将药液稀释至所需浓度，然后再注入储液囊，以防未经稀释的药液直接进入连接管道，避免发生意外。

③ 镇痛泵配备质控给药装置，在持续注药 2.0mL/h 的基础上患者可自控追加药量，每间隔 15min 可追药液 0.5mL。

一次性镇痛泵的使用操作风险防范

一、镇痛不全

1. 发生原因　由于患者手术创伤较大，术前对疼痛程度评估不全面，镇痛效果不佳。

2. 临床表现　使用镇痛泵后仍感疼痛，效果不佳。

3. 预防

① 使用前评估患者疼痛原因、程度、性质等，做好患者心理护理。使用过程中，检查镇痛泵的连接情况及泵体、管道有无漏液，注意观察针头有无滑出、堵塞或移位，连接管有无受压、扭曲，以保证静脉通路无堵塞，及时了解患者镇痛的效果。

② 向患者讲解应用镇痛泵注意事项，教会患者正确使用镇痛泵。

③ 观察按压器，调整按压的力度、次数，亲自为患者按压，同时检查进药情况。

4. 处理

① 患者疼痛评分仍≥ 4 分，与主管医生联系，增加非甾体抗炎药的使用。

② 积极多模式预防性镇痛。

二、恶心、呕吐

1. 发生原因　镇痛泵内阿片类镇痛药的副作用，使患者术后发生恶心、呕吐。

2. 临床表现　恶心并伴有迷走神经兴奋的症状，如皮肤苍白、流涎、出汗、血压降低及心动过缓等；呕吐物为胃内容物。

3. 预防

① 术前禁食时间不少于 4h。

② 麻醉师术前访视，充分评估患者，必要时药物干预。

4. 处理

① 评估患者呕吐性质，呕吐物的量、颜色，做好解释工作。

② 鉴别恶心、呕吐的原因，特别注意是否与进食或其他用药有关。

③ 如是镇痛泵引起的，暂停使用，并对症处理。

④ 通知医生，根据患者的恶心、呕吐情况给予使用止吐药物。

⑤ 安慰患者，做好心理护理。

三、尿潴留

1. 发生原因　局麻药、阿片类药有可能引起尿潴留。

2. 临床表现　腹部膨胀、小便不能自解。

3. 预防

① 首先鼓励患者试行排尿或诱导排尿。

② 做好心理护理，安慰鼓励患者。

4. 处理 诱导不成功的，视其疼痛程度可考虑夹闭镇痛泵或者留置导尿。

四、呼吸抑制

1. 发生原因 镇痛泵内阿片类药及神经安定类镇静药均有较强的呼吸抑制作用，此类药物可导致患者术后发生低氧血症。

2. 临床表现 镇痛过程中患者呼吸频率＜ 8 次 / 分和（或）氧饱和度＜ 90%。

3. 预防

① 对于一些高龄、危重患者给予重点预防，并向陪护人员做好宣教工作。

② 及时巡视，定期评估镇痛程度，镇痛程度评分应低于 3 分。

4. 处理

① 立即暂停使用镇痛泵。

② 唤醒患者。

③ 高流量吸氧，保持呼吸道通畅。

④ 通知医生，必要时遵医嘱应用纳洛酮。

（贾　青、张芹芹）

第十五章

心电图检查技术

【适用范围】

适用于一切需要心电图检查的患者。

【目的】

① 掌握心电图机的使用方法和心电图波形的测量方法。

② 能够分析各种心电图。

③ 熟悉心电图机的维护。

【操作流程】

核对患者身份→解释→患者取平卧位，去除饰品→拉上床幔→正确开机→输入患者信息→擦净皮肤→正确连接导联电极→检查并指导→再次核对→保存上传心电图→取下电极及导联线→关机→安置患者→整理用物。

【评分标准】

心电图检查技术操作考核评分标准（100 分）

病区______ 姓名______ 考试日期______ 监考人______ 得分______

项目	操作流程与标准	分值/分	扣分细则	扣分
准备	1. 着装整洁，洗手，戴口罩，符合规范	5	一项不符合要求 -2	
	2. 环境清洁，安静，光线明亮	5	一项不符合要求 -2	
	3. 检查心电图机性能，备齐用物，放置合理	5	未检查心电图机性能 -2	
操作流程	1. 核对患者身份	3	查对不认真 -2，未查对 -3	
	2. 向患者或家属解释心电图检查的目的，讲述配合方法	3	未解释 -3，解释不到位 -2	
	3. 协助患者取安静平卧位，去除饰品，全身肌肉放松	5	一项不符合要求 -1	
	4. 拉上床幔，注意遮蔽，保护患者隐私，保暖	4	一项不符合要求 -1	
	5. 正确开机，输入患者信息	5	输入不正确 -5	
	6. 擦净患者四肢及胸前安置电极部位的皮肤，湿润	5	不符合要求 -2	
	7. 按规定位置安放电极板，连通导联线 （1）肢体导联	20	连接不紧密 -2，一处安放错误 -4	

续表

项目	操作流程与标准	分值/分	扣分细则	扣分
操作流程	上肢：右红，左黄 下肢：左绿，右黑 （2）胸导联 V_1：胸骨右缘第四肋间 V_2：胸骨左缘第四肋间 V_3：V_2 与 V_4 连线的中点 V_4：左锁骨中线第五肋间 V_5：左腋前线平 V_4 水平线 V_6：左腋中线平 V_4 水平线 （3）如加做 18 导联 V_7：左腋后线第五肋间 V_8：左肩胛骨下平第五肋间 V_9：脊柱旁左第五肋间 V_3R、V4R、V_5R 在右胸，分别与左胸 V_3、V_4、V_5 导联位置相对应			
	8. 检查安放位置是否有误	5	未检查 −5	
	9. 指导患者平静呼吸，制动，检查各导联显示情况，获取最佳心电图波形	5	未指导 −1，未制动 −1，心电图不符合要求 −5	
	10. 再次核对患者信息	5	未核对 −5	
	11. 记录完毕，保存上传心电图，取下胸部电极，撤肢体导联线，关机	5	未保存上传 −5，漏撤一处 −1，未关机 −1	
	12. 妥善安置患者，整理床单位	3	一项不符合要求 −1，未整理 −2	
	13. 整理并清洁用物	2	漏一件 −1，处置不符合要求 −1	
	14. 清洁心电图机，归位，连接电源线，备用	5	一项不符合要求 −2	
评价	1. 操作准确、熟练，查对规范 2. 与患者沟通有效 3. 爱伤观念强	10	酌情扣分	
	4. 操作时间：7min		每超时 30s −0.5	

【注意事项】

① 检查前，禁止做运动，应稍作休息，放松心情。

② 检查时，被检查者应按医护人员的要求平静仰卧于检查床上，情绪保持平稳，四肢放松，呼吸平稳，并且应保持固定的姿势，以免影响检查。

③ 被检查者应关闭随身携带的手机等，避开金属物品，如手表、皮带扣、纽扣等，以避免干扰，影响检查的准确性。

④ 避免寒冷、潮湿等造成的干扰。

心电图检查技术操作风险防范

局部皮肤损伤

1. 发生原因 操作不熟练，吸球安放时间过长；取下胸部电极时操作不规范。

2. 临床表现 与电极接触的局部皮肤可有轻度瘀斑、青紫。

3. 预防 规范熟练操作，避免吸球安放时间过长。

4. 处理 一般无须特殊处理，1 ～ 2 天后可自行消退。

（贾　青、张芹芹）

第十六章

心电监护技术

【适用范围】

一切需要监测心脏电活动的患者。

【目的】

① 监测患者心律、心率变化。

② 持续心电监护，及时发现心律失常。

③ 间接了解循环系统的功能。

④ 观察有无心肌缺血情况，为病情变化提供依据。

【操作流程】

① 心电监护：确认有效医嘱→核对患者身份→解释、评估→患者取舒适卧位→连接电源→打开监护仪→正确监测脉搏氧饱和度→正确监测无创血压→正确监测心电活动→正确监测呼吸→正确设置报警范围、报警音量及导联→调至主屏→安置患者→交代注意事项→整理用物→洗手、记录。

② 停心电监护：核对→解释→测血压→关机→撤监护→清洁皮肤→安置患者→洗手、记录→用物终末处理。

【评分标准】

心电监护技术操作考核评分标准（100 分）

病区______ 姓名______ 考试日期______ 监考人______ 得分______

项目	操作流程与标准	分值/分	扣分细则	扣分
准备	1. 着装整洁，洗手，戴口罩 2. 用物：心电监护仪、一次性电极片、纱布（75% 酒精、生理盐水）、弯盘等 3. 检查仪器性能 4. 检查周围环境、光照情况及有无电磁波干扰	2 2 2 2	一项不符合要求 -1 用物少一件 -1 未检查 -2 环境不符合要求 -2	
操作流程	1. 确认有效医嘱，携用物至床旁，核对患者身份 2. 向患者解释，评估手臂皮肤有无破溃，有无受过外伤及手术；看胸前区皮肤，观察有无破溃疤痕，是否清洁；避免挑选破溃、涂指甲油或灰指甲的手指	4 4	未确认 / 核对各 -2 未解释 -2，漏评估一项 -1	

续表

项目	操作流程与标准	分值/分	扣分细则	扣分
操作流程	3. 协助患者取舒适卧位	2	卧位不适 -2	
	4. 连接电源，打开监护仪，检查监护信号	3	一项不符合要求 -1	
	5. 脉搏氧饱和度监测：将 SpO_2 传感器套在患者手指上（正确放置探头：红外线光源对准指甲，指套松紧适宜），观察波形	5	感应位置不对 -2，未观察 -1	
	6. 无创血压监测			
	①选择监测模式：成人、儿童、新生儿	2	未选择模式 -2	
	②正确放置血压袖带：按照要求对好标记（标记对准肱动脉搏动处），把袖带绑在肘关节上 2 ～ 3cm 处，松紧度以能容纳 1 指为宜	6	袖带位置不合适 -2，松紧不适宜 -2，测血压与指脉氧饱和度监测为同侧肢体 -5	
	③按测量键	3	未测量 -3	
	④设定测量间隔时间、选择测量模式（手动、自动和快速测定）	4	一项未设定 -2	
	⑤测量时用于测量血压的肢体应与患者的心脏置于同一水平位			
	7. 心电监测			
	①暴露患者胸部	2	暴露过多或过少各 -1	
	②将导线与电极片连接，正确粘贴电极片（必要时放置电极片处用 75% 酒精清洁），避开除颤位置	9	电极位置不正确一处 -2，导联线连接错误一处 -2，未避开伤口及除颤部位 -2，导联线打折缠绕 -2	
	③选择合适的导联，最常用的是Ⅱ导联	3	导联选择不符合要求 -3	
	④调整波形振幅（SIZE）	3	未调整 -3	
	8. 呼吸监测	2	一处不符合要求 -2	
	①左下和右上的电极片是呼吸的感应电极片，若患者以腹式呼吸为主，可将左下的电极片放于左侧腹部起伏最明显处			
	②正确选择波速：呼吸监护波形走速为 6.25mm/s			
	9. 根据医嘱或患者病情设定 R、HR、BP、SpO_2 报警上下限，选择心电监护导联	6	未设置报警范围 -3，报警音量设置不正确 -3	
	10. 打开报警系统	5	未打开报警系统 -5	
	11. 调至主屏	2	未调 -2	
	12. 协助患者取舒适卧位，告知患者使用监护过程中的注意事项，给予健康指导	3	卧位不适 -1，未交代 -2	
	13. 整理床单位及用物，洗手、记录数值	3	一项不符合要求 -1	
	14. 医嘱停心电监护			
	①核对患者，向患者解释	4	未核对 / 解释各 -2	
	②测血压，关机，撤除指脉氧指套、袖带、电极片及导联线	4	一项不符合要求 -1	
	③用生理盐水纱布清洁皮肤	2	未清洁 -2	
	④安置患者，洗手、记录	3	一项不符合要求 -1	
	15. 终末处理：监护仪导联线用含氯消毒液擦拭，屏幕用清洁纱布擦拭，充电备用	4	终末处理不符合要求 -2	

续表

项目	操作流程与标准	分值/分	扣分细则	扣分
评价	1. 操作准确、熟练，动作一次到位 2. 爱伤观念强 3. 操作时间：10min	4	酌情扣分 每超过 30s -0.5	

【注意事项】

1. 各电极放置位置

（1）五导联粘贴电极片的部位

左臂电极（LA）：左锁骨中线下第一肋间。

右臂电极（RA）：右锁骨中线下第一肋间。

左腿电极（LL）：左锁骨中线第 6、7 肋间。

参照电极（RL）：右锁骨中线第 6、7 肋间。

胸部电极（C）：胸骨左缘第四肋间或胸骨上。

（2）三导联粘贴电极片的部位

右臂电极（RA）：胸骨右缘锁骨中线第一肋间。

左臂电极（LA）：胸骨左缘锁骨中线第一肋间。

左腿电极（LL）：左锁骨中线第 6、7 肋间。

（3）安放电极时，留出一定范围心前区，以备除颤。

2. 床边监护仪的报警设定及管理

（1）报警参数设定要求

① 心率：根据患者的实际心率上下 20% 作为上下限。

a. 成人下限不得低于 40 次 / 分，上限不得高于 150 次 / 分。

b. 儿童根据年龄或病情设置上下限，下限不得低于 60 次 / 分。

② 心律：根据病情选择设定心律失常分析，一旦设定，所有心律失常单项报警应处于开通状态，有起搏器患者，应设定相应项目。

③ 血压：根据患者病情、年龄及医嘱要求的血压范围设定，如果没有具体要求，根据正常范围设定 SBP 90 ～ 140mmHg，DBP 60 ～ 90mmHg，MAP 80 ～ 110mmHg。

④ 血氧饱和度：呼吸衰竭患者设定在 85% 以上，无呼吸衰竭患者设定在 95% 以上，发绀型先天性心脏病患者根据病情设定。

⑤ 其他参数根据医嘱设定：如冬眠患者，要求体温维持在 32 ～ 34℃，则应设定体温参数的报警上下限为 32 ～ 34℃。

⑥ 报警音量：根据周围环境设定，要求音量必须设定至病区内的医务人员在

正常工作状态时能够听到，建议报警音量晚上大于30dB，白天大于75dB。

⑦ 其他

a. 不规则心律可关闭不规则心律单项报警。

b. CVP、体温、脉搏单项报警可酌情关闭。

c. 纯氧吸入，SpO_2 仍低于95%可根据患者的实际数据下浮5%作为报警下限。

（2）报警信息显示

① 报警种类

a. 红色报警：为最高级别的报警，包括心搏停止、窒息、心室颤动、室性心动过速、压力监测连接中断。

b. 黄色报警：分为三种，一种为黄色心律失常报警；一种为黄色超出数据上下限设定范围的报警；一种为技术报警，如导联脱落、脉搏氧饱和度探头接触不良等。

② 报警信息显示：报警触发后在屏幕显示具体信息，相应指示灯亮（红色、黄色或绿色）。

③ 报警声音

a. 红色报警音调较高，每秒钟重复一次。

b. 黄色报警音调较低，每2s重复一次（黄色心律失常报警只持续5s）。

④ 报警关闭：屏幕显示相应参数旁边出现打叉的警铃，不再有任何报警提示，但相关的技术报警仍会在屏幕上显示，只是没有声音。

⑤ 报警消音（按silence/reset键以后）：屏幕上报警声音、指示灯均消失，信息显示及数字闪烁仍然存在，一旦正常，可自动复位。

心电监护技术操作风险防范

一、局部皮肤过敏

1. 发生原因

① 患者本身皮肤娇嫩。

② 患者对电极片过敏。

③ 电极片使用时间过长。

2. 临床表现 贴电极片局部皮肤红、痒、水疱形成，局部破烂。

3. 预防 观察局部皮肤情况，温水擦浴更换电极片位置。

4. 处理

① 过敏处皮肤可用抗过敏药膏外涂。

② 破溃处保持清洁干燥。

③ 用无菌注射器抽瘪水疱，尽可能使水疱表面保持干燥。

二、测量肢体局部水肿

1. 发生原因

① 在输液侧肢体测血压。

② 长期卧床，肢体缺少活动。

2. 临床表现 测量肢体下段肿胀，皮肤张力增高，可呈亮感，患者主诉麻木、胀痛。

3. 预防

① 不在输液侧肢体测血压。

② 血压稳定，延长测量时间。

③ 更换测量血压部位。

④ 定时轮换测量肢体。

⑤ 活动肢体，多按摩。

4. 处理

① 不在肿胀的肢体处输液。

② 抬高肿胀肢体。

③ 按摩、活动肢体促进血液回流。

三、测量部位瘀斑形成

1. 发生原因

① 患者凝血功能差，凝血时间延长。

② 病情较重，连续频繁地监测血压。

2. 临床表现 毛细血管脆性增加，出现出血点，测量局部瘀斑形成。

3. 预防

① 监测患者凝血功能情况，定时轮换测量肢体。

② 避免在测量肢体抽血。

③ 血压稳定，延长测量时间。

4. 处理

① 更换测量血压部位。

② 改善凝血功能。

③ 热敷局部，促进瘀斑消散。

四、测量肢体缺血坏死

1. 发生原因

① 长期在一侧测量血压。

② 病情较重，连续频繁地监测血压。

2. 临床表现 测量肢体皮肤瘀紫、肿胀，桡动脉搏动未及，皮温凉，肢体活动能力下降，肌力减弱；患者主诉剧烈疼痛；全身症状：体温升高，脉搏加快，血压下降，白细胞计数增多，红细胞沉降率加快。

3. 预防

① 及时评估测量肢体的肿胀程度，加强观察。

② 调整测量血压的频率、间隔时间。

③ 轮换测量肢体。

4. 处理 予以外科治疗。

五、血管神经损伤

1. 发生原因

① 在静脉输液的肢体或瘫痪肢体测量血压。

② 长期在一侧测量血压，未定时更换部位。

2. 临床表现 测量肢体感觉运动障碍、局部血液循环障碍。

3. 预防

① 不在瘫痪肢体测量血压。

② 不在静脉输液的肢体测量血压。

③ 定时更换测量血压的部位。

④ 调整测量血压的频率、间隔时间。

4. 处理 遵医嘱及时给予血管神经营养药物。

（贾 青、张芹芹）

第十七章

简易人工呼吸器使用技术

【适用范围】

无自主呼吸或自主呼吸微弱情况下的紧急抢救。

【目的】

紧急人工通气，辅助患者呼吸，改善缺氧状态。

【操作流程】

① 使用简易人工呼吸器：核对患者身份→评估→解释→操作者站立于床头→连接加压面罩、球囊及氧气→调节氧流量→置呼吸球囊于床头柜上→去床头栏，患者取去枕平卧位→检查并清理呼吸道分泌物→开放气道→“E-C”手法固定面罩→合适潮气量→正确按压频率→再评估，观察效果及并发症→安置患者→整理用物→洗手、记录。

② 停用：核对→评估→取下简易呼吸囊→接上鼻氧管→安置患者→整理用物→洗手、记录。

【评分标准】

简易人工呼吸器使用技术操作考核评分标准（100 分）

病区______ 姓名______ 考试日期______ 监考人______ 得分______

项目	操作流程与标准	分值/分	扣分细则	扣分
准备	1. 着装整齐，洗手，戴口罩	2	一项不符合要求 -1	
	2. 用物：简易人工呼吸器、氧气连接管、吸氧装置，必要时备口咽通气管、吸痰装置等	3	一项不符合要求 -1	
	3. 检查简易人工呼吸器性能（呼出活瓣：瓣膜完整性、弹性、密闭性。球囊：弹性好，进气阀完好，无漏气。加压面罩：充盈度适当，约 2/3）	3	漏检查一项 -1	
	4. 环境清洁、光线明亮	2	一项不符合要求 -1	
操作流程	1. 核对患者身份，查看监护仪，检查监护装置，评估患者：无效或低效呼吸、明显缺氧或发绀、呼吸暂停及心跳停止	10	一项不符合要求 -2	
	2. 对于清醒患者予以解释	2	未解释 -2	

续表

项目	操作流程与标准	分值/分	扣分细则	扣分
操作流程	3. 拉床、操作者站立于床头	4	一项不符合要求 -2	
	4. 连接加压面罩、球囊及氧气，调节氧流量使储氧袋充盈，氧流量调至 8 ～ 10L/min，使储氧袋充盈（若无氧源，去除储氧袋）	6	储氧袋未充盈或未去除储氧袋 -4，调节流量不正确 -2	
	5. 呼吸球囊置于床头柜上	2	放物不对 -2	
	6. 去床头栏，协助患者取去枕平卧位	4	卧位不正确 -2	
	7. 检查口鼻腔有无分泌物及假牙，必要时放口咽通气管，清理呼吸道分泌物	5	未清理呼吸道分泌物 -3，未检查 / 取假牙各 -2	
	8. 采用双手托颌法开放气道	4	开放气道手法不正确 -4	
	9. 将面罩罩住患者口鼻，用一手的中指、无名指、小指置于患者下颌部保持气道开放，食指和拇指置于面罩上（E-C 手法），按紧不漏气，另一手挤压球囊	10	手法不正确、通气无效此项不得分	
	10. 用适当的压力挤压球囊，潮气量 500 ～ 600mL（1L 球囊挤压 1/2 ～ 2/3，2L 球囊挤压 1/3）	6	潮气量不合要求 -6	
	11. 有呼吸的患者尽量与自主呼吸同步，在患者呼气末吸气时挤压。（口述）单纯呼吸辅助时成人 10 ～ 12 次 / 分，儿童 18 ～ 20 次 / 分；吸呼比为 1 ：（1.5 ～ 2）	6	通气不同步 -4，频率不正确 -3，未口述每项 -3	
	12. 评估球囊辅助是否有效：挤压时胸廓有无起伏，患者缺氧有无改善，脉搏氧饱和度是否上升	6	漏评估一项 -2	
	13. 注意有无并发症发生，如有异常及时处理	2	异常未处理 -2	
	14. 确认患者病情平稳，停止简易呼吸囊的使用	3	未确认 -3	
	15. 根据病情调节氧流量，接上鼻氧管	4	一项不符合要求 -2	
	16. 协助患者垫枕头，上床头栏	4	一项不符合要求 -2	
	17. 整理床单位，妥善安置患者	4	未整理 / 安置患者不当各 -2	
	18. 用物按照消毒隔离原则分类处理	2	一项不符合要求 -2	
	19. 洗手，记录氧流量、球囊挤压频率、患者心律 / 率、血压、脉搏氧饱和度等	4	未洗手 / 记录各 -2	
评价	1. 操作迅速、准确、有效 2. 爱伤观念强	2	酌情扣分	
	3. 操作时间：5min		每超过 30s -0.5	

【注意事项】

① 在有氧源的情况下应使储氧袋充分充盈；无氧源的情况下应去除储氧袋，保证有效供氧。

② 固定面罩防止漏气，以免影响抢救效果。

③ 患者有自主呼吸时，尽量与患者呼吸同步，减少气压伤的发生。

④ 挤压时必须观察患者的胸廓运动、患者面色、末梢发绀情况。挤压频率应正确。

⑤ 如输送气体受阻，应该检查气道是否阻塞或矫正患者的头部，使其后仰。

⑥ 如出现呕吐，及时清除气道及面罩内的呕吐物，在继续通气前，随意挤压皮囊几次，检查是否通畅。

⑦ 成人使用 1 ～ 2L 的简易呼吸器，如气道开放，无漏气，1L 简易呼吸器球囊挤压 1/2 ～ 2/3，2L 简易呼吸器球囊挤压 1/3。

⑧ 使用中未能改善呼吸情况则考虑人工呼吸机通气，如心跳停止应立即予心肺复苏。

简易人工呼吸器使用操作风险防范

一、窒息

1. 发生原因

① 患者胃内容物多。

② 挤压前未清理呼吸道分泌物。

③ 挤压过快过猛。

2. 临床表现 呕吐物反流入气道引起患者呼吸困难、发绀等缺氧症状。

3. 预防

① 挤压前，清理呼吸道分泌物，及时吸痰。

② 条件允许的情况下，双人配合使用呼吸皮囊。

③ 使用皮囊时可配合环甲膜按压术。

④ 通气时不可过猛过快。

4. 处理

① 出现窒息症状时，停止皮囊挤压，立即吸引。

② 必要时气管插管。

二、急性胃扩张

1. 发生原因

① 挤压频率过快，潮气量过大。

② 挤压与患者呼吸不同步。

2. 临床表现 腹胀，上腹或脐周隐痛，恶心和持续性呕吐。呕吐物为浑浊的棕绿色或咖啡色液体，呕吐后症状并不减轻。随着病情的加重，全身情况进行性恶化，严重者可出现脱水、碱中毒，并表现为烦躁不安、呼吸急促、手足抽搐、血压下降和休克。突出的体征为振水音。

3. 预防

① 挤压频率不可过快，潮气量不可过大，挤压时尽量与患者呼吸同步。

② 尽可能地使用带减压阀的人工呼吸器。

4. 处理

① 暂时禁食，放置胃管持续胃肠减压。

② 纠正水、电解质和酸碱代谢平衡失调。

三、气压伤

1. 发生原因

① 挤压频率过快，潮气量过大。

② 未使用减压阀。

③ 挤压时未与患者呼吸同步。

2. 临床表现 肺间质气肿、肺纵隔气肿、气胸、皮下气肿、动静脉气栓、胸膜支气管瘘。

3. 预防

① 挤压频率不可过快，挤压时尽量与患者呼吸同步。

② 潮气量不可过大，通气时可见胸廓起伏即可。

③ 每次通气时间 1s，通气时不要用力过猛或过快。

④ 使用减压阀。

⑤ 条件允许的情况下，两人配合使用呼吸皮囊；通气时配合使用环甲膜按压术。

4. 处理

① 延长呼气时间。

② 必要时可手术。

四、通气不足

1. 发生原因

① 面罩大小不合适，致面罩与面部密封度不够。

② 呼吸皮囊使用时 E-C 手法不到位。

2. 临床表现 呼吸困难、发绀、血氧饱和度不升、意识改变、血压下降等。

3. 预防

① 选择大小合适的面罩，面罩放置正确，加压面罩充气 1/2 ～ 2/3 程度。

② 正确实施 E-C 手法，充分开放气道。

③ 条件允许的情况下两人配合使用呼吸皮囊。

④ 呼吸皮囊接 100% 氧气给氧。

4. 处理

① 重新调整面罩位置，调整 E-C 手法，连接 100% 氧气给氧。

② 做好气管插管准备。

（贾　青、张芹芹）

第十八章

口咽通气道（管）放置技术

【适用范围】

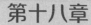

呼吸道梗阻的患者、气道分泌物增多时便于吸引、癫痫发作或抽搐时保护舌齿免受损伤、同时有气管插管时取代牙垫作用。

【目的】

保持呼吸道通畅。

【操作流程】

确认有效医嘱→核对患者身份→评估、解释→患者取平卧位或侧卧位→戴无菌手套→选用合适型号的口咽通气道→清洁口腔/咽部分泌物→置管方法正确→测试人工气道是否通畅→观察牙齿、检查口腔→胶布固定方法正确→及时吸痰→外盖一层生理盐水纱布→安置患者→交代注意事项→整理用物→脱手套→洗手、记录。

【评分标准】

口咽通气道（管）放置技术操作考核评分标准（100分）

病区______　姓名______　考试日期______　监考人______　得分______

项目	操作流程与标准	分值/分	扣分细则	扣分
准备	1. 着装整齐，洗手，戴口罩	3	一项不符合要求 -1	
	2. 用物：合适型号口咽通气道2个、无菌手套、吸痰装置、吸痰包、生理盐水、听诊器、纱布1包、胶布、压舌板等	5	漏检查一项 -1	
	3. 环境清洁、光线明亮	2	一项不符合要求 -1	
操作流程	1. 确认有效医嘱，携用物至床旁，核对患者身份	4	未确认 -2，未核对 -2	
	2. 评估患者病情、生命体征、意识及合作程度；口腔、咽部及呼吸道分泌物情况，有无活动义齿	6	漏评估一项 -0.5	
	3. 向清醒患者解释操作目的及方法，取得合作，安慰患者	5	未解释 -4，解释不全面 -2	
	4. 协助患者取平卧位或侧卧位，有活动义齿应取下	4	卧位不符合要求 -4	

续表

项目	操作流程与标准	分值/分	扣分细则	扣分
操作流程	5. 操作者戴无菌手套	3	未佩戴手套 -3	
	6. 根据患者门齿到耳垂或门齿到下颌角的距离，选择适宜型号的口咽通气道。口咽通气道应有足够宽度，以能接触上颌和下颌的 2 ～ 3 颗牙齿为最佳	5	选择口咽通气道型号不符合要求 -5	
	7. 清理干净患者口腔及咽部分泌物，必要时吸痰	4	未清洁 -4	
	8. 选择适当的方法放置，使用压舌板将舌体向下向前推，暴露咽喉部			
	①直接放置法：在压舌板的协助下，将口咽通气管的咽弯曲部沿舌面顺势送至上咽部，将舌根与口咽后壁分开	6	放置不符合要求一处 -2	
	②反向插入法：口咽通气管的咽弯曲部朝上插入口腔（可先用压舌板压住舌协助），当其前端接近口咽部后壁时（已通过悬雍垂），即将其旋转 180° 呈正位，借患者吸气时顺势向下退送，弯曲部分向下压住舌根，弯曲部分上面抵住口咽后壁，放置于口腔中央位置	8	放置不符合要求一处 -2	
	③对于意识不清者，操作者用一手的拇指与食指将患者的上唇齿与下唇齿分开，另一手将口咽通气管从后臼齿处插入，操作时注意动作轻柔、准确，必要时使用开口器	8	放置不符合要求一处 -2	
	9. 测试人工气道是否通畅：手掌放于通气管外侧，于呼气期感觉是否有气流逸出，或以少许棉絮放于通气管外，观察其运动幅度。观察胸壁运动幅度和听诊双肺呼吸音	4	未测试 -4，未观察 -3	
	10. 牙齿松动者，观察有无牙齿脱落；检查口腔，防止舌或唇夹置于牙和口咽通气道之间	4	未观察 / 检查各 -2	
	11. 放置成功后，用胶布将口咽通气管固定于患者双侧面颊部（用 2 条 20 ～ 25cm 的胶布，第一条胶布一端固定于右侧面颊部，然后绕过口咽通气管一周固定于右侧面颊，同法固定左侧面颊部）	6	固定方法不正确一处 -3	
	12. 及时吸痰，清理呼吸道（吸痰前后吸入高浓度氧气）	4	未及时吸痰 / 吸氧各 -2	
	13. 口咽通气管外盖一层生理盐水纱布，湿化气道，防止异物和灰尘	3	未湿化 -3，覆盖多层纱布 -2	
	14. 停用时：①核对；②解释；③揭开胶布；④取下口咽通气道；⑤观察局部皮肤颜色；⑥清洁皮肤	6	漏一项 -1	
	15. 安置患者，交代注意事项	4	一项不符合要求 -2	
	16. 整理用物，脱手套，洗手，记录	4	一项不符合要求 -1	

续表

项目	操作流程与标准	分值/分	扣分细则	扣分
评价	1. 操作迅速、准确、有效 2. 爱伤观念强 3. 操作时间：4min	2	酌情扣分 每超过 30s -0.5	

【注意事项】

① 禁用于意识清楚、有牙齿折断或脱落危险和浅麻醉（短时间应用的除外）患者。

② 牙齿松动者，插入及更换口咽通气道前后应观察有无牙齿脱落。

③ 口腔内及上下颌骨创伤、咽部气道占位性病变、咽部异物梗阻患者禁忌使用口咽通气道。

④ 定时检查口咽通气道是否通畅，做好口腔护理及口咽管的清洗，防止口腔黏膜溃疡及痰痂堵塞口咽管。

⑤ 口咽通气管可持续放置于口腔内，但每隔 2 ～ 3h 应重新换位置，并每隔 4 ～ 6h 清洁口腔及口咽管 1 次，防止痰痂堵塞。每天更换口咽管一次。

口咽通气道（管）放置操作风险防范

口咽通气管放置存在唇、舌、牙齿及口腔黏膜损伤，呕吐及误吸，加重气道阻塞等风险。

一、唇、舌、牙齿及口腔黏膜损伤

1. 发生原因

① 插管动作粗暴。

② 反向插入。

③ 患者凝血功能差。

2. 临床表现 患者唇部或口腔内见血性分泌物。

3. 预防

① 插管动作应轻柔。

② 避免给凝血功能障碍者采用反向插入法。

4. 处理

① 保持口腔清洁，应用复方硼酸溶液（朵贝尔液）、呋喃西林溶液或 0.1% ～ 0.2% 过氧化氢液含漱。

② 溃疡疼痛者，局部西瓜霜喷敷，或用 2% 利多卡因喷雾止痛，或将氯己定漱

口液直接喷于溃疡面，预防感染。

③ 口腔科随诊。

二、呕吐、误吸

1. 发生原因

① 给予意识清醒或烦躁患者应用口咽通气管。

② 口咽通气管置入前未有效清除口腔分泌物。

2. 临床表现 呕吐、呛咳、发绀、呼吸加快甚至呼吸困难，血氧饱和度下降。

3. 预防

① 置管前检查患者是否有完整的咳嗽和呕吐反射。如有，则不要使用口咽通气管。

② 口咽通气管置入前有效清理呼吸道分泌物。

4. 处理

① 拔出口咽通气管，清理呼吸道分泌物。

② 立即检查患者的自主呼吸情况，如呼吸缺失或无效，应立即运用恰当的设施开始正压通气。

③ 有呼吸者高流量吸氧。

④ 必要时行气管插管。

三、气道阻塞

1. 发生原因

① 口咽通气管太大，直接阻塞气道。

② 口咽通气管太小，推动舌头至气道深部，加重阻塞。

2. 临床表现 呼吸困难、心率增快、发绀、神志改变等。

3. 预防

① 患者取仰卧位，清除口咽部血液、分泌物或其他异物。

② 选择合适的通气管，测量患者耳垂到口角的距离即为合适的置入长度。

③ 使用期间反复评估气道是否通畅，并听诊双肺呼吸音是否清晰与对称，保持正确的头部位置以使气道开放，必要时进行吸引。

4. 处理

① 拔出口咽通气管，清理呼吸道分泌物。

② 立即检查患者的自主呼吸情况，如呼吸缺失或无效，应立即运用恰当的设施开始正压通气。

③ 有呼吸者高流量吸氧。

④ 选择合适的口咽通气管置入。

⑤ 必要时行气管插管。

（贾　青、张芹芹）

第十九章

气管插管（协助）技术

【适用范围】

① 因严重低氧血症和（或）高二氧化碳血症，或其他原因需要较长期机械通气，而又不考虑进行气管切开的患者。

② 不能自行清除上呼吸道分泌物、胃内反流物和出血，随时有误吸危险者。

③ 下呼吸道分泌物过多或出血需要反复吸引者。

④ 上呼吸道损伤、狭窄、阻塞、气道食管瘘等影响正常通气者。

⑤ 因诊断和治疗需要，在短时间内要反复插入支气管镜者，为了减少患者的痛苦和操作方便，也可以事先行气管插管。

⑥ 患者自主呼吸突然停止，紧急建立人工气道行机械通气者。

⑦ 外科手术和麻醉的患者，如需要长时间麻醉的手术、低温麻醉及控制性低血压的手术、部分预防血性分泌物阻塞气道的口腔内手术、特殊体位的手术等。

【目的】

① 预防和解除呼吸道梗阻，保证呼吸道的通畅。

② 对意识不清，尤其昏迷的患者，可预防呕吐物和口鼻腔分泌物误吸入肺。

③ 便于呼吸道分泌物的吸引清除。

④ 为机械通气提供一封闭的通道。

【操作流程】

确认有效医嘱→核对患者身份→评估、解释→撤下床头栏→操作者站立于床头→患者取去枕仰卧位→取下活动义齿→观察牙齿→清除口、鼻腔分泌物→戴无菌手套→检查导管气囊→预氧合→开通静脉通路→开放气道→插管→气囊充气→放入牙垫→再次确定插管深度→H或Y型固定法固定→听诊呼吸音→检查气道→清理气道→连接呼吸机或简易人工呼吸器→观察导管外露长度，做好标记→安装床头栏→摆好患者体位→观察有无口腔、牙齿损伤→整理用物→脱手套→洗手、记录。

【评分标准】

气管插管（协助）技术操作考核评分标准（100 分）

病区______ 姓名______ 考试日期______ 监考人______ 得分______

项目	操作流程与标准	分值/分	扣分细则	扣分
准备	1. 着装整齐，洗手，戴口罩	2	一项不符合要求 -1	
	2. 用物：气管插管盒（喉镜、气管插管、牙垫、导丝）、简易人工呼吸器、镇静剂、丝绸胶布、吸氧装置或呼吸机、负压吸引装置、吸痰包、无菌手套、听诊器、注射器等	5	漏检查一项 -1	
	3. 环境清洁、光线明亮	2	一项不符合要求 -1	
操作流程	1. 确认有效医嘱，携用物至床旁，核对患者身份	4	未确认 -2，未核对 -2	
	2. 评估患者意识、病情、有无活动义齿、呼吸道通畅程度、生命体征、血氧饱和度、双肺呼吸音及胸廓运动情况	5	漏评估一项 -0.5	
	3. 向清醒患者解释操作目的及方法，取得合作，安慰患者	3	解释不全面 -2，未解释 -3	
	4. 拉床、撤下床头栏，操作者站立于床头	3	一项不符合要求 -1	
	5. 协助患者取去枕仰卧位，必要时患者肩下垫小枕	4	卧位不符合要求 -4	
	6. 取下活动义齿，观察牙齿是否松动并做妥善固定，清除口、鼻腔分泌物	5	未取下义齿 -2，未观察 -2，未清除分泌物 -3	
	7. 操作者戴手套，检查导管气囊是否漏气，润滑导管前半部	4	未佩戴手套 -2，未检查 / 润滑各 -2	
	8. 使用连接 100% 氧气的简易人工呼吸器，为患者预氧合	5	未给予纯氧吸入不得分	
	9. 开通静脉通路，按医嘱使用药物	4	未开放通路 -2，未遵医嘱用药 -4	
	10. 充分开放气道，经口插入气管插管	3	配合不默契 -3	
	11. 进行气囊充气，确定气管导管的位置			
	①呼吸球囊通气时胸廓有抬起	2	一项不符合要求 -2	
	②听诊肺上下叶双侧可闻及对称呼吸音。如果单侧的呼吸音消失或减弱（通常是左侧），表明气管导管插入太深而进入了主支气管。可轻轻往外移动少许，再次评估直至两侧呼吸音对称	2	一项不符合要求 -2	
	③上腹部呼吸音：如在通气过程中听到上腹部汩汩声，则表明导管已进入食管，应立即拔出导管，预氧合（用简易呼吸球囊连接 100% 氧气进行通气约 30s）后再次插管	2	一项不符合要求 -2	

续表

项目	操作流程与标准	分值/分	扣分细则	扣分
操作流程	④呼气时，如气管导管上出现雾气或水蒸气，表明导管在气管内；如气管导管上出现胃内容物，表明导管已误入食管	2	一项不符合要求 -2	
	⑤脉搏氧饱和度监测：良好的氧饱和度值有助于确定导管的位置	2	一项不符合要求 -2	
	⑥气囊触诊可以用来判断导管是否位于气管内、隆突处或支气管内。将患者头部置于中立位，将气囊充气，一只手轻轻触摸胸骨上切迹，另一手抓住气囊，稍稍拉出或退出导管。当按压胸骨上切迹时气囊有明显的饱满感，则表明导管位于气管内恰当位置	2	一项不符合要求 -2	
	⑦胸片显示导管正好位于隆突上的气管内	2	一项不符合要求 -2	
	12. 放入牙垫，再次确定气管插管的深度，采用H或Y型固定法固定导管	5	未再次确认插管深度 -2，固定不符合要求 -3	
	13. 听诊呼吸音，检查气道是否通畅	4	一项不符合要求 -2	
	14. 清理气道，连接呼吸机或简易人工呼吸器	4	未及时清理 / 连接各 -2	
	15. 观察导管外露长度，做好标记	4	未观察 / 标记各 -2	
	16. 安上床头栏，摆好患者体位，必要时约束患者双手	3	一项不符合要求 -1	
	17. 观察有无口腔、牙齿损伤	2	未观察 -2	
	18. 整理床单位及用物，脱手套，洗手，记录气管插管的时间、插管深度、气管插管期间用药、患者的生命体征	3	一项不符合要求 -1	
	19. 拔除气管插管 ①确认有效医嘱，核对患者 ②评估拔管指征（撤离呼吸机成功，患者咳嗽和吞咽反射恢复，可自行有效排痰，上呼吸道通畅，无喉头水肿、喉痉挛等气道狭窄表现），并解释 ③拔管前给予充分吸氧 ④观察生命体征和血氧饱和度 ⑤吸净气道、口鼻内及气囊上的分泌物 ⑥ 2 人配合，1 人解除固定，1 人将吸痰管置入气管插管腔内；另 1 人用注射器将气管导管气囊内气体缓慢抽出，然后边拔除气管导管边吸引气道内痰液 ⑦拔管后立即给予吸氧 ⑧观察患者生命体征、血氧饱和度、气道是否通畅等 ⑨协助患者排痰，必要时继续吸引口鼻内分泌物 ⑩再次核对，安置患者，整理用物，洗手，记录	10	拔管一项不符合要求 -1	

续表

项目	操作流程与标准	分值/分	扣分细则	扣分
评价	1. 操作迅速、准确、有效 2. 爱伤观念强 3. 操作时间：4min	2	酌情扣分 每超过 30s -0.5	

【注意事项】

① 选择合适型号的气管导管，管芯内端短于导管口 1 ～ 1.5cm。

② 儿童气管插管型号选择标准如下。

新生儿体重＜ 750g，导管内径 2.0mm。

新生儿体重 1000g，导管内径 2.5mm。

新生儿体重 2000g，导管内径 3.0mm。

新生儿体重 3000g，导管内径 3.5mm。

新生儿体重 4000g，导管内径 4.0mm。

经口气管插管的深度为［体重(kg)+6］cm。

③ 选择合适的喉镜叶片，确保喉镜光源明亮。

④ 严密观察患者生命体征及血氧饱和度、两侧胸廓起伏等变化。

⑤ 拔管前吸净口鼻内分泌物。

⑥ 拔管后若发生喉痉挛或呼吸不畅，可用简易人工呼吸器加压给氧，必要时再行气管插管。

气管插管（协助）技术操作风险防范

一、声门损伤

1. 发生原因 经喉插管保留数天以上的患者，容易发生不同程度的黏膜损伤。多数患者可以恢复，仅极少数遗留永久性狭窄。

2. 临床表现 症状通常于拔管后 1 ～ 6 周出现，这种滞后现象取决于气道受损部位的恢复过程及瘢痕组织形成的情况。80%的患者在拔管后 3 个月内出现症状。拔管后立即出现症状者较少见，而迟至数年以后才出现者更罕见。

吸气时呼吸困难是所有严重气道阻塞患者的主要症状。根据阻塞程度的不同，呼吸困难可表现为重体力活动时的轻微呼吸受限或轻体力活动和讲话时感到气短。对于多数患者来说，气道狭窄到小于正常气管横径的 50%时，才有重体力活动时的呼吸困难。狭窄到小于正常管径的 25%时，通常会导致静息时呼吸困难和喘鸣。这种患者存在不能清除呼吸道分泌物而窒息的危险。

声门病变会引起声音改变。插管后喉损伤和气道狭窄的患者会有不同程度的嘶哑和失声。

3. 预防

① 插管时不宜盲目粗暴操作，避免损伤。如病情允许，宜及早拔除导管，有条件者，尽量选用经鼻气管插管。

② 禁声：无论声带有无出血，治疗急性声嘶，禁声是必需的首要措施。患者在 2 ～ 3 天内不宜说话，更不能说不出话也要勉强地说。声带休息是康复的重要条件。

③ 声带周围药物注射：抗生素（如林可霉素 600mg）、激素（如地塞米松 2 ～ 5mg）注射于双侧声带旁，每日 1 次，连续 3 ～ 5 次。地塞米松可加于 5% 葡萄糖溶液或生理盐水 500mL 内，静脉滴注，每日 1 次，连续 2 ～ 3 日。抗生素的应用，在于控制上呼吸道的感染，可消除声带等上呼吸道炎性病变。激素，在于它的抗炎作用，可消除声带充血等炎性病变；以及它的免疫抑制作用，可减少组胺、5- 羟色胺及其他活性物质的形成和释放，从而减轻过敏反应，降低血管渗透性，减少炎性浸润和渗出，消除声带水肿和肿胀。此外，激素尚可提高中枢神经系统的兴奋性以及增强声带肌的收缩功能，故激素为必不可少的治疗药物。

④ 药物超声雾化吸入：药物通过超声雾化成微粒，吸入雾化微粒，使之均匀分布于声带、喉腔及声门下呼吸道黏膜，起到治疗作用。药物超声雾化吸入的优点是：对不耐热的抗生素破坏性小；药物分子通过超声作用成为极细微的粒子，便于吸收，增强疗效；药物通过声带及喉黏膜直接吸收，在病变部位保持较高浓度；药物经雾化吸入后，在血液中无药物浓度，避免了全身副作用；无绝对禁忌证。常用雾化吸入药物除抗生素和激素外，常选用一些酶。通常所用的糜蛋白酶是一种肽链内切酶，有分解肽链作用，能清除声带、喉气管黏膜分泌物（先稀释而后消除），从而起到消除声带及喉气管炎症的作用。

⑤ 神经营养药：呋喃硫胺为维生素 B_1 新衍生物中一种长效化合物，对组织亲和力强，脏器内浓度高，血中浓度增加快，作用迅速而持久，作用于神经系统，疗效显著。每日肌内注射 20 ～ 40mg（每次 20mg），连续 5 ～ 10 天。注射治疗后，支配声带肌及声带内收肌和外展肌的功能，常能获得康复。此药亦可做局部注射，通过喉上神经孔进入喉内注于声带旁。

4. 处理

（1）重度狭窄可威胁生命而需要急诊处理。应立即吸入湿化氧气，使用可减轻炎症及水肿的药物，包括肾上腺素雾化吸入，静脉应用类固醇类药物（甲泼尼龙 500mg 冲击）或吸入类固醇药物如二丙酸倍氯米松等。这些措施可在手术室准备行急诊支气管镜检查的同时进行。

（2）声门下或气管狭窄可择期处理，包括定期扩张、激光切除、内置扩张支架、分期成形气管重建、环形切除一期吻合术或永久性气管造口术。

① 扩张术：扩张术在开始治疗时可保证通气道的安全。此后，当原发损伤的急性炎症吸收，瘢痕渐渐形成之后，定期扩张可能对维持气道通畅有作用，但除了长度极短的狭窄 (< 0.5cm) 以外，即使有成功者，也很少能仅用扩张就能恢复足够通畅的气道。

② 激光切除：近年来利用激光治疗多种气道病变逐渐增多。然而对于良性狭窄来说，激光切除的疗效几乎总是暂时性的。只有极短的狭窄才适用激光治疗。这种病灶通常呈斑片状，用激光十字切开即可成功治疗。声门下狭窄是激光切除的禁忌证，因为可能损伤下方的环状软骨。

③ 内置支架：内置支架种类很多，T 型硅酮管是用得最多的气管支架。内置支架是避免重复扩张的一种暂时措施，以等待炎症消退，或等待患者全身情况好转后进行彻底的手术治疗。对不适合手术切除一期吻合的患者，用内置支架代替永久性气管造口术。在维持足够气道湿度和正常讲话功能上，内置硅酮管明显比开放性的气管切开好。声门下狭窄时，应将 T 型管的近端臂开口末端恰好置于声带之上，T 型管放在这种位骨可被很好地耐受。“咽下发音”对于一般讲话是足够的。误吸是常见的问题，但通常数月或数周内即可完全解决。然而有些老年或有伴随疾病患者可能例外。

④ 气管分期成形重建：气管分期成形重建是耳鼻喉科医生常用的方法，最多见于声门下狭窄的处理。主要方法是垂直切断声门下区前后壁 (环状软骨)，然后在切开的软骨之间填入自体移植组织。这种方法试图使声门下区得到永久性扩展。移植物有多种来源，包括游离骨或软骨块，以及多种成分的带蒂组织。

⑤ 节段性切除一期吻合术：对于多数症状明显的插管后狭窄，最好行节段性切除后一期吻合。多数插管后狭窄仅累及较短一段气管 (1 ～ 4cm)，不需借助特殊技术使气管上下端游离，即可比较容易地予以环形切除及端 - 端吻合。有时，涉及范围太长，切除长度可达成人气管的一半，此时则需做声门上和隆突下松解术。

二、气管插管脱出

气管插管脱出是气管插管护理的严重并发症，如发生于严重呼吸衰竭患者而又未能及时采取适当措施，常导致病情加重，严重者可因缺氧导致心搏骤停。

1. 发生原因 气管插管脱出的原因，包括患者方面的原因和护理过程中的失误。

① 患者方面的原因：由于对气管插管不耐受，或因疾病的因素，患者处于烦躁、谵妄状态，头部大幅度摆动，气管插管又和呼吸机紧密连接而不能随之移动而脱出，也有患者自行拔管。

② 护理过程中的失误：为患者做口腔护理或更换气管插管的固定胶布时，没有采取切确实可靠的措施防止气管插管脱出；为患者翻身或抬高、放低床头时，幅度过大，而又没有同时相应移动呼吸机管道，导致导管脱出。

2. 临床表现 随气管插管脱出的程度 (部分或全部脱出) 可出现程度不同的呼吸困难和缺氧表现。轻则呼吸急促、发绀；重则呼吸浅慢或极度急促，血氧饱和度迅速下降，心率逐渐减慢直至心搏骤停。

3. 预防

① 对烦躁、谵妄者给予充分镇静，必要时使用约束带固定双上肢。

② 口腔护理、更换气管插管的固定胶布时，必须用手固定气管插管，防止脱出；为患者翻身及其他涉及变动患者体位的操作时，必须使呼吸机管道随之相应移动，以避免气管插管被牵拉脱出。

4. 处理 一旦气管插管脱出，必须马上通知医生重新插入。如医生不在场或不熟悉气管插管技术，患者出现严重缺氧症状时，可用面罩连接呼吸机双手托起患者下颌角进行经面罩呼吸机通气，根据病情选择给氧浓度，增加潮气量。处理得当常可保证足够的氧供。

三、气管导管误入食管

1. 临床表现

① 插管后患者的缺氧状态没有得到改善反而进行性加剧，出现明显发绀。

② 插管后呼吸球囊加压给氧出现腹部明显膨胀，听诊双肺无呼吸音。

2. 预防

① 利用喉镜在可视下进行操作。

② 对于喉头水肿或者各种原因引起的喉镜看不到声门的，可用纤维喉镜在可视下进行操作。

3. 处理 出现气管导管误入食管时应马上拔出导管，充分给氧后重新插入。

四、气管导管误入一侧气管内

1. 临床表现

① 气管插管后强制性通气时听诊双肺呼吸音明显不对称。

② 利用纤维支气管镜可发现气管导管经过了气管隆嵴进入单侧支气管内。

2. 预防

① 气管插管长度不宜过深，一般经口插管长度为 22cm±2cm，经鼻插管长度为 27cm±2cm。

② 气管插管后记录插管深度，妥善固定，防止患者躁动导致气管导管误入一侧气管内。

③ 定时检查气管插管深度，每次固定均以首次记录的深度为准。

3. 处理

① 发现气管导管误入一侧气管时，应拔出少许后听诊双肺呼吸音是否对称，持续调整直至双肺呼吸音对称后重新固定。

② 如调整失败应拔出气管导管，重新插入。

五、心律失常

1. 临床表现 插管过程中患者出现心率增快或者窦性心动过缓甚至心搏骤停。

2. 预防 不需紧急插管时，插管前可向咽部喷入 1%丁卡因，可减少或避免对喉头、气管内表面和会厌的刺激，以减少因这些部位受刺激而引起的心律失常。

3. 处理

① 一旦出现心律失常，应立即汇报病情，遵医嘱给予抗心律失常药物。

② 发现心搏骤停后，要立即行心肺复苏，同时要继续完成气管插管。

六、窒息

1. 临床表现 患者突然出现严重的呼吸困难，面色、肢端发绀，血氧饱和度急剧下降。

2. 预防

① 经口插管的患者固定时要和硬质牙垫一同固定，以避免患者咬扁气管导管导致窒息。

② 保持气管导管通畅，及时湿化吸痰。

3. 处理

① 一旦发现患者出现窒息临床表现，应立即检查气管导管是否通畅，根据情况处理。

② 由于牙垫脱出，患者咬扁气管导管所致窒息的应与患者沟通，取得其配合后塞入牙垫重新固定。如患者不能配合可适当地给予镇静剂，在药物起效后塞入牙垫重新固定。

③ 由于痰液或者异物堵塞所致窒息者，应立即拔出气管导管，充分给氧后重新气管插管。

七、气管导管脱出

1. 临床表现 由于医务人员操作不当或者患者躁动，气管导管部分或全部拔出，气管导管前端据门齿距离明显减少甚至完全脱出口腔。

2. 预防

① 在给带气管导管的患者进行操作时，应谨慎，避免因粗心把气管导管带出。

② 躁动不配合的患者应给予适当有效的约束。

③ 约束失败或者不便约束的患者可予以镇静剂。

3. 处理

① 气管导管脱出后应评估患者是否有必要再插管，如没必要可马上拔出原气管导管，使气道通畅。

② 当气管导管部分脱出时，可以尝试使患者处于头后仰位，重新插入气管导管。若尝试失败或者气管导管完全脱出的，应马上拔出气管导管，充分给氧后重新插入气管导管。

（贾　青、张芹芹）

第二十章

经口气管插管患者口腔护理操作

【适用范围】

经口气管插管的患者。

【目的】

保持口腔清洁，湿润口腔，预防口腔感染和呼吸机相关性肺炎的发生。

【操作流程】

确认有效医嘱→核对患者身份→评估、解释→卧位符合要求→监测气囊压力→吸净气管及口腔内的分泌物→查看插管深度→取出牙垫→检查口腔→组合吸痰管连接负压装置→2人配合，1人固定导管，另1人进行口腔护理→擦完后检查海绵吸痰管完整性→再次检查口腔→更换、固定牙垫→再次测量气管导管外露长度和气囊压力→观察两侧胸部起伏、听诊双肺呼吸音→安置患者→整理用物→洗手、记录。

【评分标准】

经口气管插管患者口腔护理操作考核评分标准（100分）

病区______　　姓名______　　考试日期______　　监考人______　　得分______

项目	操作流程与标准	分值/分	扣分细则	扣分
准备	1. 着装整齐，洗手，戴口罩 2. 用物：吸痰包、手电筒、听诊器、胶布、一次性组合吸痰管、口腔消毒液、一次性注射器（20mL或50mL）、生理盐水、吸引装置等 3. 环境清洁、光线明亮	2 5 3	一项不符合要求 -1 用物漏一项 -1 一项不符合要求 -1	
操作流程	1. 确认有效医嘱，携用物至床旁，核对患者身份 2. 评估患者有无口腔护理指征（指征包括口腔有污物、胶布脏或固定不佳、插管深度不对等）、患者的意识状态、有无焦虑或烦躁、合作程度 3. 向清醒患者解释，取得配合 4. 如患者病情允许，抬高床头≥30°，头部偏向操作者	4 4 3 4	未核对 -2 漏评估一项 -2 未解释 -3 体位不符合要求 -4	

续表

项目	操作流程与标准	分值/分	扣分细则	扣分
操作流程	5. 监测气囊压力（气囊压维持在25～30cmH$_2$O），吸净气管及口腔内的分泌物	5	未监测气囊压 -3，未按需吸痰 -2	
	6. 记录气管导管与门齿咬合处的刻度，测量气管导管外露部分距门齿的长度	4	未记录 / 测量各 -2	
	7. 解开固定气管插管的胶布、寸带，根据情况取出牙垫，另外一人手扶插管	3	一项不符合要求 -1	
	8. 手电筒检查患者口腔有无充血、溃疡及口腔内卫生情况，有无牙齿松动	3	未检查 -3	
	9. 一次性组合吸痰管连接负压装置（-120～-80mmHg），润湿组合吸痰管	6	未连接负压装置 -3，压力不符合要求 -3	
	10. 扶插管者协助操作者固定患者插管，在操作者的床对侧，双手肘关节支撑在床上，用左手（或右手）固定气管插管，右手（或左手）放在患者额头处，固定头部	8	一项不符合要求 -2	
	11. 操作者一手用注射器从嘴角（平面较高的一侧）随着海绵吸痰管的移动向不同方向缓慢注入口腔消毒液，另一手用海绵吸痰管边刷洗边吸引，必要时用生理盐水再次冲洗（清洁一侧口腔时，应将气管插管移向对侧臼齿处）	10	一项不符合要求 -2	
	12. 在擦洗的过程中注意观察患者生命体征及病情变化（有没有呛咳，血氧饱和度有没有变化，以免造成误咽、误吸），必要时停止操作	3	未观察 -3	
	13. 擦完后检查海绵吸痰管海绵是否完整，再丢弃	5	未检查 -5	
	14. 用手电筒再次检查口腔，必要时口腔涂药，擦净口周	6	一项不符合要求 -2	
	15. 将牙垫置于导管的一侧并固定，定期更换牙垫位置	5	固定不符合要求 -3，未定期更换 -2	
	16. 操作完毕后，再次测量气管导管外露长度和气囊压力	6	未测量一项 -3	
	17. 观察两侧胸部起伏是否对称，听诊双肺呼吸音是否一致	4	一项不符合要求 -2	
	18. 协助患者取舒适体位，整理用物，洗手，记录痰液的性状、气管插管的深度、口腔黏膜状况	4	一项不符合要求 -2	
评价	1. 操作过程熟练，动作一次到位 2. 沟通有效 3. 操作时间：10min	3	酌情扣分 每超过 30s -0.5	

【注意事项】

① 应每6～8h进行1次口腔护理。

② 操作前注意患者体位，床头抬高≥ 30°。

③ 操作前测量气囊压力。气囊一定要充盈，以牢固插管和气管的间隙，防止口水顺气管流入下呼吸道造成肺部感染及误吸。

④ 应双人操作，保持气管插管末端至门齿的距离不变。一名护士固定好气管插管（应以双下颌为支点，用拇指和食指固定气管插管），另一名护士完成擦洗，防止意外脱管。对清醒患者，要做好充分解释，并取得患者的配合。

⑤ 检查气管导管深度和外露长度，避免移位和脱出。

⑥ 操作过程中，动作应轻柔，注意保护气囊，擦拭完毕后用吸痰管吸净分泌物及残留液体。

⑦ 全过程注意观察患者生命体征及病情变化，必要时停止操作。

⑧ 躁动者适当约束或应用镇静药。

经口气管插管患者口腔护理操作风险防范

一、口腔黏膜及牙龈破裂出血

1. 发生原因

① 口腔擦洗过程中动作粗暴，血管钳或棉棒碰伤口腔黏膜及牙龈。

② 患者凝血功能差。

③ 患者本身有牙龈及口腔溃疡。

2. 临床表现 口腔黏膜及牙龈完整性受损，黏膜及牙龈有出血。

3. 预防

① 口腔护理时动作应轻柔细致。

② 口腔护理时注意观察口腔黏膜及牙龈有无破损或出血。

③ 改善患者凝血功能。

4. 处理

① 有口腔溃疡者可用西瓜霜喷洒或锡类散敷溃疡面。

② 出血者可用明胶海绵进行填塞止血。

③ 出血不止及量多时可进行全身止血治疗。

二、棉球 / 海绵残留在口咽部

1. 发生原因

① 每次使用不止一个棉球。

② 未检查棉棒的完整性。

③ 患者烦躁。

2. 临床表现 口咽部可见棉球或海绵，部分患者可有烦躁的表现。

3. 预防

① 每次只用一个棉球。

② 检查海绵棒的完整性。

③ 对不配合或烦躁患者可酌情使用镇静剂。

4. 处理 立即取出棉球或海绵。

三、唇颊部皮肤破损

1. 发生原因

① 撕气管插管胶布时动作粗鲁。

② 患者面部水肿致皮肤易破损。

③ 气管插管时间过长。

2. 临床表现 患者唇部或颊部皮肤有破损。

3. 预防

① 撕气管插管胶布时动作应轻柔，采用边固定皮肤边撕胶布的方法，以避免撕胶布时皮肤牵拉过大而破损。

② 用绳子固定气管插管。

③ 每日评估导管留置的必要性，尽早拔管。对于短期内不能拔管的患者可行气管切开。

4. 处理

① 避开皮肤破损部位固定胶布，或在破损部位先用纱布衬垫后再用胶布固定。

② 不用胶布而改用绳子固定气管插管。

四、气管插管意外滑脱

1. 发生原因

① 患者烦躁不配合。

② 医务人员不小心致导管意外拉出。

2. 临床表现 气管插管滑出气管外，患者可出现呼吸困难、血氧饱和度下降等。

3. 预防

① 对气管插管患者进行口腔护理时，若需更换胶布或绳子建议双人协助进行，且需用手持续固定气管插管。

② 对清醒患者做口腔护理时进行宣教，且动作应轻柔，以免因不舒适引起患者躁动致气管插管意外滑脱。

③ 对不配合或烦躁患者可酌情使用镇静剂，防止管道意外拔出。

④ 有约束的患者保证约束的有效性。

4. 处理

① 立即评估患者并通知医生。

② 根据患者情况给予鼻导管或面罩吸氧，必要时皮囊辅助呼吸并做好气管插管的准备。

五、气管插管误入右主支气管

1. 发生原因

① 气管插管位置过深致进入右主支气管。

② 患者烦躁不配合。

③ 胶布或绳子过松致气管插管内滑。

2. 临床表现 患者呼吸急促、血氧饱和度下降、左肺呼吸音消失。

3. 预防

① 固定气管插管前仔细查看内置深度。

② 注意胶布或绳子的松紧度。

③ 对不配合或烦躁患者可酌情使用镇静剂。

4. 处理 吸尽口腔 / 囊上分泌物；解除胶布或绳子；放松气囊后调整气管插管深度；充盈气囊后重新固定。

六、恶心、呕吐、误吸

1. 发生原因

① 床头未摇高。

② 做口腔护理时动作粗鲁。

③ 棉球或棉棒过湿。

④ 气囊充盈不足。

⑤ 患者烦躁不配合。

⑥ 痰液较多。

⑦ 胃潴留。

2. 临床表现 患者恶心、呕吐，从气道中吸出胃内容物。严重者可出现呼吸急促、血氧饱和度下降、发绀等。

3. 预防

① 抬高床头。

② 口腔护理前确保气囊的充盈度。

③ 口腔护理前进行吸痰 / 囊上吸引和口鼻腔分泌物的吸引。

④ 口腔护理时动作应轻柔，避免棉球或棉棒过湿。

⑤ 对不配合或烦躁患者可酌情使用镇静剂。

⑥ 胃潴留的患者及时行胃肠减压。

4. 处理

① 头偏向一侧，及时清理口咽部的呕吐物。

② 及时对气道和囊上进行吸引。

③ 对于正在肠内营养的患者可暂停肠内营养。

④ 胃肠减压。

经口气管插管患者口腔护理操作异常情况总结见下表。

经口气管插管患者口腔护理操作异常情况总结

异常情况	主要表现	处理措施
口腔及口周皮肤异常	出血、红肿、溃疡、破损	给予压迫止血、敷料保护或遵医嘱药物涂抹等对症处理
气管插管意外滑脱	气管插管外露长度变长，喉部发声，呼吸机低潮气量或低压报警，呼吸急促、发绀、$SpO_2\downarrow$	立即给予吸氧或简易呼吸器辅助通气，必要时协助医生重新置管
气管插管误入支气管	气管插管外露长度变短，一侧胸廓起伏减弱、呼吸音减弱或消失，$SpO_2\downarrow$	立即行气道及口咽部分泌物吸引，气囊放气，调整气管插管末端至门齿（22±2）cm，听诊双肺呼吸音对称，必要时胸片确认
气管插管受损	插管管腔变形或破损，气道压力过高，呼吸困难，$SpO_2\downarrow$	立即解除压迫，妥善固定牙垫及气管插管；若气管插管无法维持通气，立即气囊放气，给予吸氧或简易呼吸器辅助通气，必要时协助医生更换气管插管
恶心、呕吐	上腹部不适、紧迫欲吐，皮肤苍白、出汗、流涎，胃或部分肠内容物经食管、口腔排出体外	立即清除呕吐物，保持气道通畅及气囊压力在正常范围，必要时遵医嘱给予药物治疗
误吸、窒息	呛咳、气道压力过高，呼吸窘迫，烦躁不安，$SpO_2\downarrow$	立即清除误吸物，提高吸氧浓度，调整气囊压力至 25 ～ 30cmH_2O，必要时协助医生行纤维支气管镜治疗

（李正艳、张芹芹）

第二十一章

经皮扩张气管切开护理配合技术

【适用范围】

① 上呼吸道阻塞：各种原因造成的上呼吸道阻塞致呼吸困难，如喉水肿、急性喉炎、上呼吸道烧伤、喉部及气管内异物、严重颌面外伤、严重颈部外伤，以及上呼吸道外伤伴软组织肿胀或骨折、异物等。

② 下呼吸道阻塞：严重的颅脑外伤及其他原因造成昏迷及重大胸、腹部手术后的患者，咳嗽和排痰功能减退，呼吸道分泌物黏稠潴留，使下呼吸道阻塞和肺不张等，造成肺泡通气不足和呼吸困难。

③ 呼吸功能减退或衰竭：肺功能不全、重症肌无力者和呼吸肌麻痹等所致的呼吸功能减退或衰竭，需要机械通气。

④ 预防性气管切开：某些手术的前置手术，如颌面部、口腔、咽和喉部手术时，便于麻醉管理，防止血液流入下呼吸道引起窒息和术后局部肿胀阻碍呼吸。

⑤ 其他：不能经口、鼻气管插管者；呼吸道内异物不能经喉取出者；气管插管留置时间超过 72h，仍然需呼吸机进行机械通气治疗者。

【目的】

① 防止或迅速解除呼吸道梗阻，确保呼吸道通畅，改善呼吸。

② 便于分泌物从气道吸出，便于给氧或行机械通气。

【操作流程】

确认有效医嘱→核对患者身份→评估、解释→撤下床头栏→患者取去枕仰卧位→戴无菌手套→检查导管气囊→预氧合→接上心电监护、脉搏氧饱和度检测仪→开通静脉通路→操作者穿隔离衣、戴无菌手套→吸痰→松解气管插管固定装置→消毒颈部皮肤→打开气管切开包和经皮气管切开穿刺套盒→局部麻醉→穿刺→送入气管切开套管→撤出导丝→充上气囊→连接呼吸机→调节呼吸机参数→固定好气管切开套管→安装床头栏→整理用物→安置患者→脱手套→洗手、记录。

【评分标准】

经皮扩张气管切开护理配合技术操作考核评分标准（100 分）

病区______ 姓名______ 考试日期______ 监考人______ 得分______

项目	操作流程与标准	分值/分	扣分细则	扣分
准备	1. 着装整齐，洗手，戴口罩	3	一项不符合要求 -1	
	2. 用物：气管切开包、皮肤消毒液、经皮气管切开穿刺套盒、10mL 注射器一支、氧气装置、局麻用药、一次性吸痰包、负压吸引器、灭菌生理盐水、简易呼吸器、镇静药、气管插管盒、听诊器等	5	漏检查一项 -1	
	3. 环境清洁、光线明亮	2	一项不符合要求 -1	
操作流程	1. 确认有效医嘱，携用物至床旁，核对患者身份	4	未确认 -2，未核对 -2	
	2. 评估患者年龄、性别、身高、病情、意识状态、合作程度、颈部解剖及皮肤情况；患者氧合及呼吸机参数设置	4	漏评估一项 -0.5	
	3. 向清醒患者解释操作目的及方法，取得合作，安慰患者	3	解释不全面 -2，未解释 -3	
	4. 拉床、撤下床头栏	2	一项不符合要求 -1	
	5. 协助患者取去枕仰卧位，肩下垫小枕（一人在床头扶患者头部，保持下颌、喉及胸骨柄上切迹成一条直线）	4	卧位不符合要求 -2	
	6. 操作者戴手套，检查导管气囊是否漏气	5	未佩戴手套 -2，未检查 -3	
	7. 使用连接 100% 氧气的简易人工呼吸器，为患者预氧合	5	未给予纯氧吸入不得分	
	8. 接上心电监护、脉搏氧饱和度检测仪	4	未监测 -4	
	9. 开通静脉通路，按医嘱使用药物	5	未开放通路 -2，未遵医嘱用药 -3	
	10. 协助操作者穿隔离衣、戴无菌手套	4	一项不符合要求 -2	
	11. 吸痰，清除口鼻腔及咽喉部的分泌物	4	未吸痰 -4	
	12. 松解气管插管固定装置	3	一项不符合要求 -1	
	13. 协助操作者消毒颈部皮肤	3	消毒不符合要求 -3	
	14. 打开气管切开包和经皮气管切开穿刺套盒	2	打开方法不正确一项 -1	
	15. 协助操作者局部麻醉	3	配合不默契 -3	
	16. 给予患者最大化无菌面积覆盖后进行穿刺	5	跨越无菌区域此项不得分	
	17. 穿刺针进入气管后，医生将针拔出，沿鞘管送入导丝，用经皮扩张钳钝性分离和扩张软组织	4	配合不默契 -4	
	18. 送入气管切开套管，撤出导丝	4	一项不符合要求 -2	
	19. 置入气管切开套管后充上气囊	3	未充气 -3	
	20. 连接呼吸机与气管切开套管辅助通气，根据患者情况调节呼吸机参数	4	一项不符合要求 -2	

续表

项目	操作流程与标准	分值/分	扣分细则	扣分
操作流程	21. 固定好气管切开套管 22. 安上床头栏，整理床单位及用物 23. 妥善安置患者 24. 脱手套，洗手，记录气管切开时间、患者的生命体征	3 4 2 4	未固定 -3 一项不符合要求 -2 未妥善安置患者 -2 一项不符合要求 -2	
评价	1. 操作迅速、准确、有效 2. 无菌观念强 3. 操作时间：6min	2	酌情扣分 每超过 30s -0.5	

【注意事项】

① 将患者安置于安静、清洁、空气新鲜的病室内，室温保持在 21℃，湿度保持在 60%。

② 手术之初患者一般采取侧卧位，以利于气管内分泌物排出，但要经常改变体位。

③ 备齐急救药品和物品（同号气管套管、气管扩张器、手术剪、止血钳等）并置于床头。

④ 对于咳嗽排痰困难的患者，应随时清除气道中的痰液。

⑤ 充分湿化气道：气管切开的患者失去湿化功能，容易产生气道阻塞、肺不张和继发性感染等并发症。

⑥ 预防感染：气管导管的纱布应保持清洁干燥，每日更换；经常检查创口周围皮肤有无感染或湿疹。气管内套管每日取出清洁消毒 2 ～ 3 次，外套管一般在手术后 1 周气管切口形成窦道之后可拔出更换消毒。

经皮扩张气管切开护理配合技术操作风险防范

一、气管内套管阻塞

1. 发生原因

① 患者呼吸道炎性病变或伤口感染，呼吸道分泌物多且黏稠，吸痰不及时或不彻底，内套管未及时清洗等，致使气管内套管阻塞。

② 气管切开后呼吸道水分丢失增加可达 800mL/h，若湿化不充分，易造成痰液干燥结痂阻塞气管内套管。

③ 使用的气管套管质地过于柔软，导管套管气囊充气使压力过高，压迫气管导管，使导管内径变小，产生呼吸道梗阻。

④ 吸痰动作粗暴或插入不洁内套管，使气管柱状上皮遭受破坏，导致痂皮形

成，若有黏液黏附于痂皮上，易阻塞气管内套管。

2. 临床表现 患者均出现呼吸困难和发绀，气道阻力高，吸痰管插入受阻，检查气管内套管均见有痰痂阻塞。

3. 预防

① 对于呼吸道炎性病变或伤口感染的患者，发现患者咳嗽、气管中有痰鸣音时，及时吸痰，每次吸痰应尽量吸尽，避免反复抽吸。如果痰液黏稠不易吸出，可注入生理盐水稀释后再行吸引。同时，选择有效敏感的抗生素。内套管应定时清洗，用戊二醛浸泡消毒，生理盐水冲洗后及时插入，可同时更换切口敷料。一般可早、中、夜班各做一次，分泌物较多时，应随时清洗。

② 加强气道湿化。气管导管口用两层湿纱布覆盖，增加吸入气体湿度，并间断滴入湿化液，每次 2 ～ 3mL 或在气管导管口覆盖一层纱布并固定之，将滴入针头别在纱布上，以每分钟 0.2 ～ 0.4mL 的速度滴入湿化液，其湿化效果较常规湿化法好。对机械通气患者应开启电热湿化器，并及时添加湿化液，湿化液选用无菌蒸馏水，湿化温度控制在 28 ～ 32℃；对痰液黏稠患者还可配用雾化器，将装有药液的药杯与呼吸机上的雾化装置和呼吸机管道相连，开启后随呼吸机送气达到稀释痰液、控制气道感染的作用。

③ 定时翻身、叩背，正确吸痰，动作轻柔，以保持呼吸道通畅，并注意观察痰液的量、颜色、气味和黏稠度，根据痰液性质配制湿化液。

④ 定时测量气囊内的压力。

4. 处理 若发现痰痂阻塞气管内套管，可行支气管镜直接吸引或钳除痰痂，如无效，则更换内套管。

二、气管套管脱出或旋转

1. 发生原因

① 气管套管可因导管系带固定太松，患者烦躁不合作，剧烈咳嗽或术后皮下气肿逐渐加重而发生脱出或旋转。

② 内套管型号选择不当。

③ 支撑呼吸机管道的支架调节不当等原因致脱出或旋转。

2. 临床表现 气管导管全部脱出气管外，患者出现不同程度的缺氧和二氧化碳潴留及其相应的症状。

3. 预防

① 对气管切开患者应加强巡视，床旁应备无影灯、气管切开包。因气管切开后 2 ～ 3 天内尚未形成良好瘘管，如发生脱管，再次置管较为困难，以上用物是再次置管所必需的。

② 气管切开术后应抬高床头 30° ～ 45°，头部位置不宜过高或过低，给患者翻身时应使其头、颈、躯干处于同一轴线，防止套管旋转角度太大，影响通气而致窒息。

③ 每日检查套管固定是否牢靠，套管采用双带打手术结法固定，松紧以能容纳二指为度。随时依体位调节呼吸机管道支架，妥善固定呼吸机管道，使气管套管承受最小牵拉，防止牵拉过度致导管脱出。

④ 不合作或烦躁者应约束双上肢，并给予适量镇静剂。

4. 处理 根据患者的年龄和胖瘦选择长度、弯度、型号适当的内套管。气管套管脱出需更换气管套管，而气管套管旋转，则只需将患者平卧，将气管套管复位即可恢复气道通畅。

三、出血

1. 临床表现

① 一般切口部位会有轻微的渗血，量少，24h 后可缓解。

② 手术过程和患者自身的某些因素可造成切口部位出现活动性出血，量多，24h 后不能缓解。

2. 处理

① 少量渗血无需处理，24h 后会自行缓解。

② 出血量较多时，可在伤口处滴止血药如去甲肾上腺素、酚磺乙胺 (止血敏) 等。

③ 如止血药无效，可在切口内填充凡士林纱条压迫止血。

④ 如上述方法都无效，应手术止血。

四、皮下气肿

1. 临床表现 经气管切开呼吸机辅助呼吸后，头颈部皮肤出现水肿，触之有捻发感。

2. 处理

① 轻微的皮下气肿组织可自行吸收，无需做特殊处理。

② 严重的皮下气肿可经皮气肿引流减压。

③ 如患者病情允许尽早撤除呼吸机，皮下气肿可自行缓解。

④ 如患者病情较重，不能撤除呼吸机且皮下气肿进行性加重，可考虑改为气管插管。

五、切口感染

1. 发生原因

① 切口消毒不严格。

② 没有及时更换敷料。

③ 吸痰时将带菌的痰液溅到切口上而引发感染。

2. 临床表现 切口感染时表现为局部红、肿、有分泌物，创面愈合不良、窦道形成延迟，严重者套管松动，容易脱出，管周漏气或有呼吸道分泌物沿管周溢出。

3. 预防

① 严格遵守消毒、隔离制度，吸痰时严格无菌操作，吸痰用具一次一更换。

② 及时更换气管切开处敷料，保持伤口敷料干燥、清洁。

③ 加强口腔护理。

4. 处理 发生感染者，根据细菌培养及药敏试验结果，遵医嘱局部或全身使用抗生素。

六、呼吸道出血

1. 发生原因

① 切口感染，侵犯切口周围组织，使小血管破裂。

② 套管选用不合适或旋转，使气管壁受到损伤。

③ 吸痰操作不正确，损伤气管黏膜。

2. 临床表现 出血量少者吸痰可见血痰，量大者可见鲜血从气管插管内或管周溢出。

3. 预防

① 根据患者的情况选择型号适当的气管套管，对于不合作或烦躁者必要时适当使用镇静剂，防止气管旋转损伤气管壁及血管。

② 正确吸痰。

③ 长期通气者，选用高容量、低压型气囊导管，气囊充气以不漏气为宜。

④ 预防和积极治疗切口感染。

4. 处理 保持呼吸道通畅，局部压迫止血，使用止血药物。

七、气管食管瘘

1. 发生原因

① 气管套管放置时间过长、管径过粗或套管气囊压迫，气管内膜受力不均匀导致局部黏膜缺血、坏死、溃破，而致瘘管形成。

② 吸痰或取放内套管消毒时动作粗暴，使外套管移位，压迫、摩擦气管后壁引起局部溃疡及感染。

2. 临床表现 气管内分泌物明显增多并呈唾液性状，提示瘘管形成。经口进食的患者可能出现吞咽困难时呛咳，并在吸痰时出现液体或食物。

3. 预防

① 选择合适的气管套管。

② 如果发生气管套管移位，应及时纠正。

4. 处理

① 禁食。

② 内镜下治疗，使用食管支架封闭瘘口。

③ 必要施行手术缝合。

（李正艳、李秀娟）

第二十二章

呼吸机使用技术

【适用范围】

（1）外科疾病及手术后呼吸支持：①严重胸部、肺部外伤，多发性肋骨骨折和连枷胸，颅脑、腹部及四肢严重多发性创伤而引起的呼吸功能不全者；②体外循环下心内直视手术后行短期机械通气；③一侧全肺切除及上腹部手术后引起呼吸功能不全；④各类创伤、休克、严重感染、大量输血引起的急性呼吸窘迫综合征；⑤重症肌无力施行胸腺手术后发生呼吸困难和缺氧等肌无力危象。

（2）气体交换障碍：①急性呼吸窘迫综合征或急性肺损伤；②新生儿透明膜病；③心力衰竭、肺水肿、肺动脉高压及右向左分流患者；④慢性肺部疾病如哮喘和慢性阻塞性肺气肿并感染出现急性呼吸衰竭或低氧血症时；⑤严重急性肺部感染出现呼吸衰竭时。

（3）呼吸机械活动障碍：①神经肌肉疾病；②中枢神经功能障碍；③骨骼肌病变及脊柱和胸部畸形等。

（4）麻醉和手术中的呼吸支持。

（5）心肺复苏后呼吸支持。

【目的】

增加肺通气量，改善呼吸功能，减轻呼吸功消耗，节约心脏储备能力。

【操作流程】

① 使用呼吸机：确认有效医嘱→核对患者身份→评估→正确连接电源、氧源、压缩空气→检查、打开并正确连接呼吸回路管道和湿化罐→开启呼吸机→正确完成使用前快速自检→根据医嘱设置→连接模拟肺并观察→保持气道通畅→确认呼吸机运转正常后与人工气道相连→妥善固定呼吸机管道→再次评估→打开报警系统→安置患者→洗手，记录→机械通气 30min 后检查动脉血气分析。

② 停用呼吸机：确认有效医嘱→核对患者身份→评估、解释→备吸氧装置→与患者人工气道相连→观察 30min 后检查血气分析→撤机前应充分吸痰→撤去呼吸机并调至待机状态→观察→关闭呼吸机→整理用物→指导患者有效咳嗽及进行呼吸功能锻炼→安置患者→洗手，记录→用物分类处理。

【评分标准】

呼吸机使用技术操作考核评分标准（100分）

病区______ 姓名______ 考试日期______ 监考人______ 得分______

项目	操作流程与标准	分值/分	扣分细则	扣分
准备	1. 着装整齐，洗手，戴口罩	2	一项不符合要求 -1	
	2. 操作用物：一次性呼吸机管路1套、湿化罐（湿化罐需备无菌蒸馏水）、模拟肺、气囊测压表、手电筒、弯盘等 床边用物准备：呼吸机、简易呼吸囊、听诊器、吸引器、吸氧装置	4	用物漏一项 -1	
操作流程	1. 确认有效医嘱，携用物至床旁，核对患者身份	2	未核对 -2	
	2. 评估患者生命体征、意识、瞳孔变化，人工气道类型、型号、位置、固定是否牢固、气囊压力	3	漏评估一项 -1	
	3. 连接电源、氧源、压缩空气	3	漏连接一项 -1	
	4. 选用湿化罐者先打开湿化罐，加湿化液至水位线	2	一项不符合要求 -2	
	5. 检查并打开呼吸机管路外包装	2	未检查/打开各 -1	
	6. 正确连接呼吸回路管道和湿化罐，湿化罐需连接于进气管道	10	管路安装错误 -10	
	7. 启动呼吸机并正确完成使用前快速自检	5	未能通过自检 -5	
	8. 选择患者类型（成人或婴儿）、通气类型（有创或无创）	2	未选择 -2	
	9. 根据医嘱设置合理通气模式及通气参数	3	未根据医嘱设置 -3	
	10. 连接模拟肺，观察呼吸机连接模拟肺时工作状况是否正常，观察时间为2min	3	一项不符合要求 -1	
	11. 吸除人工气道内痰液，保持气道通畅	4	气道不畅 -4	
	12. 确认呼吸机运转正常（人工气道位置良好，且气囊压力在25～30cmH_2O之间），取下模拟肺，将呼吸机与人工气道相连	3	流程顺序错误 -1	
	13. 妥善固定呼吸机管道，防止牵拉，积水杯应处于最低位	5	管道未妥善固定 -2，积水杯位置不符合要求 -3	
	14. 听诊两侧呼吸音，观察通气波形及各监测参数，判断通气有效性及合理性	4	未观察/判断 -2	
	15. 设定有关参数的报警限度，打开报警系统	4	报警未设置/打开各 -2	
	16. 妥善安置患者，观察人机协调性，进一步监护、用药等	5	人机对抗 -5	
	17. 洗手，记录（患者反应、呼吸机参数、时间、效果及特殊处理）	2	未记录 -2，有漏项 -1	

续表

项目	操作流程与标准	分值/分	扣分细则	扣分
操作流程	18. 机械通气 30min 后检查动脉血气分析，根据结果调整呼吸机参数设置	2	一项不符合要求 -1	
	19. 呼吸机撤离			
	①根据医嘱执行	2	无医嘱 -2	
	②核对患者身份，评估并解释	4	未核对 / 解释各 -2	
	③准备合适的吸氧装置	2	未准备 -2	
	④将吸氧装置与患者人工气道相连，观察 30min 后检查血气分析，结果满意后准备撤机	3	一项不符合要求 -1	
	⑤撤机前应充分吸痰，顺序：气道→口腔→鼻腔，妥善处理患者声门下分泌物	4	吸痰顺序错误 -2	
	⑥撤去呼吸机，调至待机状态	2	未调至待机状态 -2	
	⑦观察心率、心律、呼吸、血压、血氧饱和度，确认病情平稳	2	未观察 -2	
	⑧关闭呼吸机，依次切断压缩空气、氧源和电源	3	一项不符合要求 -1	
	⑨指导患者有效咳嗽及进行呼吸功能锻炼	2	未指导 -2	
	⑩妥善安置患者，洗手，记录	2	未洗手 / 记录各 -1	
	⑪ 用物按照消毒隔离原则分类处理	2	用物处置不妥 -2	
评价	1. 遵守无菌操作原则 2. 操作过程熟练，动作一次到位 3. 沟通有效，爱伤观念强	2	酌情扣分	
	4. 操作时间：12min		每超过 30s -0.5	

【注意事项】

（1）呼吸机参数设置

① 呼吸机常用模式：控制通气（容量控制通气和压力控制通气），同步间歇指令通气（P-SIMV 和 V-SIMV），压力支持通气（PSV），适应性通气（ASV）等。

② 呼吸频率设置：成人常为 10 ～ 15 次 / 分，限制性通气功能障碍、急性呼吸窘迫综合征（ARDS）呼吸频率会高，慢性阻塞性肺疾病（COPD）呼吸频率可设置得低一些。

③ 潮气量：成人一般为 8 ～ 10mL/kg，保护性肺通气为 6 ～ 8mL/kg。

④ 吸呼比：一般为 1 ∶ (1.5 ～ 2)。

⑤ 触发灵敏度：压力触发灵敏度一般设置为 -2cmH_2O，流量触发灵敏度一般为 2 ～ 3L/min。

⑥ 呼气末正压（PEEP）：呼气末正压一般为 4 ～ 6cmH_2O，保护性肺通气时根据患者肺顺应性及氧合情况上调。

⑦ 报警设置：设定范围上下限［气道压力上限一般为 40cmH_2O，下限低于

PEEP2 ～ 3cmH_2O，每分钟通气量（MV）上限为 MV 预测值 +4L/min，下限为 MV 预测值 -4L/min，潮气量（VT）上限为 VT 预测值 +（200 ～ 300mL），下限为 VT 预测值 -（200 ～ 300mL），窒息时间 20s]。

（2）呼吸机使用相对禁忌证

① 未引流的张力性气胸或气胸。

② 大咯血或严重误吸引起的窒息性呼吸衰竭。

③ 伴肺大疱的呼吸衰竭。

④ 严重心力衰竭继发性的呼吸衰竭。

（3）呼吸机撤离指征：患者神志清楚，呼吸困难的症状消失，缺氧完全纠正；血气分析基本正常；心功能良好，生命体征稳定，无严重心律失常，无威胁生命的并发症。

（4）使用过程中，注意各管道和电源的连接情况，观察有无松动、漏气、脱落现象。

（5）严密观察患者生命体征变化并做好记录，严格无菌操作。

（6）呼吸机管路连接正确，开关呼吸机顺序正确。

（7）无禁忌证患者保持床头抬高 30° ～ 45° 。

（8）间断进行脱机训练，避免患者产生呼吸机依赖。

（9）及时观察处理各种报警。异常报警及时通知医生，无法处理的报警应立即使患者脱机，给予吸氧或人工辅助通气。

（10）常见报警原因处理

① 低通气报警

原因：潮气量设置不足，呼吸频率设置过低，管道漏气，报警设置不恰当，流量传感器故障。

处理：调整呼吸机参数（潮气量和呼吸频率），检查呼吸机管路，重新调整报警设置，更换流量传感器。

② 高通气报警

原因：患者自主呼吸过强，自主触发过多；呼吸机设置不当（潮气量和呼吸频率过高），触发灵敏度设置不合适；流量传感器故障。

处理：适当镇静，重新设置呼吸机参数（潮气量和呼吸频率），重新设置触发灵敏度，检查流量传感器。

③ 高压报警

原因：人机对抗；患者痰液过多堵塞气道；呼吸机管路阻塞，回路积水；高压报警设置过低。

处理：适当镇静；吸痰；检查呼吸机管路，排出积水，重新设置报警参数。

④ 低压报警

原因：气囊漏气，管路断开漏气，自主呼吸停止，低压报警参数设置过高。

处理：检查气囊压力，检查呼吸机管路，更换呼吸机模式，重新设置报警参数。

机械通气操作风险防范

一、呼吸机相关性肺炎（VAP）

1. 发生原因

① 未及时更换呼吸机管道及清除集水瓶的冷凝水；实验表明呼吸机管道和集水瓶中冷凝水的细菌培养阳性率高达 86.7%，痰培养发现的细菌有 84.6%可在呼吸机管道中培养出，说明冷凝水是呼吸机相关性肺炎病原菌的主要来源。由于气管管道内细菌不能被机体抗菌措施清除，也不能被抗生素杀灭，且易随着喷射吸入气流形成的气溶胶或通过污染的冷凝水倒流进气道，而气管插管建立的人工气道影响了原有气管纤毛的摆动清除功能，细菌很容易逆行至下呼吸道而引起 VAP。同时下呼吸道的细菌容易随着呛咳或呼出气流而种植于呼吸机管道内。如此可造成恶性循环，使肺部感染反复发作。

② 进行吸痰、气管插管、气管切开、呼吸机管道处理等气道护理操作时，未严格遵守无菌操作原则，增加污染机会。

③ 人工气道的建立使气管直接向外界开放，失去正常上呼吸道的过滤及非特异性免疫保护作用，如病房空气污浊，病原体可直接进入下呼吸道。

④ 患者痰液分泌多且黏稠，痰液清理不及时、不彻底。

⑤ 肠内营养患者，如鼻饲时速度过快、量过多易造成反流，导致误吸。

⑥ 潮气量和气道峰压的大小设置对 VAP 的发生有影响。潮气量和气道峰压的大小对个体的损伤具有高度异质性，个体肺的几何形状（如支气管的长度、弯曲度、支气管分叉的角度）对肺泡通气有着非常大的影响。不同患者肺的顺应性不同，对潮气量和气道峰压耐受性也不同。对于耐受性差的患者来说，过度的机械牵拉可使肺泡上皮的紧密连接、气道表面的液体稳态、有效的黏液 - 纤毛清除功能均受到损害，从而有利于细菌的黏附和定植，使 VAP 发生的机会增加。且过度的机械牵拉还可明显地增加肺脏局部多种炎症细胞因子的产生和氧化 - 抗氧化的失衡，以及影响肺表面活性物质的代谢，从而诱发或加重肺部的炎症反应。

⑦ 患有肺水肿、肺微血栓形成、肺缺血、肺淤血的患者，使用呼吸机易致细菌感染。

⑧ 年龄大、营养状况差、内环境紊乱（如低镁血症）的患者，机体免疫防御功能降低，是 VAP 发生的危险因素。特别是机械通气患者处于应激状态，能量消耗显著增加，高代谢、高分解、负氮平衡，加上呼吸道分泌物中氮的丢失和蛋白补充不足而出现的营养不良，机体的细胞免疫和体液免疫受损，从而增加感染的机会。pH 值的改变，中性粒细胞的活化，氧自由基的形成，均可损害肺泡Ⅱ型上皮细胞，

使肺泡表面活性物质合成减少，并灭活与合成代谢有关的酶，从而引起肺泡水肿、肺不张，加重肺组织的缺血缺氧， 最终导致肺组织和免疫防御功能损伤，有利于细菌的黏附和定植，增加 VAP 发生的风险。

2. 临床表现 行机械通气治疗 48h 后患者出现高热、呼吸道分泌物增加等症状。

3. 预防 呼吸机相关性肺炎是一类严重的院内感染，关系到危重患者的抢救成功率，因此做好病房和人工呼吸机相关物件的消毒管理，掌握正确的吸痰方法，重视呼吸道和消化道的管理，严格无菌操作是预防呼吸机相关性肺炎发生的关键。具体措施如下。

① 呼吸机通气环路中的冷凝水是高污染物，细菌主要来自患者的口咽部。因此集水瓶要始终放在呼吸机通气环路的最低位，并及时倒去瓶内的冷凝水。

② 所有接触呼吸道的操作要严格无菌，吸痰管每用一次即换，使用一次性吸痰管。呼吸机管道 (包括气管切开内套管、接头、过滤器、雾化器) 每日消毒处理或气体消毒后再用。

③ 加强病房消毒管理，有条件者使用纯动态空气消毒机，该机有紫外线消毒和循环过滤消毒两种功能，并可以预设定时工作。每天中午、小夜、大夜三班各消毒一次，每次 2 ～ 3h。每天用“含氯消毒液”湿抹室内地面、病床、床头柜等设施，严格执行探视制度，出入病区更换衣服、鞋，接触患者和操作前后均严格洗手。

④ 对于机械通气的患者加强翻身、叩背、排痰，每天用肺部物理治疗仪拍背 6 次，每次 30min；每天 3 次的雾化吸入稀释痰液，利于吸痰并保持气道湿润。药液加入何种抗生素应严格遵照医嘱，以防耐药菌株产生。短时多次雾化，对排痰、防止痰痂形成有很好的效果。雾化 5min/ 次左右，时间不宜过长，防止正压通气过大造成气压伤。吸痰前要加大氧浓度，防止脱机吸痰时氧饱和度下降过快。

⑤ 患者行肠内营养时，尽量采用空肠鼻饲管，床头抬高 30° ～ 45° ，鼻饲时液体输注速度为 20 ～ 40 滴 / 分，切勿过快以防反流，密切观察患者面色、呼吸。放气管套管气囊前彻底吸痰，防止误吸。

⑥ 每天予以 2 ～ 3 次口腔护理，操作前充足气囊。保持气管切开处敷料和周围皮肤清洁、干燥，每日常规换药一次，若痰液溢湿纱布要及时更换。

⑦ 根据患者的个体差异设置合适的潮气量和气道峰压。

⑧ 年老、体弱、肺部有基础病变者，适当加强营养及免疫支持治疗，必要时予以免疫球蛋白、氨基酸等药物以提高机体抵抗力。

⑨ 严密观察体温、脉搏、呼吸、血气变化，发现异常及时报告医生处理。

4. 处理

① 已发生呼吸机相关性肺炎者，遵医嘱给予抗感染治疗及护理，对严重感染，目前推荐采用抗生素降阶梯疗法，即先使用高效、广谱、耐酶抗生素控制感染，然后根据细菌培养、药敏试验结果，将抗生素改为针对性较强的窄谱抗生素的方法。

② 呼吸道分泌物铜绿假单胞培养反复阳性，但无症状者，以勤换药及呼吸机管道消毒和更换为主，拔管后往往转为阴性。

二、肺不张

1. 发生原因

① 导管进入单侧支气管：气管插管时，导管插入过深，进入单侧支气管，造成单肺通气，一侧肺不通气，从而引起肺不张。

② 痰栓堵塞：气道湿化不足和吸引不及时、不充分，造成痰液在气道内潴留、淤积，或形成栓塞，阻塞气道，致该支气管所属肺组织通气障碍，肺泡内气体被吸收以至肺泡萎陷和不张。

③ 氧中毒：当长时间吸入高浓度氧气时，肺泡内氮气逐渐被吸入的氧气取代，造成肺泡内氧分压增高、肺泡 - 动脉氧压差增大，最终肺泡氧气被血液吸收，该部肺泡萎陷，形成吸收性肺不张。

2. 临床表现

① 肺不张的体征：一侧肺不张时，体征明显。如气管偏向患侧，患肺语颤增强，呼吸音减弱或消失。肺叶或肺段不张时上述体征可不明显。

② 胸部 X 线：纵隔和气管影均向患侧移位，肺纹理增多、致密。当肺叶不张时，水平裂依不张肺叶不同而表现为上抬或下移。侧位片可见不张肺组织呈楔形或三角形密度增高影，其尖端指向肺门。

③ 低氧血症：由肺不张引起的低氧血症其主要特点是通过呼吸机参数往往不易纠正，即使应用 PEEP，效果也相当有限。

3. 预防

① 应用呼吸机过程中，严密观察管道有无松脱、漏气，观察患者呼吸情况，监测血氧变化。

② 在应用呼吸机通气过程中，可间隔一定时间适当使用叹气功能。

③ 吸入氧浓度限制在 50% 以下，防止氧中毒所致肺不张。

4. 处理

① 肺不张一经明确，即应立即采用必要的措施，如及时地切开气管，以保证进行充分的气道湿化和吸痰，有时需借助纤维支气管镜对肺不张的部位进行充分的吸引。倘若是导管插入一侧支气管，可适当地将导管外拔，直至双肺呼吸吸音相等，并摄床边胸片予以证实。

② 帮助患者湿化、翻身、拍背及吸痰，对不张的肺区 (尤其是左上肺、右下肺) 加强体位引流。

三、呼吸道堵塞

1. 发生原因

① 干涸的分泌物在导管端部形成痰栓。

② 套囊开放时吸入口咽部潴留的分泌物。

③ 误吸胃液导致支气管痉挛，是呼吸机使用过程中病情突变的重要原因。

④ 气囊阻塞管口。

⑤ 导管扭曲或被压扁。

⑥ 吸气活瓣失灵。

⑦ 插管过深触及隆突。

⑧ 严重颈部大面积皮下气肿对气道的压迫。

2. 临床表现 患者出现焦虑、烦躁、发绀等低氧血症及高碳酸血症的表现；呼吸窘迫，呼吸频率 > 30 次 / 分，吸气时出现胸骨上、锁骨上及肋间凹陷，不能平卧，呼吸时产生不正常的噪声；若梗阻严重可致窒息、心动过速，继而心动过缓、心律失常、心跳停止；若一侧下呼吸道梗阻时，听诊两侧呼吸音不对称，一侧有反常呼吸音 (哮鸣音或管样呼吸音)。

3. 预防

① 保持呼吸道通畅，及时清除口腔、鼻腔、咽喉部分泌物及反流的胃液。开放套囊之前，务必吸净口咽分泌物。

② 若吸入胃内容物导致支气管痉挛，可用 1% 碳酸氢钠溶液反复灌洗吸净，然后雾化吸入支气管扩张剂 (如硫酸沙丁胺醇 1mL，异丙托溴铵 1mL，生理盐水 2mL，每天 2 ～ 3 次)。

③ 使用呼吸机前，先检查呼吸机装置是否完好。使用过程中，严密观察呼吸机导管是否通畅，有无脱落、扭曲、堵塞等意外情况发生，一旦发现，立即报告医生，及时处理。

④ 如因插管过深引起，可将导管后退 2 ～ 3cm。

⑤ 备好基本抢救设备，包括氧气、呼吸皮囊、面罩、气管内插管设备以及吸引装置。

4. 处理

① 若为痰栓阻塞导管端部，可在纤维支气管镜下去除液态或固态梗阻物。

② 导管、套管、气囊引起的堵塞，应及时予以更换。

③ 如皮下气肿压迫气管所致，处理办法是切开减压和排气。

四、通气不足

通气不足是指由 CO_2 排出不足引起的 CO_2 潴留，又称为呼吸性酸中毒。

1. 发生原因 在应用呼吸机的条件下，通气不足的主要原因是气道不通畅所致的 CO_2 排出受阻。有时也可由管道漏气、脱落等引起，但这些现象通常可因呼吸机的报警而被及时发现和纠正，一般不会持续太久，很少成为通气不足的主要原因。

① 分泌物排出不畅：可由分泌物黏稠、气道吸引不充分、导管或套管被堵塞所引起。

② 气道堵塞：各种原因所致的支气管痉挛、黏稠的分泌物以及导管扭曲或套

管被气囊堵塞等均可致气道堵塞。

③ VT 过低或 I/E 设置不妥：少数情况下通气不足也可由呼吸机参数设置不当所引起。常见的为 VT 设置过低或 I/E 设置的呼气时间不够长。

2. 临床表现 当 CO_2 潴留至一定程度时，患者可出现烦躁、呼吸频率变慢、颜面潮红。严重时出现昏迷。血气分析结果示 PCO_2 ＞ 50mmHg。有些患者可伴有不同程度的低氧血症，临床上出现 PO_2 或 SaO_2 下降。

3. 预防 如分泌物黏稠不易排出，可加强气道湿化和充分吸引。如存在支气管痉挛，可应用支气管扩张剂。如导管或套管移位应及时调整位置，必要时及时更换。

4. 处理 调整呼吸机的参数，如引起通气不足的患者方面因素已去除，动脉血气分析仍提示 CO_2 潴留，应适当调整呼吸机参数。对通气不足的患者，首选调整 I/E。因为增加呼吸频率和 VT 或 MV，均不是增加 CO_2 排出的最好办法，这些调整方式虽可纠正通气不足，但同时也增加呼吸功，故不推荐首选。

五、呼吸机依赖

1. 发生原因

① 原发疾病未得到改善或继发某些并发症，可能导致撤机困难。常见的原因为呼吸肌乏力或呼吸机相关性肺炎。

② 慢性阻塞性肺疾病患者，撤机困难是呼吸衰竭的诱因或加重因素。

③ 呼吸驱动力不足或呼吸肌疲劳。

④ 营养不良或水、电解质平衡失调。

⑤ 患者从心理上对呼吸机产生依赖。

⑥ 撤机方法不当。

2. 临床表现 试行撤机后患者出现呼吸困难、心率加快、血压下降、意识障碍。血气分析结果显示低氧血症或 CO_2 潴留。

3. 预防

① 有效控制原发病及去除呼吸衰竭诱因。

② 改善患者营养，保持内环境稳定，恢复中枢及呼吸肌功能。

③ 消除患者顾虑，树立信心。

④ 选择恰当的撤机方式，合理应用 SIMV 和 PSV 模式。

⑤ 对部分上机前就考虑到无撤机可能的患者，要严格选择适应证。

六、腹胀

1. 发生原因 多因气囊充气不足，吸入气体可从气囊旁经口鼻逸出，引起吞咽反射亢进，导致胃肠充气。

2. 临床表现 清醒患者表示腹部胀痛。体检时患者腹部膨隆，叩诊呈鼓音。

3. 预防

① 密切观察气管插管或气管套管的位置，如有疑问及时通知医生。

② 使用气囊测压表监测气囊内的压力，以便及时发现异常情况。

4. 处理

① 发生腹胀给予腹部按摩，腹部热敷。

② 必要时遵医嘱给予促进胃蠕动的药物。

（李正艳、李秀娟）

第二十三章

人工气道气囊压力调整技术

【适用范围】

行气管导管或气管切开套管的患者。

【目的】

调节气囊压力，避免充气过多或不足。

【操作流程】

核对患者身份→解释、评估→正确连接测压管两端→捏充气球茎，调至正常压力→消毒、连接、打开三通→测气囊的压力→正确调节气囊压力→分离三通与气囊→整理用物→安置患者→洗手、记录→用物分类处理。

【评分标准】

人工气道气囊压力调整技术操作考核评分标准（100 分）

病区______　姓名______　考试日期______　监考人______　得分______

项目	操作流程与标准	分值/分	扣分细则	扣分
准备	1. 着装整齐，洗手，戴口罩	2	一项不符合要求 -1	
	2. 用物：气囊压力表、充气连接管、三通管、消毒棉签、弯盘、治疗车、治疗盘等	4	用物漏一项 -1	
	3. 检查压力表性能：①用手按住鲁尔连接口。②捏充气球茎，使压力值达到 120cmH_2O，并保持 2～3s，压力不变；若压力值下降，送厂家维修	5	未检查性能不得分	
操作流程	1. 携用物至床旁，核对患者身份	4	未核对 -2	
	2. 向清醒患者解释（嘱其平静呼吸，勿咳嗽），评估患者是否需要调整人工气道气囊压力	5	漏评估一项 -2，其他酌情扣分	
	3. 测压管一端接鲁尔接口，一端接三通管，关闭三通管	6	三通管未关闭 -3，其他酌情扣分	
	4. 捏充气球茎，使压力表的指针指到 30cmH_2O	6	一项不符合要求 -3	
	5. 消毒三通管与气囊连接处	5	未消毒 -5，消毒不规范 -2	
	6. 连接三通管与气囊	5	连接不正确 -5	
	7. 打开三通管，使气囊与测压管相通	6	未打开 -3，其他酌情扣分	

续表

项目	操作流程与标准	分值/分	扣分细则	扣分
操作流程	8. 测气囊的压力，读取压力值	6	一项不符合要求 -3，其他酌情扣分	
	9. 调节气囊压力（呼气末观察压力表数值：①若测得气囊压力表的指针＞ 30cmH_2O，按压释放阀，使压力表的指针指到 30cmH_2O。②若测得气囊压力表的指针＜ 30cmH_2O，捏充气球茎，使压力表的指针指到 30cmH_2O）	20	调节压力错误 -10，其他酌情扣分	
	10. 分离三通管与气囊	5	未分离 -5	
	11. 压力表放回治疗车上	4	未放回 -4	
	12. 妥善安置患者，给予健康教育	5	未告知 -3	
	13. 洗手、记录	4	未洗手 / 记录各 -2	
	14. 用物按照消毒隔离原则分类处理	4	用物处置不妥 -4	
评价	1. 操作过程熟练，动作一次到位 2. 沟通有效	4	酌情扣分	
	3. 操作时间：5min		每超过 30s -0.5	

【注意事项】

① 带气囊的气管套管气囊压力应维持在 25 ～ 30cmH_2O，宜每 4 ～ 6h 监测气囊压力。可每 4 ～ 6h 放气 1 次，每次放气 30min。

② 调节气囊压力过程中，避免充气过多，以防意外损坏气囊；避免放气过多，致囊内压力不足，导致误吸。

③ 患者出现烦躁不安、心率加快、血氧饱和度下降、呼吸机气道低压报警或低潮气量报警时，应重新检查气囊压力。

④ 呼吸机持续低压报警，在气管插管处可听到漏气声或者用注射器从气囊内无限抽出气体时，可能为气囊破裂，立即通知值班医师进行处理。

⑤ 禁忌在患者咳嗽时测量。必要时，先吸痰，再测压，以防误吸。

⑥ 每次放气前，应先吸净气道内及气囊上滞留物。

（李正艳、李秀娟）

第二十四章

俯卧位通气操作

【适用范围】

适用于氧合障碍的患者，无论任何原因的肺水肿，合理使用PEEP仍不能将FiO_2降至60%以下，在肺损伤性急性呼吸衰竭早期，即使没有严重的氧合障碍，也可以使用。

【目的】

治疗急性呼吸窘迫综合征，改善顽固性低氧血症，利用重力作用，增加前胸部的血流量和背部的通气量，改善气体交换，减少心脏对下垂肺区的压迫，对心血管系统起保护作用。

【操作流程】

人员准备，站位合适；用物准备齐全；患者准备安全→评估→手卫生→导管及输液装置安置妥当→断开监护装置→减压贴保护重要身体部位→翻身单卷至身体两侧→翻转180°成俯卧位→连接心电监护→妥善固定人工气道→清理气道及口鼻腔分泌物→各类导管固定妥当、通畅→受压处置软枕→肢体处于功能位→拉上床档→整理床单元→洗手→记录。

【评分标准】

俯卧位通气操作考核评分标准（100分）

病区______ 姓名______ 考试日期______ 监考人______ 得分______

项目	操作流程与标准	分值/分	扣分细则	扣分
准备	1. 人员准备 (1) 仪表端庄，服饰整洁 (2) 5名护理人员，如遇有特殊情况（如ECMO管路、其他特殊管路或肥胖的患者），可增加1～2名护理人员 (3) 团队有1名指挥者负责分工。操作人员熟知各自站位及职责：①1号站位，站于患者头侧，负责呼吸机管道和人工气道的固定、头部安置、呼吸监测及发号指令；②2、3号站位，站于患者颈肩部左右侧，负责固定胃管、中心静脉导管、	3	一项不符合要求 -1，未叙述各自站位及职责 -1	

续表

项目	操作流程与标准	分值/分	扣分细则	扣分
准备	胸部引流管、电极片及血压袖带等；③ 4、5 号站位，站于患者臀部左右侧，负责固定尿管、腹部引流管、股静脉 / 动脉管路、生命体征监护等			
	2. 用物准备：大小软枕、减压帖、电极片、床单、透明贴膜或胶布等	3	用物每缺一项 -1	
	3. 患者准备 ①清醒患者给予健康教育，取得患者理解与配合 ②操作前 0.5 ～ 1h 停止胃肠营养并确保胃肠排空。如患者胃潴留较重，可在操作前半小时进行适当的胃肠减压 ③充分吸痰，清除呼吸道分泌物 ④遵医嘱使用镇痛镇静药物，患者 RASS 评分 -4 ～ -3 分	4	一项不符合要求 -1	
操作流程	1. 评估 ①患者俯卧位通气适应证、禁忌证 ②患者机械通气模式、参数及呼吸机管路连接情况，人工气道深度、气囊压力 ③患者神志、配合程度及镇静评分情况，必要时给予约束 ④口腔状态、有无活动性义齿或牙齿松动及口腔周围皮肤 ⑤患者皮肤情况、输液及引流管情况、胃肠道功能 ⑥双人核对患者信息及俯卧位通气医嘱、知情同意书已签字	6	漏评估一项 -1	
	2. 手卫生	3	未执行手卫生 -3	
	3. 检查人工气道，调整呼吸机参数，检查输液管路、引流管、尿管等，暂时停止不必要的静脉输液、夹闭引流管	6	一项不符合要求 -2	
	4. 放下床头挡板及两侧床档，断开心电监护各导联线（电极片、血压袖带），去除患者衣物	6	一项不符合要求 -2	
	5. 面部、前额、双肩、髂前上棘、双膝使用减压帖覆盖	5	未采取保护措施一处 -1	
	6. 将翻身单卷至患者身体两侧，1 号站位人员保护患者头颈部及人工气道，发号指令，将患者抬起，移至床的右 / 左上方	8	一项不符合要求 -2	
	7. 分别将软枕 1/3 垫于患者肩部、会阴部	6	一个部位未垫枕 -2	
	8. 沿患者身体纵轴翻身 90° 成侧卧位，继续翻转患者 90° 成俯卧位，平趴至枕垫上，并将患者抬至床中央位置	12	一项不符合要求 -3	

续表

项目	操作流程与标准	分值/分	扣分细则	扣分
操作流程	9. 连接心电监护各导联线，导联线连接正确，并密切观察患者生命体征变化	6	俯卧位后未立即连接心电监护导联线 −3，连接错误 −4	
	10. 确认人工气道处于中立位且固定良好，无移位、脱出、打折；及时清理气道及口鼻腔分泌物	6	一项不符合要求 −3	
	11. 检查各类导管固定妥当无打折，处于通畅状态	5	未妥善处理各管路不得分	
	12. 将患者头偏向一侧（朝向呼吸机侧），头部垫软枕，或垫 U 型硅胶枕等，使颜面部悬空，避免人工气道受压。必要时涂抹抗生素眼膏，用透明贴膜贴合眼睑	6	每有 1 处受压部位未处理 −2	
	13. 患者双膝、足尖部垫软枕	4	每有 1 处受压部位未处理 −2	
	14. 协助患者肢体处于功能位（双臂可抬高与头部成水平线或平行置于身体的两侧或头的两侧，双腿自然放置）	4	肢体未处于功能位 −4	
	15. 拉上床挡，整理床单元，手卫生，做记录并签字	4	一项不符合要求 −2	
评价	1. 团队成员各司其职，配合流畅 2. 动作熟练、干净利落地完成各项操作 3. 全程充分体现人文关怀，动作轻柔，并保护患者隐私	3	酌情扣分	
	4. 操作时间：10min		每超过 30s −0.5	

【注意事项】

1. 注意遵循节力原则。

2. 护士动作应轻稳，使患者舒适、安全，注意防跌倒坠床，患者无窒息。

3. 密切观察患者生命体征（心率、心律、血压、呼吸、脉搏氧饱和度）、管路情况及患者气道引流情况。

4. 观察患者皮肤黏膜受压情况、眼部情况，定时（2h）将头部转向另一侧。

5. 观察肢体是否处于功能位，至少每 2h 变换一次体位。

6. 俯卧位通气 30min、4h 及恢复仰卧位前复查血气分析，根据结果调整相关参数，防止意外事件的发生。

7. 禁忌证：血流动力学不稳定、颅内高压、急性出血、脊柱损伤、骨科手术、近期腹部手术、妊娠。

8. 并发症

（1）皮肤黏膜压迫受损。

（2）人工气道、动静脉管路及各种引流管的压迫、扭曲、移位、脱出。

（3）气道引流不畅，气道阻塞。

（4）颜面部水肿。

（5）手臂位置不正确导致神经麻痹。

（李正艳、李秀娟）

第二十五章

非同步电除颤技术

【适用范围】

心室颤动、心室扑动、无脉性室性心动过速。

【目的】

利用电能治疗快速异位心律失常，使之转复为窦性心律，纠正患者的心律失常。

【操作流程】

打开除颤仪→关闭同步键（Sync）→患者去枕平卧于硬板床，暴露胸部→观察并判断→选择所需除颤电量→电极板均匀涂抹导电糊→放置电极板于合适位置并轻轻旋转→确认为可除颤心律→按“Charge”充电→“清场”→电极板位置正确并紧贴胸壁→双手按“Shock”放电→立即CPR 2min或5个循环→观察并正确处理→除颤成功，将能量复位→检查并清洁除颤部位皮肤→安置患者→洗手，记录→整理用物，进行终末处理。

【评分标准】

非同步电除颤技术操作考核评分标准（100分）

病区______ 姓名______ 考试日期______ 监考人______ 得分______

项目	操作流程与标准	分值/分	扣分细则	扣分
准备	1. 用物：除颤仪、导电糊、一次性电极片、纱布、弯盘等	2	一项不符合要求 -1	
	2. 持续CPR直到除颤仪到位	2	不符合要求 -2	
	3. 临时起搏器除颤前应暂时关闭	2	不符合要求 -2	
操作流程	1. 迅速携带除颤仪到床旁，打开除颤仪，确保同步键（Sync）关闭	3	一项不符合要求 -1	
	2. 患者去枕平卧于硬板床，暴露患者胸部	4	卧位不适 -2，未暴露 -2	
	3. 观察心电图，判断患者心律失常的类型 快速获得心电图，有两种方法： ①用导联选择键选择“Paddle”导联，等电极板放在除颤位置即可获得心电图 ②在胸壁上贴上电极片连上导联线，选择Ⅱ导联	5	未判断心律失常类型 -5	

续表

项目	操作流程与标准	分值/分	扣分细则	扣分
操作流程	观察监护仪心电图显示心室颤动或无脉性室性心动过速			
	4. 选择所需除颤电量（单相波 360J，双相波 150J，儿童 2J/kg）	5	能量选择不正确 -5	
	5. 一手持导电糊，一手持两个电极板，电极板均匀涂抹导电糊	3	未涂导电糊 -3	
	6. 放置电极板于合适位置并轻轻旋转 左手电极板置于胸骨右缘第二肋间，右手电极板置于心尖部（左腋中线第 5 肋间），电极板与皮肤紧密接触，保证导电良好（如患者大量出汗应迅速将胸部擦干）	9	电极板放置位置一处不正确 -6，未避开电极片一处 -3，接触不严密 -2，有汗未擦干 -2，未擦汗 -3，导电糊涂抹不均匀 -2	
	7. 再次观察心电图，确认心律为心室颤动或无脉性室性心动过速	5	未再次确认心电图 -5	
	8. 按压“Charge”开关充电，等待充电完毕指示	4	充电不规范 -2，未充电 -4	
	9. 喊“清场”，并查看四周，确保无人与床、患者或其它设备相连，清理现场	4	操作员未离开床边 -2，未清场 -4	
	10. 双手用力按压电极板（约 10kg 的压力）使其紧贴皮肤，观察接触显示灯	6	未紧贴皮肤 -4，未观察 -2	
	11. 同时按压两只“Shock”放电键放电	8	不会放电 -8	
	12. 放下电极板，立即 CPR 2min 或 5 个循环	4	除颤后未立即 CPR-4	
	13. 观察患者心电图改变以及患者对除颤的反应	4	未观察 -4	
	14. 如果心律仍为心室颤动或无脉性室性心动过速，可考虑用药和再次除颤	2	处理不正确 -2	
	15. 除颤成功，将能量开关恢复至零位	3	开关未归零 -3	
	16. 检查并清洁除颤部位皮肤	4	未检查 / 清洁各 -2	
	17. 妥善安置患者，告知需继续监护，遵医嘱用药	2	一项不符合要求 -1	
	18. 洗手，做好抢救记录	4	未洗手 / 记录各 -2	
	19. 终末处理			
	①去除电极板上残余的导电糊，再用 75% 的酒精擦拭	3	未擦拭 -3	
	②如果仪器上有血迹用 500mg/L 含氯消毒剂擦拭，30min 后再用微湿的清水抹布擦拭	3	有血迹未处理 -3	
	③除颤仪插电源充电备用	3	未充电 -3	

续表

项目	操作流程与标准	分值/分	扣分细则	扣分
评价	1. 患者的心律失常得到及时发现和有效控制 2. 根据患者个体情况正确调节能量 3. 患者安全，无皮肤灼伤等并发症发生 4. 操作时间：5min	6	酌情扣分 每超过 30s -0.5	

【注意事项】

① 保证除颤仪性能良好，定时检查性能。

② 导电糊涂抹要均匀，防止皮肤灼伤；放置电极板部位应避开瘢痕、伤口。

③ 放电除颤时，注意患者和其他人、物绝缘。

④ 手持电极板时，两极不能相对，不能面向自己。

⑤ 儿童能量选择：使用的首剂量为 2J/kg，对于后续电击，能量级别应至少为 4J/kg，并可以考虑使用更高能量级别，但不超过 9J/kg 或成人最大剂量。

⑥ 如电极板部位安放有医疗器械，除颤时电极板应远离医疗器械至少 2.5cm 以上。

⑦ 安装有起搏器的患者除颤时，电极板距起搏器至少 10cm。

⑧ 如果一次除颤后不能消除心室颤动，移开电极板后应立即进行胸外按压。

⑨ 操作后应保留并标记除颤时自动描记的心电图。

⑩ 检查除颤仪外观是否清洁、有无破损，应防压防水，有破损及时维修，检查有无备用电极片、心电图纸及导电糊，保持除颤仪完好状态。

⑪ 清洁并擦干皮肤，不能使用酒精、含有苯基的酊剂或止汗剂。

⑫ 使用后将电极板充分清洁，及时充电备用。

除颤技术操作风险防范

一、局部皮肤灼伤

1. 发生原因 未涂导电糊或导电糊过少或未涂匀。

2. 临床表现 与电极板接触的局部皮肤可有轻度红斑。

3. 预防 放电前电极板上应涂匀导电膏或放置湿盐水纱布（湿度合适）。

4. 处理 一般无须特殊处理，2 ～ 3 天后可自行消退。

二、栓塞

1. 发生原因 心房或心室内存在栓子。

2. 临床表现 除颤后心脏转为正常节律可使心房内血栓脱落引起栓塞，多发生在 24 ～ 48h 或 2 周内，如肺动脉栓塞等。

3. 预防 对过去有栓塞史者，可在除颤前先给予抗凝治疗。

4. 处理

① 严密观察病情变化。

②及时对症处理。

三、心肌损伤

1. 发生原因 能量过高；两电极距离过近。

2. 临床表现 ST 段抬高，血清 CK、AST、LDH 轻度升高。

3. 预防

① 避免使用不必要的高能量。

② 选用适当大小的电极。

③ 避免两电极距离过近。

4. 处理

① 一般无须特殊处理。

② 加强监护。

③ 适当应用营养心肌药物。

四、心律失常

1. 发生原因 可能为未严格掌握除颤适应证。

2. 临床表现 电击后即刻常有房性早搏、室性早搏、交界性逸搏出现，个别可有严重的窦性心动过缓或窦性停止，偶有频繁的室性早搏、短阵室性心动过速发生，极少数患者出现严重的心律失常，如持续性室性心动过速、心室扑动、心室颤动，多于除颤后即刻出现。

3. 预防

① 严格掌握使用范围。

② 尽可能选择低能量。

③ 必要时使用利多卡因预防。

4. 处理

① 多数几秒钟内恢复正常，无须特殊处理。

② 如不消失，应用药物治疗。

③ 室性心律失常常首选利多卡因、胺碘酮。

④ 尖端扭转型室性心动过速：硫酸镁 1 ～ 2g 静脉推注。

⑤ 心室颤动或无脉性室性心动过速三次除颤无效后，选用胺碘酮。

五、急性肺水肿

1. 发生原因 心房功能失调，心排血量减少。

2. 临床表现 患者可突发呼吸困难、胸闷、气促、咳泡沫样血性痰，严重时可从口鼻涌出，听诊肺部大量湿啰音。

3. 预防

① 严格掌握使用范围。

② 尽可能选择低能量。

③ 必要时使用抗凝药物，防止肺动脉栓塞的发生。

4. 处理

① 发生急性肺水肿时立即减慢或停止输液。

② 高浓度给氧，可用 50% 的酒精湿化。

③ 必要时进行四肢轮流结扎，减少静脉回心血量。

④ 按医嘱给予强心、利尿药。

（李正艳、李秀娟）

第二十六章

心肺复苏技术

一、单人心肺复苏技术与团队心肺复苏技术

【适用范围】

心脏病突发、溺水、窒息或其他意外事件造成的呼吸及心跳停止的患者。

【目的】

为尽快建立和恢复患者的循环和呼吸功能，保护中枢神经系统。

【操作流程】

判断意识→评估脉搏、呼吸→大声呼救、看表→患者去枕平卧于硬板床→解开患者衣领、裤带→定位正确→按压姿势及手法正确→按压频率、深度正确→胸外心脏按压30次→清除口、鼻腔分泌物→打开气道→人工呼吸，吹气2次→共5个循环→再次判断→复苏成功，看表→安置患者→观察病情变化→洗手、记录。

【评分标准】

单人心肺复苏技术操作考核评分标准（100分）

病区______　姓名______　考试日期______　监考人______　得分______

项目	操作流程与标准	分值/分	扣分细则	扣分
准备	1. 护士：按要求着装 2. 用物：治疗盘、血压计、听诊器、纱布、弯盘、脚踏板	2 2	一项不符合要求 -1 缺一项 -1	
操作流程	快速判断： 1. 意识丧失：轻拍患者双肩，呼唤患者姓名无应答（对患者双耳呼叫） 2. 呼吸、心跳停止：触摸颈动脉无搏动（5～10s内完成），同时查看胸廓无起伏，无有效自主呼吸 3. 大声呼救、看表	2 2 2	拍打双肩不规范 -0.5 触摸颈动脉波动时间不符合要求 -1 未大声呼救、未报时间各 -1	
	胸外心脏按压： 1. 患者去枕平卧，确认硬板床，双手放躯干两侧 2. 立即解开患者衣扣、裤带	5 5	未去枕、未确认硬板床 -2 未松解衣扣、裤带各 -1	

续表

项目	操作流程与标准	分值/分	扣分细则	扣分
操作流程	3. 定位：一手沿肋骨缘上移至胸骨下切迹处，胸骨切迹上两指即按压部位	10	定位不准确 -2	
	4. 按压方法：二手掌根重叠、手指不触及胸壁、手臂与胸骨垂直	10	手指触及胸壁 -2，未垂直 -5	
	5. 术者双肩在患者正上方，肘关节伸直内收，以身体重量垂直向下按压	6	术者姿势不正确、肘关节伸直未内收各 -2	
	6. 按压时观察面色，用力均匀、平稳、有规律，100 ～ 120 次 / 分，使胸骨下陷 5 ～ 6cm	8	按压未观察面色 -5，过深或过浅每次 -3	
	7. 按压与放松要比例适当（1 ∶ 1），放松时手掌不离开胸壁，使胸廓充分回弹	5	按压与放松比例不正确 -2，放松时手掌离开胸壁 -3	
	8. 每次按压前都要重新定位	5	每次按压前未重新定位 -5	
	畅通呼吸道：			
	1. 头偏向一侧，清除口、鼻腔分泌物，检查并取下活动义齿	3	未清除 -1，未检查 / 取下义齿各 -1	
	2. 打开气道手法正确（仰头抬颏法：操作者靠近患者头部，一手掌根放在患者前额上，用力使头向后仰；另一手的食指及中指置于下颌骨下方，将颏部向前上抬起，使下颌角与耳垂的连线垂直于床面）	5	打开气道手法不正确 -1	
	人工呼吸：			
	1. 患者口腔上盖单层纱布，一手打开口腔，另一手拇指食指捏紧双侧鼻孔，术者双唇包裹患者口唇，形成封闭腔	4	未形成封闭腔 -2，将鼻孔遮住 -3	
	2. 向患者口内吹气（时间不超过 2s），使胸廓隆起，潮气量为 500 ～ 600mL	4	胸廓未隆起、潮气量未达标各 -2	
	3. 吹毕，立即离开口部，松开捏鼻孔的手，侧转换气，视患者胸部下降后再重新吹气，然后进行按压。心脏按压与人工呼吸的比例为 30 ∶ 2	6	未侧转换气 -2，比例不正确不得分	
	4. 共 5 个循环（以按压开始，吹气结束）	2	少 1 个循环 -2	
	再次判断：			
	1. 判断：触摸颈动脉有搏动（5 ～ 10s），上肢收缩压在 60mmHg 以上；自主呼吸恢复；面色、口唇、甲床、皮肤等色泽转红润（口述）	2	判断漏一处 -1	
	2. 复苏成功，看表，将患者身体摆放成复原卧式，头侧向一侧（颈椎损伤者除外），整理患者衣裤及床单位	4	一项不符合要求 -1	
	3. 密切观察病情变化，进一步高级生命支持（口述）	2	口述缺一项 -1	
	4. 洗手、记录	2	一项不符合要求 -1	
评价	1. 操作熟练，动作敏捷 2. 抢救意识强，手法正确，有爱伤意识 3. 操作时间：3min	2	酌情扣分 每超过 30s -0.5	

团队心肺复苏技术操作考核评分标准（100 分）

病区______ 姓名______ 考试日期______ 监考人______ 得分______

项目	操作流程与标准	分值/分	扣分细则	扣分
准备	1. 人员准备 ①着装整齐、仪表规范 ②医护团队 4 人：医生 1 人，护士 3 人	1	一项不符合要求 -1	
	2. 用物：心电监护仪、导联线、血氧饱和度线、血压袖带、电极片 5 个（2 个备用）、75% 酒精、治疗碗（内放纱布）、笔、除颤仪、导电糊、弯盘、贴好封条的急救车（球囊、面罩、治疗盘、手电筒、注射用生理盐水、急救药、碘伏、酒精、棉签、砂轮、注射器、无菌纱布、弯盘、输液器、压脉带、留置针、透明敷料、胶布、锐器盒、氧气流量表、湿化瓶、一次性吸氧管、洗手液、抢救记录本、垃圾桶）、脚踏垫、按压板和输液架等	4	缺一项 -0.5	
	3. 现场环境安全	1	一项不符合要求 -1	
操作流程	1. 患者评估（护士） （1）判断意识：①轻拍重呼；②双拍双呼；③ 5 ～ 10s 内完成 （2）呼救：①确定患者无反应，高声呼救；②准备除颤仪；③立即启动急救系统 （3）看表，口述开始抢救的时间	4	一项不符合要求 -0.5	
	2. 胸外心脏按压（医生） （1）判断颈动脉搏动、呼吸：①触摸患者同侧颈动脉搏动部位准确，手法规范、正确；②同时观察患者呼吸是否正常；③标准用语计数，限时 5 ～ 7s 内完成判断；④大声报告判断结果：患者颈动脉搏动消失，无自主呼吸，立即心肺复苏 （2）体位：①评估是否置硬板床；②去枕平卧；③宽衣解带，充分暴露胸部；④患者身体平直，无扭曲；⑤将患者双手放于身体两侧 （3）按压部位：胸骨中下 1/3 交界处（目视：双乳头中点连线） （4）按压姿势：①按压姿势轻松、美观，以髋关节为支点，借助上半身的体重进行操作；②双臂必须绷直，按压过程中肘关节不得弯曲；③双臂与患者胸壁呈 90° 垂直往下压、不得倾斜；④双手掌根部重叠，手指相扣；⑤下方手掌上翘，不接触胸壁 （5）按压深度：至少 5cm	30	一项不符合要求 -0.5	

续表

项目	操作流程与标准	分值/分	扣分细则	扣分
操作流程	（6）按压频率：① 100 ～ 120 次 / 分，要求计数（标准用语）；② 15 ～ 18s 连续不断地做完 30 次胸外按压；③暂停按压、转由助手接手人工呼吸时，无缝隙交替 （7）按压节律：①节奏规律、按压与放松用相同时间；②患者胸廓放松充分，保证每次按压后胸部回弹 （8）用力方式：①两臂伸直，用力均匀，利用自身重量而不是臂力往下按压；②保持身体平稳，不得冲击式按压；③术者身体不倚靠在患者胸壁上；④中断胸外按压的时间不应超过 7s 3. 开放气道辅助呼吸（护士 A） （1）口述：①检查口腔，清除口腔异物；②取出活动义齿 （2）判断并报告颈椎有无损伤 （3）开放气道，取仰头抬颌法：①术者一手置于患者前额；②手掌小鱼际紧贴前额用力向后下压使头后仰；③另一手的食指和中指放在下颌骨近下颌角处，将下颌抬起；④标准为下颌及耳郭的连线刚好与地面垂直 （4）辅助呼吸：①采用“E-C”手法，固定氧气面罩位置适当；②另一手挤压球囊，动作规范；③氧气面罩密闭口鼻、捏球囊时无漏气；④潮气量 500 ～ 600mL；⑤患者头后仰到位、气道开放满意；⑥用 1 ～ 2s 缓慢捏球囊通气，直到胸廓抬起；⑦连接氧气，氧流量为 8 ～ 10L/min；⑧连续两次球囊通气、中间换气 1s，在 5s 内完成 （5）密切观察病情变化，及时下达口头抢救医嘱	15	一项不符合要求 -0.5	
	4. 电除颤（护士 B）： （1）尽早除颤，做好准备：①打开除颤仪；②拿纱布清洁皮肤；③安放电极板，放置右电极（右锁骨中线第二肋间）和左电极（左腋中线第五肋间）；④查看是否存在心室颤动、无脉性心动过速，医嘱予“电除颤”；⑤迅速在电极板上均匀涂抹导电糊；⑥将除颤仪按钮选定“非同步”除颤位置，选择能量为双相波 150J，充电 （2）电击除颤：①按“电击”键前必须确定已无人接触患者；②大声喊“清场”，并查看四周，确保无人与床、患者或其它设备相连，清理现场；③迅速、准确、同步按下放电键 （3）放置电极板：将两电极板分开放置于治疗车上，继续予以下一轮心肺复苏 （4）心电监护：①接电源，打开监护仪电源开关；②将电极片与导联线连接，正确贴电极片于相应部位；③监测血压；④将无创氧饱和度夹夹在患者示指上；⑤观察生命体征变化；⑥评估心电图波形，监测按压效果	15	一项不符合要求 -0.5	

续表

项目	操作流程与标准	分值/分	扣分细则	扣分
操作流程	5. 静脉给药（护士 C）： （1）准备：①准备液体；②消毒穿刺部位皮肤；③扎压脉带；④排气 （2）穿刺：①穿刺成功，手法正确；②松压脉带；③观察液体滴注是否通畅；④完全抽出针芯，放入锐器盒内 （3）固定：①单手持敷贴；②采用“高举平台法”U型固定导管 （4）调速：根据患者年龄、病情、药物性质调节输液速度 （5）执行医嘱：①执行口头医嘱给药流程，大声复述，双人核对无误；②静脉推注抢救药 （6）观察、记录：①密切观察患者病情变化；②及时记录抢救情况	12	一项不符合要求 -0.5	
	6. 复苏后（医生、护士）： （1）判断并报告：①操作 5 个循环后，判断复苏效果；②颈动脉恢复搏动；③自主呼吸恢复；④散大的瞳孔缩小，对光反射存在；⑤收缩压大于 60mmHg；⑥面色、口唇、甲床和皮肤色泽转红；⑦报告现场心肺复苏成功 （2）连接吸氧装置 （3）终末处理：①安置患者；②摆放恢复体位；③（口述）进一步高级生命支持；④健康宣教；⑤口述用物及垃圾分类处理；⑥洗手；⑦看表，计时结束	8	一项不符合要求 -0.5	
评价	1. 护士沉着、冷静、应急能力强，动作熟练 2. 团队反应迅速，分工合理，配合默契 3. 护患沟通到位，没有表演痕迹，体现人性化关怀 4. 复苏手法正确、有效，未发生相关并发症 5. 操作时间：8min	10	酌情扣分 每超过 30s -0.5	

【注意事项】

① 人工呼吸前需清除口咽分泌物、异物，保证气道通畅。吹气时防止气体从口鼻逸出。

② 胸外心脏按压部位要准确，压力要适当，过轻则无效，过重易造成损伤。

③ 按压应确保足够的速度与深度，尽量减少中断，操作中途换人应在心脏按压、吹气间隙进行，按压间断不超过 10s。

④ 如患者没有人工气道，吹气时稍停按压；如患者插有人工气道，吹气时可不暂停按压。

心肺复苏技术操作风险防范

（一）肋骨骨折

1. 发生原因

① 按压动作不标准。

② 患者骨质疏松，肋骨弹性减弱，按压时易致肋骨折断。

2. 临床表现 局部疼痛、胸壁血肿、呼吸幅度受限、呼吸浅快，甚至出现反常呼吸运动（多根多处肋骨骨折致连枷胸），X 线提示肋骨骨折。

3. 预防

① 行胸外心脏按压时，按压应平稳、有规律、不间断地进行，不要左右摆动；不能冲击式按压，放松时掌根不要离开胸骨定位点，以免造成下次按压部位错误。

② 根据患者的年龄和胸部弹性掌握按压的压力和幅度。对于老年患者按压时酌情降低压力，幅度以胸骨下陷 3 ～ 4cm 为宜。

4. 处理

① 单处肋骨骨折的治疗原则是止痛、固定和预防肺部感染。应用多头胸带或弹力束胸带。鼓励患者早期下床活动、咳嗽、排痰，给予抗生素和祛痰剂。

② 对于多根多处肋骨骨折（连枷胸）的处理，除了遵循上述原则以外，还应密切观察有无反常呼吸运动、保持呼吸道通畅和充分供氧、纠正呼吸与循环功能紊乱和防治休克。

（二）损伤性血胸、气胸

1. 发生原因 胸外心脏按压时，用力过大或过猛或用力不当，导致肋骨骨折，骨折端刺破胸膜腔，形成气胸；刺破胸部血管，引起血胸。

2. 临床表现 气胸主要表现：伤侧肺部分萎陷，萎陷在 30% 以下者，多无明显症状；超过 30% 可出现胸闷、气急、干咳；大量积气时可发生呼吸困难；体检可见伤侧胸壁隆起，气管向健侧移位，呼吸运动和语颤减弱，叩诊呈过度回响或鼓音，听诊呼吸音减弱或消失；X 线检查显示患侧肺萎缩，其外缘可见一条细线为肺组织与气胸的分界线，无肺纹理可见，呼气时肺脏体积缩小。伴有血胸时，少量出血多无明显症状；中等量以上的血胸（出血量超过 500 ～ 1000mL）可出现失血性休克及呼吸循环功能紊乱的症状，如面色苍白、口渴、血压下降、脉搏细速、呼吸急促、发绀、贫血等；X 线检查可见伤侧胸膜腔积液阴影及液平面，纵隔向健侧移位；化验检查见血红蛋白、红细胞计数及红细胞比容减低。

3. 预防

① 行胸外心脏按压时，按压应平稳、有规律、不间断地进行，不要左右摆动；不能冲击式按压，放松时掌根不要离开胸骨定位点，以免造成下次按压部位错误。

② 根据患者的年龄和胸部弹性掌握按压的压力和幅度。对于老年患者按压时酌情降低压力，幅度以胸骨下陷 3 ～ 4cm 为宜。

4. 处理

① 若为闭合性气胸，气体量小时无需特殊处理，气体可在 2 ～ 3 周自行吸收；气体量较多时可每日或隔日行胸腔穿刺排气一次，每次抽气量不超过 1L，直至肺大部分复张，余下的气体可自行吸收。

② 若为张力性气胸，可行胸腔闭式引流。

③ 患者由于气胸的存在往往会出现血氧饱和度的下降，给患者吸氧，必要时行机械辅助通气。但要注意，气胸患者行机械通气必须常规进行胸腔闭式引流。

④ 血气胸在肺复张后出血，多能自行缓解，若继续出血不止，除抽气排液和适当地输血外，应考虑开胸结扎出血的血管。

⑤ 在进行上述处理的同时，应用抗生素防治感染。

（三）心脏创伤

1. 发生原因 胸外心脏按压时，前下胸壁直接受压力撞击，可在心脏接受压力的部位或其对侧产生创伤，伤情较轻，多为心脏挫伤。

2. 临床表现 心脏创伤的临床表现取决于创伤的部位和严重程度。心脏轻度挫伤可不呈现临床症状，少数患者主诉心前区疼痛。心电图检查可无异常征象。如挫伤导致心电图改变，表现也多种多样且时常改变，常见的为室性或室上性早搏，其他心律失常如房性或室性心动过速。实验室检查可有心肌酶增高，包括血清谷草转氨酶（SGOT）、肌酸激酶（CPK）、肌酸激酶同工酶（CPK-MB）、乳酸脱氢酶（LDH）等，一般升高超过正常上限两倍有临床意义。

3. 预防

① 行胸外心脏按压时，按压应平稳、有规律、不间断地进行，不要左右摆动；不能冲击式按压，放松时掌根不要离开胸骨定位点，以免造成下次按压部位错误。

② 根据患者的年龄和胸部弹性掌握按压的压力和幅度。对于老年患者按压时酌情降低压力，幅度以胸骨下陷 3 ～ 4cm 为宜。

4. 处理

① 卧床休息，心电监护。

② 给予相应的抗心律失常药物治疗，纠正低钾血症。

③ 对于有充血性心力衰竭或心房颤动且心室率快的患者遵医嘱给予洋地黄。

（四）胃、肝、脾破裂

1. 发生原因 通常由胸外心脏按压时，按压位置过低，用力过重所致。

2. 临床表现 胃破裂临床上极为罕见，其临床表现以腹膜炎为主。伤后有恶心、呕吐伴持续性剧烈腹痛和明显腹膜刺激征，肝浊音界缩小，肠鸣音减弱或消失，稍后可有体温升高、脉快、呼吸深快、血压下降等。化验检查：白细胞计数增高，嗜中性粒细胞比例增高。直立位透视可发现膈下游离气体。腹腔穿刺可抽出混浊的液体。

肝、脾破裂也少见，其临床表现以腹腔内出血症状为主。患者面色苍白、出冷汗、脉搏细弱、血压下降，有时可有明显腹胀和移动性浊音。肝破裂可伴有多量胆汁外溢。化验检查：红细胞计数、血红蛋白计数、血细胞比容下降，白细胞计数略有增高，腹腔穿刺抽出不凝固血液，对诊断有确定意义。但有时肝或脾损伤表现为中央型（肝、脾实质深部）或被膜下（肝、脾实质周边部分）破裂，可无明显腹膜内出血表现，而在伤后数日或数周，被膜下血肿继续增大或继发感染，致使被膜破裂发生急性大出血导致休克。肝破裂时血清谷丙转氨酶（SGPT）活性增高，在损伤后 12h 达到伤前 4 ～ 5 倍。

3. 预防

① 行胸外心脏按压时，按压应平稳、有规律、不间断地进行，不要左右摆动；不能冲击式按压，放松时掌根不要离开胸骨定位点，以免造成下次按压部位错误。

② 根据患者的年龄和胸部弹性掌握按压的压力和幅度。对于老年患者按压时酌情降低压力，幅度以胸骨下陷 3 ～ 4cm 为宜。

③ 严密观察病情，定时监测体温、脉搏、呼吸、血压，注意有无面色苍白、出冷汗、四肢发凉等休克症状，并了解腹痛、腹胀、呕吐以及腹部体征变化。

4. 处理

① 对疑有内脏破裂者应禁食。禁食期间需输液维持水、电解质平衡及供应热量，并记录出入量。在未确定诊断前，禁用吗啡类药物，以免掩盖病情，延误诊断。

② 发生胃破裂者，可行裂孔修补术或胃部分切除术。

③ 肝破裂的处理原则是彻底清创、确切止血、通畅引流。根据肝破裂范围，可采用不同的处理方法：a. 裂口不深或在肝缘，创缘较整齐者，在清创后可将裂口直接缝合。b. 裂口较大、较深，裂口内有不易控制的动脉出血，可考虑结扎肝固有动脉或其分支，结扎前先试行阻断该动脉血流，观察其止血效果，确有效时方可进行结扎。

④ 如脾破裂，争取做缝合修补术；破损严重不能做缝合修补时，行脾脏切除术。

（五）栓塞

1. 发生原因 胸外心脏按压发生肋软骨骨折时骨髓内脂肪滴可进入体循环血管导致栓塞。

2. 临床表现 潜伏期 12 ～ 36h，或更长。在潜伏期内患者可无症状，以后突然出现呼吸困难、心动过速、发热（体温可达 39℃以上）、发绀、烦躁不安、易激动、谵妄，继之昏迷。体检可见上胸部、腋窝及颈部有瘀斑，甚至也可见结膜及眼底视网膜有瘀斑。胸片显示正常，或有弥漫性小片状密度增高阴影，也有线样纹理增多，上述阴影似从肺门处向外辐射。实验室检查可见贫血、血小板降低、血清白蛋白下降、红细胞沉降率增快、PaO_2 降低及一些凝血试验异常，显微镜下可发现外伤部位的静脉血内有脂肪颗粒。

3. 预防 按压力量恰当，防止发生肋骨骨折。

4. 处理

① 发生栓塞后，立即采取抢救措施，最重要的是吸氧，一般吸氧浓度达 50% 以上。必要时做气管插管，并用呼气末正压（PEEP）呼吸。

② 应用肾上腺皮质激素，临床上激素首选甲泼尼龙，剂量为 30mg/kg，于 8h 内静脉滴入。及时使用激素后可防止低氧血症、凝血机制异常及血小板下降。

③ 必要时进行抗凝治疗。

二、小儿心肺复苏技术

【适用范围】

心脏病突发、溺水、窒息或其他意外事件造成的呼吸及心跳停止的小儿患者。

【操作流程】

判断意识→评估脉搏、呼吸→大声呼救、看表→患儿去枕仰卧于硬板床→解开患儿衣领、腰带→定位正确→按压姿势及手法正确→按压频率、深度正确→胸外心脏按压 30/15 次（单人 / 双人）→清除口、鼻腔分泌物→打开气道→人工呼吸，吹气 2 次→共 5 个循环→再次判断→复苏成功，看表→安置患儿→观察病情变化→洗手、记录。

【评分标准】

小儿心肺复苏技术操作考核评分标准（100 分）

病区______ 姓名______ 考试日期______ 监考人______ 得分______

项目	操作流程与标准	分值 / 分	扣分细则	扣分
准备	1. 仪表端庄、服装整洁 2. 用物：治疗盘、血压计、听诊器、纱布、弯盘、脚踏板等	1 5	一项不符合要求 -1 缺一项 -1	
操作流程	1. 快速判断 （1）判断患儿意识：呼叫患儿、轻拍患儿肩部，判断患儿意识丧失，立即呼救，看表 （2）判断患儿循环情况，应在 10s 内检查患儿脉搏情况 ① 1 岁以下：肱动脉（肘窝向上 2cm 上臂内侧）或股动脉（大腿内侧，腹股沟中点下一横指） ② 1 岁以上：颈动脉（操作者食指和中指指尖触及患儿气管正中部相当于喉结的部位，向同侧下方滑动至胸锁乳突肌前缘凹陷处）； 判断时间为 5 ～ 10s（口述：1001.1002 至 1007），10s 内无法确认触摸到脉搏或脉搏明显缓慢（≤ 60 次 / 分），需立即进行心肺复苏	4 6	拍打双肩不规范 -1，未大声呼救、未看表各 -1 触摸颈动脉搏动部位、时间不符合要求各 -3	

项目	操作流程与标准	分值/分	扣分细则	扣分
操作流程	（3）判断患儿循环的同时判断呼吸：通过眼看胸部有无起伏即可，无胸部起伏表示呼吸停止	4	未判断胸廓起伏 -4	
	2. 确认硬板床，去枕仰卧位，解开衣领、腰带，暴露胸部确定按压部位 ① 1 岁以下：乳头连线中点下一横指下缘处 ② 1 岁以上：患儿胸骨中下 1/3 交界处，按压两乳头连线水平胸骨处	6	一项不符合要求 -1，定位不准确 -5	
	3. 按压方法 ① 1 岁以下：双指法或双掌环抱法（双手围绕患儿胸部，用双拇指按压），按压深度至少为胸廓前后径的 1/3，大约 4cm ② 1 ～ 8 岁：单掌或双掌按压，按压深度至少为胸廓前后径的 1/3，约 5cm ③ 8 岁以上：在乳头连线水平，一手掌根部放于按压部位，另一手掌平行重叠于此手背上，十指相扣，五指翘起，双臂伸直，保持肩、肘、腕在同一水平，借助身体重力垂直按压。按压深度 5 ～ 6cm 按压时观察面色，用力均匀、平稳、有规律，按压频率为 100 ～ 120 次 / 分。按压与放松比例适当（1 ： 1），放松时手掌不离开胸壁，使胸廓充分回弹。每次按压前都要重新定位	28	选择按压手法不正确 -5 按压未观察面色 -2 按压过深或过浅每次 -1 按压与放松比例不正确 -1 放松时手掌离开胸壁 -2 每次按压前未重新定位 -2 按压频率不规律 -2	
	4. 开放气道 ①头偏向一侧，清除口、鼻分泌物，检查有无松动牙齿	2	未清除口、鼻分泌物，未检查并取下活动义齿各 -1	
	②小儿气道具有特殊性，舌较大，易发生舌后坠，故婴儿肩下垫枕开放气道。幼儿及儿童开放气道宜选仰头抬颏法；怀疑有颈部或颈椎损伤，选压额 - 抬下颌法	5	打开气道手法不正确 -2，气道未完全打开 -5	
	5. 人工呼吸 （1）口对口吹气法 ①患者口腔上盖单层纱布，一手打开口腔，另一手拇指食指捏紧双侧鼻孔，术者双唇包裹患者口唇，形成封闭腔	2	术者双唇未包裹患者口唇，未形成封闭腔 -2	
	②向患者口内吹气，使胸廓隆起	4	胸廓未隆起每次 -2	
	③吹毕，立即离开口部，松开捏鼻孔的手，侧转换气，视患者胸部下降后再重新吹气，然后进行按压。共 5 个循环（以按压开始，吹气结束）	2	未侧转换气 -2	
	（2）复苏球囊法 ①助手将简易呼吸器连接氧气，氧气流量 10L/min	1	氧流量调节不正确 -1	
	②助手“E-C 手法”两手固定面罩使与患儿面部呈密闭状。“C”字型固定面罩，“E”字型开放气道。面罩选择，要求完全覆盖口鼻，下不超过下巴，上不遮住眼睛	5	“E-C 手法”不正确 -3，面罩选择不正确 -2	

续表

项目	操作流程与标准	分值/分	扣分细则	扣分
操作流程	③操作者节律性地挤压、放松气囊，压入气体时间不宜过短，按压与放松比为 1 ：（1.5 ～ 2)，进气量以见到胸部起伏为宜	6	胸廓不起伏每次 -3	
	④儿童和婴幼儿胸外按压与人工呼吸比例：单人 30 ：2，双人 15 ：2	5	心脏按压与人工呼吸的比例不正确 -5	
	6. 操作 5 个循环后，再次判断颈动脉搏动及呼吸 5 ～ 10s，复苏成功标准：可触及肱动脉（或股动脉、颈动脉）搏动；口唇、皮肤、甲床颜色转为红润；散大的瞳孔开始缩小；刺激睫毛有反射；自主呼吸恢复	5	判断漏一处 -1	
	7. 复苏成功，看表；扣好衣扣，取合适卧位	2	一项不符合要求 -1	
	8. 密切观察病情变化，进一步高级生命支持（口述按照评估结果采取下一步抢救措施）	2	未观察 -1，口述缺一项 -1	
	9. 洗手、记录	2	一项不符合要求 -1	
评价	1. 操作熟练，动作敏捷 2. 抢救意识强，手法正确，有爱伤意识 3. 操作时间：3min	3	酌情扣分 每超过 30s -0.5	

【注意事项】

① 持续气囊面罩正压通气时间较长时可产生胃充气，可插入新生儿胃管，用 20mL 注射器抽吸胃内容物及气体。

② 早产儿吸入氧浓度应＜ 40%。

③ 注意保暖，动作应轻柔，复苏后密切监护。

小儿胸外心脏按压技术操作风险防范

（一）肋骨骨折、胸骨骨折

1. 发生原因

① 胸外心脏按压时，用力过大。

② 按压方式不正确，如冲击式猛压。

③ 按压位置不准确，用力方向与胸壁不垂直，按压动作呈摇摆样，松开按压时双手离开胸壁等。

2. 临床表现

① 局部疼痛是肋骨骨折最明显的症状，且随咳嗽、深呼吸或身体转动等运动而加重。

② 骨折多在肋骨中段，断端向外移动，易刺伤胸壁软组织，产生胸壁血肿。

③ 多根肋骨骨折时出现连枷胸，可出现“反常呼吸运动”。

④ 骨折处出现直接压痛阳性或可同时听到骨擦音、手感觉到骨擦感和肋骨异常动度。

⑤ X 线胸片显示肋骨骨折。

3. 预防

① 行胸外心脏按压时，按压应平稳、有规律、不间断地进行，不要左右摆动；不能冲击式按压，放松时掌根不要离开胸骨定位点，以免造成下次按压部位错误。

② 根据患儿的年龄和胸部弹性掌握按压的力度和幅度。

4. 处理

① 单处肋骨骨折的治疗原则是止痛、固定和预防肺部感染。

② 对于多处肋骨骨折（连枷胸）的处理，除了上述原则以外，还应密切观察有无反常呼吸运动、保持呼吸道通畅和充分供氧、纠正呼吸与循环功能紊乱和防治休克。

（二）**胃区过度胀气**

1. 发生原因

① 未清理呼吸道分泌物。

② 未充分开放气道。

③ 人工送气量过大。

2. 临床表现

① 胃区膨隆。

② 胃区腹围明显增加。

③ 患儿有腹胀、腹痛、嗳气等表现。

3. 预防

① 人工呼吸前清理呼吸道分泌物。

② 使用呼吸囊或进行口对口人工呼吸时避免过度通气。

③ CPR 过程中注意观察胃区有无隆起。

4. 处理

① 插胃管，进行减压排气。

② 必要时，遵医嘱使用缓解胃肠胀气的药品。

（三）**吸入性肺炎**

1. 发生原因

① 未清理呼吸道分泌物。

② 胃内容物反流进入呼吸道所致。

2. 临床表现

① 呼吸急促，发绀。

② 阵发性刺激性咳嗽。

③ 呼吸音减弱。

3. 预防

① 人工呼吸前有效清理呼吸道分泌物。

② CPR 过程中注意观察胃区有无隆起。

③ 发生反流时，将头偏向一侧，实施 CPR 时备好吸引用物。

4. 处理

① 及时清除呼吸道分泌物。

② 叩拍和振动背部，或者采用体位引流。

（四）高位截瘫

1. 发生原因 怀疑或已有颈椎损伤的患儿使用错误的开放气道方法。

2. 临床表现 四肢瘫痪，肢体的感觉运动、反射完全消失，或膀胱、肛门括约肌功能完全丧失。

3. 预防 怀疑或已有颈椎损伤的患儿，采用双手托下颌法开放气道。

4. 处理

① 心跳恢复后及时使用颈托固定。

② 进行康复训练等综合治疗。

（李正艳、李秀娟）

第二十七章

ECMO 管路预冲技术

【适用范围】

ECOM 是人工肺和人工心脏合在一起，是人工心肺机。适用于重症心源性休克、心肌梗死导致的心源性休克、心搏骤停、扩张型心肌病等重症患者。

【目的】

ECOM 是在人体心脏和肺部出现功能衰竭的时候，通过 ECOM 体外循环技术对心肺进行支持。

【操作流程】

确认有效医嘱→核对患者身份→检查机器性能连接 ECMO 电源→打开穿刺套包，洗手，戴无菌手套→将入口管与泵头连接→连接猪尾巴管，打开膜肺黄色排气帽→安装膜肺，调整泵头与膜肺间距离，调节手摇泵距离→管钳夹闭桥段→输液管路夹闭后，连接 0.9% 氯化钠注射液→连接排气管与废液袋→再次检查确认，预冲→打开输液管夹子，排空泵头气体→管钳夹闭输液管及泵后管路，在泵头出口感应管处抹耦合剂，安装到离心泵中，关闭锁固件→打开 ECMO 开关、自检通过→上调流量旋钮至 1000 转 / 分左右，再调回“0”按归“0”钮，流量归零，上调流量按钮至 1500 转 / 分，打开输液管、泵后管路管钳→排空主管路内气体→夹闭输液管及排气管，连接到废液袋上，建立内循环→按顺序排空猪尾巴管、膜肺，安装黄色排气帽→排空桥段内的气体，打开桥段管钳，关闭桥段的两个三通，形成自循环调节转速至 2500 转 / 分→断开输液管及排气管，连接肝素帽，用 3M 胶带固定三通处→连接水箱→连接电源、氧源、压缩空气气源、膜肺氧气管，打开电源，调节水箱温度→整理用物→洗手、记录。

【评分标准】

ECMO 管路预冲技术操作考核评分标准（100 分）

病区______　姓名______　考试日期______　监考人______　得分______

项目	操作流程与标准	分值/分	扣分细则	扣分
准备	1. 着装整洁，洗手，戴口罩 2. 用物：ECMO 机器（检查水箱无漏水，	2 3	一项不符合要求 -1 缺一项 -0.5	

续表

项目	操作流程与标准	分值/分	扣分细则	扣分
准备	各部件连接紧密，接通电源开机性能良好）、0.9% 氯化钠 1000mL、灭菌注射用水 500mL 2瓶、无菌手套 2 副、肝素帽 2 个、管钳 2 把、耦合剂、扎带枪、ECMO 穿刺套包 1 套、纱布 4 块、75% 酒精、棉签等			
	3. 用物检查：药品剂量、浓度，无菌物品包装及有效期	2	漏检查一项 -0.5	
	4. 评估环境：安静、整洁、宽敞	2	一项不符合要求 -1	
操作流程	1. 确认有效医嘱，核对患者身份	4	未确认 -2，未查对 -2	
	2. 检查机器性能，连接 ECMO 电源（应标注前后双电源位置，连接电源后前排指示灯显示）	2	未检查 -2	
	3. 打开穿刺套包，洗手，戴无菌手套	3	一项不符合要求 -1	
	4. 将入口管与泵头连接（方法：用酒精棉签涂抹管内壁，上下扭动，勿旋转），用扎带固定连接处	4	连接不紧密 -3，未用扎带固定 -3	
	5. 连接猪尾巴管（膜肺前后），双通关闭，三通方向正确，打开膜肺黄色排气帽	4	三通方向不正确 -3，打开膜肺黄色排气帽 -3	
	6. 安装膜肺，调整泵头与膜肺间距离，调节手摇泵距离	6	未调整距离 -3，距离调节不正确 -3	
	7. 管钳夹闭桥段	3	夹闭不紧密 -3	
	8. 输液管路夹闭后，连接 0.9% 氯化钠注射液	2	未连接 -2	
	9. 连接排气管与废液袋	2	未连接 -2	
	10. 再次检查确认，准备预冲	3	未再次检查确认 -3	
	11. 打开输液管夹子，用重力作用排空泵头气体	4	一项不符合要求 -2	
	12. 泵头排空气体后（无肉眼可见小气泡），管钳夹闭输液管及泵后管路，在泵头出口感应管处抹耦合剂，安装到离心泵中，关闭锁固件	6	一项不符合要求 -2	
	13. 打开 ECMO 开关、待自检通过，按住右下的“夹闭”按钮，直至报警消失	4	一项不符合要求 -2	
	14. 上调流量旋钮至 1000 转 / 分左右，再调回“0”按归“0”钮，流量归零，上调流量按钮至 1500 转 / 分，打开输液管、泵后管路管钳	6	一项不符合要求 -2	
	15. 排空主管路内气体，按一个方向，旋转无菌盒，切勿打开	4	主管路有空气不得分 -2	
	16. 夹闭输液管及排气管，将废液袋气体排空，输液管连接到废液袋上，建立内循环	6	一项不符合要求 -2	
	17. 按顺序排空猪尾巴管、膜肺（打开膜肺背面的排气阀，不要全打开，容易崩出），待膜肺内无气体后，重新安装黄色排气帽	4	一项不符合要求 -2	

续表

项目	操作流程与标准	分值/分	扣分细则	扣分
操作流程	18. 排空桥段内的气体，打开桥段管钳，关闭桥段的两个三通，形成自循环，调节转速至2500转/分	6	一项不符合要求 -2	
	19. 断开输液管及排气管，连接肝素帽，用3M胶带固定三通处	4	一项不符合要求 -2	
	20. 水箱注水到刻度线（70% ～ 80%），连接水箱	3	未连接 -2	
	21. 推至床旁备用，连接电源，3M胶带固定，连接氧源及压缩空气气源，连接膜肺氧气管，打开电源，调节水箱温度36°	6	调节水箱温度不正确 -2 一项不符合要求 -2	
	22. 整理用物，垃圾分类处理，洗手、记录	3	一项不符合要求 -1	
评价	1. 操作准确、熟练，查对规范 2. 遵守无菌操作原则 3. 与患者沟通有效 4. 操作时间：10min	2	酌情扣分 每超时30s -0.5	

【注意事项】

① 严格注意无菌操作。

② 管路连接紧密，接口无松动，3M胶带固定电源，防止断电。

③ 预冲顺畅，管路无气泡。

④ 调整泵头与膜肺间距离，调节手摇泵距离适宜。

⑤ 先上调流量旋钮至1000转/分左右，再调回“0”按归“0”钮，流量归零，再上调流量按钮至1500转/分。

⑥ 打开膜肺背面的排气阀，不要全打开，容易崩出。

⑦ 水箱注水刻度和温度正确。

（李正艳、吴春羚）

第二十八章

连续性肾脏替代治疗（CRRT）技术

【适用范围】

① 肾脏疾病：急性肾衰竭合并心血管衰竭、急性肾衰竭伴脑水肿、急性肾衰竭伴高分解代谢、急性肾衰竭伴 ARDS、合并严重电解质紊乱、存在容量平衡失调。

② 非肾脏疾病：全身炎症反应综合征或败血症并发急性呼吸窘迫综合征、急性重症胰腺炎、创伤或挤压综合征、烧伤、充血性心力衰竭、顽固性高血压、药物或毒物中毒等。

【目的】

① 替代肾衰竭所丢失的部分功能。

② 清除代谢废物、毒素、炎性介质、免疫蛋白。

③ 调节水、电解质和酸碱平衡。

【操作流程】

确认有效医嘱→核对患者身份→评估、解释→取合适卧位→查对所需用物及药物→消毒透析导管口→接通电源→开机、自检→选择模式→连接管道→预冲管道→排气→再循环→连接→ CRRT 治疗→及时更换置换液袋及废液袋→治疗目标完成，正确封管→正确关机→整理用物→处置、洗手、记录。

【评分标准】

CRRT 技术操作考核评分标准（100 分）

病区______ 姓名______ 考试日期______ 监考人______ 得分______

项目	操作流程与标准	分值/分	扣分细则	扣分
准备	1. 仪表整洁，洗手，戴口罩	2	一项不符合要求 -1	
	2. 用物：配套管路、滤器、置换液、预冲液、抗凝剂、注射器、碘伏、棉签、三通管等	5	缺一项 -1	
	3. 环境：清洁、安静、安全	2	一项不符合要求 -1	

续表

项目	操作流程与标准	分值/分	扣分细则	扣分
操作流程	1. 确认有效医嘱，核对患者身份	4	未确认 / 核对各 -2	
	2. 评估患者透析导管是否在位；穿刺点周围有无发红、渗液，及各管腔通畅情况	5	未评估 -5，评估不全面 -3	
	3. 向清醒患者解释应用 CRRT 的原因及应用情况	4	未解释 -4	
	4. 协助患者取合适卧位，取得合作	3	卧位不适 -3	
	5. 查对所需用物及药物	4	未再次核对 -4	
	6. 遵循无菌原则消毒透析导管口	5	消毒不符合要求 -5	
	7. 接通电源，开机，自检	6	一项不符合要求 -2	
	8. 根据医嘱选择模式，连接管道	5	模式未选择 -3，未连接 -2	
	9. 预冲管道，排除管道及滤器内的空气	6	一项不符合要求 -3	
	10. 费森尤斯血液透析机：预冲滤器膜外及管道	6	一项不符合要求 -3	
	11. 再循环，即泡膜，15 ～ 30min	8	一项不符合要求 -3	
	12. 评估患者的血流动力学情况，选择适合的方式将管道的动静脉端与患者血液透析置管的动静脉端连接，开始 CRRT 治疗	8	一项不符合要求 -2	
	13. 治疗过程中，及时更换置换液袋及废液袋	5	更换不及时 -5	
	14. 注意观察患者生命体征变化，并正确处理报警因素	4	一项不符合要求 -2	
	15. 治疗目标完成，使血液回流后，对透析导管进行正确封管，结束治疗	5	封管不正确 -5	
	16. 正确关机，整理用物	6	一项不符合要求 -2	
	17. 做好清洁维护及使用登记，洗手	4	一项不符合要求 -2	
评价	1. 无菌观念强	3	酌情扣分	
	2. 体现人文关怀，以及病情变化的预见性护理			
	3. 操作时间：10min		每超过 30s -0.5	

【注意事项】

① 严密观察生命体征、血氧饱和度、中心静脉压，持续心电监护，及时发现和处理各种异常情况并观察疗效，准确记录出入量。

② 配置置换液时必须严格遵医嘱加入钾、钠、钙、镁等电解质，严格执行查对制度。在治疗过程中，应定期检测患者内环境状况，根据检测结果随时调整置换液配方，现配现用，以保证患者内环境稳定。

③ 并发症：出血、感染、凝血。

（李正艳、吴春羚）

第二十九章

血液灌流技术

【适用范围】

主要用于急性药物、毒物中毒，或者严重的感染性疾病，也可与血液透析合用以清除慢性肾功能衰竭，维持性透析患者体内的大分子毒素。

【目的】

将患者血液从体内引到体外循环系统内，通过灌流器中吸附剂吸附毒物、药物、代谢产物，达到清除这些物质的目的。

【操作流程】

确认有效医嘱→核对患者身份→评估、解释→开机自检→血液灌流器和管路的安装→灌流器与血路的冲洗→体外循环体系的建立→血液灌流中的监测→回血（下机）→安置患者→交代注意事项→整理用物→洗手、记录。

【评分标准】

血液灌流技术操作考核评分标准（100 分）

病区______ 姓名______ 考试日期______ 监考人______ 得分______

项目	操作流程与标准	分值/分	扣分细则	扣分
准备	1. 仪表整洁，洗手，戴口罩	2	一项不符合要求 -1	
	2. 用物：含肝素 25mg 的 500mL 生理盐水 4 袋、含肝素 100mg 的 500mL 生理盐水 1 袋、500mL 生理盐水 1 袋、肝素钠或低分子肝素、灌流器、血管路、换药包、一次性注射器（5mL）一次性注射器（20mL）无菌纱布、无菌手套 2 副等	4	缺一项 -0.5	
	3. 环境：清洁、安静、安全	2	一项不符合要求 -1	
操作流程	1. 确认有效医嘱，携用物至床旁，核对患者身份	4	未确认 / 核对各 -2	
	2. 评估患者身体状况及精神状态、配合情况，患者皮肤及血管情况	5	漏评估一项 -0.5	
	3. 协助患者取合适卧位，向患者解释操作目的及方法，取得合作	3	未解释 -3，解释不全面 -2	
	4. 开机自检 ①检查灌流机电源线连接是否正常 ②打开机器电源总开关	6	一项不符合要求 -2	

续表

项目	操作流程与标准	分值/分	扣分细则	扣分
操作流程	③按照要求进行机器自检 5. 血液灌流器和管路的安装 ①检查血液灌流器及血液管路有无破损，外包装是否完好 ②查看有效日期、型号 ③按照无菌原则进行操作 ④按照体外循环的血流方向依次安装管路	12	管路连接错误 -2，连接顺序错误 -3	
	6. 灌流器与血路的冲洗 ①开始治疗前将灌流器以动脉端向上、静脉端向下的方向固定于固定支架上 ②动脉端血路与肝素盐水 (25mg/500mL) 相连接并充满肝素盐水，然后正确连接于灌流器的动脉端口上，同时静脉端血路连接于灌流器的静脉端口上 ③启动血泵，初始排气速度 80 ～ 100mL/min, 边冲洗边用手拍打转动血液灌流器，排尽空气，待灌流器充满肝素盐水后，以 150 ～ 200mL/min, 预冲盐水总量 3000mL 为宜。如果在预冲过程中可以看到游离的树脂颗粒冲出，提示已经破膜，必须进行更换 ④预冲即将结束前，采用肝素生理盐水 (100mg/500mL) 充满灌流器与整个体外血路，闭路循环 15 ～ 20min。最后使用 500mL 生理盐水将整个体外血路肝素盐水冲掉，灌流器反转至动脉端向上、静脉端向下的固定方式，准备开始治疗	12	血液灌流器放置方向错误 -1 冲洗有遗漏一处 -3	
	7. 体外循环体系的建立：冲洗结束后，将动脉端血路与已经建立的灌流用血管通路正确牢固连接 (如深静脉插管或动静脉内瘘)，然后开动血泵 (以 60 ～ 100mL/min 为宜)，逐渐增加血泵速度。当血液经过灌流器即将达到静脉壶以下时，与已经建立的灌流用血液通路正确牢固连接	6	一项不符合要求 -2	
	8. 血液灌流中的监测 （1）体外循环建立后，立即测量血压、脉搏，询问患者的自我感觉，详细记录在血液滤过记录单上 （2）自我查对 ①按照体外循环管路走向的顺序，依次查对体外循环管路系统各连接处和管路开口处，未使用的管路开口应处于加帽密封和夹闭管夹的双保险状态 ②根据医嘱查对机器治疗参数 （3）双人查对：自我查对后，与另一名护士同时再次查对上述内容，并在治疗记录单上签字 （4）治疗过程中，仔细询问患者自我感觉，测量血压、脉搏，观察穿刺部位有无渗血、穿刺针有无脱出移位，并准确记录	18	一项不符合要求 -3	

续表

项目	操作流程与标准	分值/分	扣分细则	扣分
操作流程	(5) 如果患者血压、脉搏等生命体征出现明显变化，应随时监测，必要时给予心电监护			
	9. 回血(下机) ①调整血液流量至 80 ～ 100mL/min ②关闭血泵。夹闭静脉管路夹子，利用重力作用，使生理盐水回血动脉端。急性药物中毒抢救结束后可采用空气回血 ③夹闭动脉端夹子，开启血泵，用生理盐水约300mL，回血静脉端 ④按要求用肝素封管，无菌纱布包扎、固定。测量生命体征，记录治疗单，签名 ⑤治疗结束，嘱患者平卧 10 ～ 20min，确认生命体征平稳，穿刺部位无出血	15	一项不符合要求 -3	
	10. 安置患者，向患者交代注意事项	5	交代不全面 -3	
	11. 整理用物，洗手，记录	3	一项不符合要求 -1	
评价	1. 操作熟练，有爱伤观念，患者/家属对服务满意 2. 无菌观念强	3	酌情扣分	
	3. 操作时间：规定时间内完成		每超过 30s -0.5	

【注意事项】

① 透析管路动脉端充满盐水后，再停血泵连接血液灌流器，按照灌流器上标注的血流方向连接管路。

② 遵医嘱抗凝治疗并严密观察各项压力的变化，及时发现灌流器堵塞情况。

③ 血液灌流与血液透析并用时，为避免透析脱水后血液浓缩发生凝血，应将灌流器串联在透析器前。

（李正艳、吴春羚）

第三十章

有创动脉血压监测技术

【适用范围】

需要连续监测动脉血压的患者。

【目的】

① 可连续监测动脉血压。

② 采取血标本，避免频繁抽血造成血管壁损伤和疼痛。

③ 血压监测可间接反映机体血容量和心肌收缩力，为病情变化提供依据。

【操作流程】

核对患者身份→解释→签知情同意书→评估→配置监护仪模块→打开压力套装包装→连接肝素生理盐水并排气→安装加压袋并加压至300mmHg→正确连接连接线→患者取平卧位→置压力传感器于腋中线第四肋间隙→调节零点→选择合适动脉→消毒皮肤→动脉穿刺→正确连接测压管道→妥善固定，保持测压管路通畅→归零→观察波形→设置报警范围→整理用物→洗手、记录

【评分标准】

有创动脉血压监测技术操作考核评分标准（100 分）

病区______ 姓名______ 考试日期______ 监考人______ 得分______

项目	操作流程与标准	分值/分	扣分细则	扣分
准备	1. 环境：清洁、安静、安全 2. 着装：仪表整洁，洗手，戴口罩、帽子 3. 用物：监护仪、模块、配套导线、压力套装、加压袋、肝素生理盐水、无菌手套、治疗盘（无菌透明敷贴、动脉留置针、复合碘棉签、执行单）等 查对所有用物质量及有效期	2 2 6	一项不符合要求 -1 一项不符合要求 -1 缺一项 -1	
操作流程	1. 携用物至床旁，核对患者身份 2. 向患者 / 家属解释有创动脉测压的目的及必要性，签知情同意书；评估患者意识、心理状况及合作程度；暴露注射部位及观察皮肤情况，桡动脉穿刺之前建议采用 Allen 试验法检测尺动脉血流是否通畅	4 8	未核对 -2 未解释 -2，未签同意书 -2，未评估 -2，未暴露部位 -1，桡动脉未行 Allen 试验 -2	

续表

项目	操作流程与标准	分值/分	扣分细则	扣分
操作流程	3. 配置监护仪模块	4	选配模块不正确 -2，未选配 -4	
	4. 打开压力套装包装，将各接头连接紧密，连接肝素生理盐水，正确排气，保证管路内无气泡。肝素生理盐水外加加压袋，加压至 300mmHg	8	污染一次 -2，有气泡本项不得分	
	5. 将内置换能器装置中压力传感器的连接线与专用连接线连接，再与床边监护仪模块相连，设定标名为“ABP”	5	一处不符合要求 -1，未设定标名 -4	
	6. 将患者置于平卧位，压力传感器位于腋中线第四肋间隙	4	卧位、传感器放置不符合要求 -2	
	7. 关闭患者侧三通，打开通大气侧三通，按监护仪上有创压力模块上的“归零”调节零点	6	换能器零点位置不正确 -3，归零不成功本项不得分	
	8. 选择合适动脉：常用部位为桡动脉，取平卧位，前臂伸直，掌心向上严格执行无菌操作	4	一项不符合要求 -1	
	9. 以穿刺点为中心消毒皮肤，直径大于 5cm	4	污染一次 -2，消毒范围不够 -2	
	10. 戴无菌手套，左手触摸动脉搏动最强处，右手持针 45° 进针见回血后，进针少许再送入套管，按压针尖部位动脉，防止血液流出，退针芯，连接测压管道	12	一次穿刺不成功 -5，退针一次 -3，退针不超过 2 次	
	11. 再次消毒穿刺点局部皮肤，用敷贴妥善固定动脉留置针，必要时用胶布加固。胶布勿固定在穿刺点处，以便于观察穿刺点，勿环绕一周，以免过紧影响血液循环	8	未再次消毒 -3，固定不规范 -5	
	12. 脱手套	2	未脱手套 -2	
	13. 将换能器系统与患者相连。将三通置于工作状态（与患者侧相通，关闭通大气侧），将换能器放置于零点位置（腋中线第四肋间），获得第一次血流动力学波形及数据	8	污染一次 -3，换能器位置不正确 -3	
	14. 标尺选择“最佳刻度”，设置报警范围	6	未选择 -3，未设置 -3	
	15. 整理用物，分类处理	2	一处不符合要求 -1	
	16. 洗手、记录	2	一处不符合要求 -1	
评价	1. 操作熟练，有爱伤观念，患者 / 家属对服务满意 2. 无菌观念强 3. 操作时间：10min	3	酌情扣分 每超过 30s -0.5	

【注意事项】

① 患者体位改变时，应重新调试零点，传感器的高度应平左心室水平。

② 注意无菌操作，避免测压管路导管受压或扭曲，保持管路连接紧密、

通畅。

③ 经测压管抽取动脉血后，应立即用肝素盐水进行快速冲洗，保持加压袋压力在 300mmHg。

④ 常规每班调定零点，对监测数据、波形有异议时随时调零。

⑤ 在调整测压零点、取血等操作过程中，严防气体进入动脉。

⑥ 观察并记录动脉置管远端肢体血运及皮温情况。

⑦ 监护仪波形显示异常时，及时查找原因并处理。

⑧ 每 6 ～ 8h 换能器进行定标。

⑨ 一般留置 72h。

⑩ 做好肢体固定，防止穿刺点出血和导管脱落。

有创动脉血压监测技术操作风险防范

一、导管滑脱

1. 发生原因

① 穿刺部位潮湿、渗液；透明敷贴黏性下降。

② 患者烦躁不配合。

③ 患者穿刺侧肢体活动时管道受牵拉。

2. 临床表现 管道被意外拔出或固定欠妥而滑出动脉外。

3. 预防

① 透明敷贴加胶布妥善固定导管，若有潮湿、渗液及透明敷贴黏性下降应及时更换敷贴，更换时建议双人协助进行。

② 对清醒患者进行宣教，避免大幅度穿刺侧肢体运动，以免管道受牵拉而意外滑脱。

③ 对不配合或烦躁患者可酌情使用镇静剂 / 肢体约束，防止管道意外拔出。

4. 处理

① 如发现固定导管的缝线松动，应及时给予重新固定。

② 导管不全滑脱者，确定还在动脉内，可继续使用，否则予以拔除并按压 15min 后用宽胶布加压包扎 30min。

③ 置管处若有血肿，严禁揉擦，将患者肢体抬高，观察末梢循环。

④ 对脱管后仍有动态血压监测要求的患者可在另一侧肢体重新留置。

二、出血、局部血肿

1. 发生原因

① 患者凝血功能差。

② 患者烦躁不配合。

③ 管道意外滑脱或连接不紧密。

2. 临床表现 穿刺后6h内多发，少数患者可在拔管后发生，部分患者可持续渗血24h及穿刺部位可形成血肿。

3. 预防

① 操作熟练，尽量做到一次穿刺成功。

② 凝血功能差的患者可适当加压包扎穿刺部位，如无效应及时拔除留置针。

③ 保持管道紧密连接，定时检查，无漏气或漏液。使用透明贴膜固定留置针，以便观察穿刺部位情况。

④ 对不配合或烦躁患者可酌情使用镇静剂和（或）肢体约束，防止管道意外拔出而出血。

⑤ 护士穿刺前了解患者的凝血功能，对于凝血功能不好的患者应根据情况降低肝素稀释液的浓度，若病情允许可在纠正凝血功能后再行穿刺。

4. 处理

① 穿刺失败，则按压足够时间。

② 每15min观察穿刺部位是否有新鲜血液渗出，持续观察6h，对于渗血严重的及时报告医生。

③ 管道应妥善固定，防止移位或意外拔除。

④ 拔除管道后局部按压15min，随后可用纱布和宽胶布加压包扎30min，对于凝血功能较差的患者可使用动脉压迫器止血，注意观察肢体远端血液循环状况。

三、局部感染

1. 发生原因

① 穿刺时或更换敷贴时未无菌操作。

② 未及时更换敷贴、换能器或冲洗液。

③ 导管留置时间过长。

2. 临床表现 局部红、肿、热、痛，沿血管走向出现条索状红线，患者感觉穿刺部位灼热、剧痛，皮肤周围少数有肿胀。

3. 预防

① 穿刺时严格无菌操作，局部严格消毒。

② 保证动脉测压管无菌，保持创面清洁，穿刺部位用碘伏消毒，并使用无菌透明薄膜贴覆盖。

③ 留置期间每天更换穿刺处敷料、冲洗液及输液器，如敷料有潮湿、渗血渗液及黏性下降应及时更换，更换时需注意无菌。

④ 每日评估导管留置的必要性，尽量减少测压管留置时间，当循环及呼吸功能稳定时，尽早拔管。

4. 处理

① 密切观察穿刺侧周围皮肤情况，注意患者的体温和血象变化。

② 穿刺侧肢体局部出现红、肿、胀、痛等症状时，及时拔出动脉留置针，用庆大霉素湿敷患处，每日 2 次，或局部可用 50% 硫酸镁湿敷，持续湿敷 6h，症状未解除可延长湿敷时间。

③ 局部有皮肤污染时应更换测压部位。

④ 怀疑导管感染，做相应导管头端培养和血培养，合理使用抗生素。

四、导管堵塞

1. 发生原因

① 压力袋压力不足 300mmHg，冲洗液用完后未及时更换。

② 患者凝血功能处于高凝状态。

③ 管道打折或扭曲。

2. 临床表现 管道不通畅、导管内血栓形成、无法抽到回血、无法注入液体、无法显示血压波形。

3. 预防

① 穿刺成功后立即缓慢推注生理盐水，以免血液在导管内凝固，阻塞管腔，采血后冲洗管道要及时，三通连接要紧固。

② 确保压力袋的压力始终维持在 300mmHg。冲洗液不足时及时更换；对于高凝患者可配置 1U/mL 的肝素冲洗液。

③ 经常检查管道，勿打折或扭曲，保持通畅。

④ 密切观察监护仪上的动脉波形变化，波形异常时，检查管道是否打折、阻塞，有无气泡，冲洗管道并调零后仍无改善，应通知医生。

4. 处理

① 测压管腔堵塞时，及时查找原因，可用抽吸法将血栓吸出，边冲边回抽，禁止高压冲洗，若仍不能恢复通畅，拔除导管。

② 发现有回血可快速冲洗管道，但是如果发现有血栓形成则禁止冲洗。

③ 通过动脉测压装置进行采血时，及时冲管，冲洗速度不可过快。

五、动脉栓塞、肢体坏死

1. 发生原因 患者凝血功能处于高凝状态。

2. 临床表现 疼痛、动脉搏动减弱或消失、感觉运动障碍、皮温降低、皮肤颜色苍白。

3. 预防

① 只有 Allen 试验阴性者才能进行动脉穿刺置管，置管后，肢体放于舒适的位置，每小时协助患者活动 1 次，鼓励清醒患者将肢体置于功能位。

② 拧紧所有接头，确保开关无空气，避免增加开关和延长管道，保持冲洗液袋充分填满，定期冲洗管道和开关。

③ 拔管后，应按压穿刺点至少 20min，然后严密包扎 24h，在测压、取血或调试零点等过程中，严防进入气体发生动脉栓塞。

④ 测压管道用肝素盐水冲洗，测压完成后，应及时滴入低剂量肝素，以防血液凝固和回血。

⑤ 严密观察动脉穿刺部位远端皮肤颜色和温度，是否有缺血征象。若发现液体外渗，穿刺部位红肿发白或发绀、变凉，应立即拔除，并用50%硫酸镁湿敷红肿处，冲洗管道，调零后仍无改善，应通知医师处理。

4. 处理

① 如遇输液不畅、疑有管腔堵塞时，严禁强行冲管，可反复回抽，沿导管的走向逆行持续揉摩，边回抽边揉摩，直至将导管内血栓条抽出，再用生理盐水接导管口，回抽血液，观察判断针管内确无凝血块，则可继续保留导管，否则拔除导管，以防血块堵塞。

② 对导管内血栓明确者，即应拔除导管，行溶栓治疗，尿激酶可用于导管血栓性堵塞。

③ 拔管后局部加压包扎，包扎时应注意观察肢体远端血液循环状况，如出现末梢血运不良，提示包扎过紧，应适当给予放松。如患者有凝血功能异常时，应调整肝素液剂量和浓度。

④ 及时了解患肢肿胀的原因，如是静脉回流受阻，应抬高肢体30°，并垫一小枕，鼓励清醒患者将肢体放置于功能位，如肢体肿胀无原因解释时应通知医师，尽早拔管，严密观察肢体循环，防止动脉血栓形成。

（李正艳、吴春羚）

第三十一章

中心静脉压监测技术

【适用范围】

需要监测右心房及上下腔静脉压力的患者。

【目的】

① 协助了解患者机体、血容量及心功能状况。

② 反映患者全身静脉的回心血量。

【操作流程】

确认有效医嘱→核对患者身份→解释→建立深静脉穿刺通路→打开监护仪并配置模块→安装静脉测压装置→排气→加压袋加压至300mmHg→正确连接连接线→正确连接测压装置→检查导管是否通畅→确认波形→患者置于平卧位→压力传感器位于腋中线第四肋间隙→调节零点→观察波形并读数→设置报警范围→整理用物→洗手、记录。

【评分标准】

中心静脉压监测技术操作考核评分标准（100分）

病区______　姓名______　考试日期______　监考人______　得分______

项目	操作流程与标准	分值/分	扣分细则	扣分
准备	1. 仪表整洁，洗手，戴口罩、帽子	3	一项不符合要求 -1	
	2. 用物：监护仪、模块、配套导线、压力套装、加压袋、软包装生理盐水、治疗盘（无菌巾、酒精棉片或复合碘棉签、20mL注射器）等 检查一次性物品质量及有效期	6	缺一件 -1	
	3. 环境：清洁、安静、安全	2	一项不符合要求 -1	
操作流程	1. 确认有效医嘱，携用物至床旁，核对患者身份	4	未确认/核对各 -2	
	2. 向患者/家属解释中心静脉压监测的目的及必要性	5	未解释 -2，解释不全 -1	
	3. 无中心静脉置管者，医生规范行深静脉穿刺，护士妥善固定导管并做好标识	4	固定不符合要求 -2，未标识 -2	

续表

项目	操作流程与标准	分值/分	扣分细则	扣分
操作流程	4. 有中心静脉导管者，查看中心静脉导管外露刻度及穿刺点的情况等	4	未查看 -2	
	5. 打开监护仪，配置监护仪模块	6	一项不符合要求 -2	
	6. 安装静脉测压装置。打开压力套装包装，将各接头连接紧密，连接生理盐水，正确排气，保证管路内无气泡。外加加压袋，加压至 300mmHg	15	污染一次 -2，一处不符合要求 -1，有气泡本项不得分	
	7. 将内置换能器装置中压力传感器的连接线与专用连接线连接，再与床边监护仪模块相连，设定标名为“CVP”	7	一处不符合要求 -1，未设定标名 -4	
	8. 无菌操作下连接压力套装与中心静脉导管主管	5	污染一次 -2	
	9. 检查导管是否通畅，冲洗管腔，确认波形	6	污染一次 -2，未检查 -2	
	10. 将患者置于平卧位，压力传感器位于腋中线第四肋间隙。清醒患者嘱其平静呼吸	5	一处不符合要求 -1	
	11. 关闭患者侧三通，打开通大气侧三通，按监护仪上有创压力模块上的“归零”调节零点	6	换能器零点位置不正确 -3，归零不成功本项不得分	
	12. 将三通置于工作状态（与患者侧相通，关闭通大气侧），观察波形并读数	6	污染一次 -2，换能器位置不正确 -3	
	13. 标尺选择“最佳刻度”，设置报警范围	6	标尺未选择“最佳刻度”-2，报警限度未设置 -3	
	14. 处理污物，整理用物	3	一处不符合要求 -1	
	15. 洗手、记录	2	一处不符合要求 -1	
评价	1. 操作熟练，有爱伤观念，患者 / 家属对服务满意	5	酌情扣分	
	2. 无菌观念强			
	3. 操作时间：10min		每超过 30s -0.5	

【注意事项】

① CVP 管可作为输液途径，因此不测压时可持续输液以保持通畅，避免打折扭曲。

② 中心静脉测压通路应避免输注血管活性药物，以防引起血压波动。

③ 注意影响中心静脉压数值的因素，如患者的体位、机械通气、腹内压等。

④ 选择标准的测压零点，传感器置于腋中线第四肋间与右心房同一水平，每次测压前均应校正压力传感器零点。

⑤ 只能通过液面下降测压，不可让静脉血回入测压管使液面上升来测压，以免影响测量值。

⑥ 防进气：管道系统连接紧密，测压时护士不要离开，因为当 CVP 为负值时，

很容易吸入空气。

⑦ 防感染：穿刺部位每日消毒换敷料 1 次，测压管每日更换，有污染时随时更换。

⑧ 如为有创 CVP 测定，压力传感器及管路必须保证密闭，压力传感器及测压管每 96h 更换 1 次。

中心静脉压监测技术操作风险防范

一、纵隔、胸导管损伤

1. 发生原因

① 医生置管操作不熟练。

② 导管质地太硬。

2. 临床表现 纵隔损伤可引起纵隔血肿或纵隔积液，严重者可使上腔静脉受压迫，损伤胸导管时，穿刺点可有清亮淋巴液渗出。

3. 预防

① 导管质地不可太硬。

② 颈内静脉穿刺时一般选择右侧，因右侧无胸导管。

③ 穿刺点勿太靠近胸骨，以免损伤胸导管引起乳糜胸。

4. 处理

① 胸腔内出现乳糜，应拔除导管，放置胸腔引流管。

② 上腔静脉受压迫时，应拔除导管并行急诊手术，清除血肿，解除上腔静脉梗阻。

二、动脉、静脉损伤

1. 发生原因

① 医生置管操作不熟练。

② 导管质地太硬。

③ 患者体位不合适，烦躁，或凝血功能障碍等。

2. 临床表现 动脉损伤及静脉撕裂伤可致出血、局部血肿，严重时出现血胸、出血性休克；颈部血肿还可压迫气道，引起呼吸困难。

3. 预防

① 穿刺前了解深静脉穿刺置管区域的局部解剖关系，防止影响血管解剖位置，可使用超声引导，或以细针定位，防止误入动脉。

② 选择合适导管，导管质地不可太硬。

③ 避免同一部位反复穿刺，穿刺过程中，若需改变穿刺方向，必须将针尖退至皮下，以免增加血管的损伤。

④ 对不配合或烦躁患者可酌情使用镇静药，以免影响操作，导致血管损伤。

⑤ 穿刺前常规查凝血功能，对凝血功能不好者，选择股静脉置管比锁骨下静脉置管更安全。

4. 处理

① 如怀疑血气胸，可行胸腔闭式引流，必要时紧急开胸止血。

② 若误穿动脉应压迫 5 ～ 10min 后，再做静脉穿刺，外部加压至少 5min，防止血肿形成。

③ 确认颈动脉损伤，需要较长时间压迫止血，如同时在肝素化期间仍需压迫或局部冷敷，误入锁骨下动脉时，可以从颈部靠近锁骨处，锁骨下动脉投影点进行压迫止血。

④ 如果血肿较大，必要时行血肿清除术。

⑤ 颈部血肿压迫气道时，可紧急行气管插管。

⑥ 出血严重者，予以止血及补液治疗。

三、血胸、气胸

1. 发生原因

① 医生置管操作不熟练。

② 导管质地太硬。

2. 临床表现 插管后迅速出现呼吸困难、胸痛或发绀，胸腔内输入高渗液体后，可引起胸痛、呼吸困难，甚至休克。主要为：①测量中心静脉压时出现负值；②输液通路通畅但抽不出回血。

3. 预防

① 尽量一次穿刺成功，失败后更换穿刺部位，避免多次、反复在同一部位操作。

② 注意穿刺深度，防止穿刺针太深误伤动脉并穿破胸膜引起血胸。

③ 插管后常规 X 线检查，可及时发现有无气胸存在。

4. 处理

① 气胸气压小于 20% 可不做处理，但应每日胸部 X 线检查，如气胸进一步发展，则应及时行胸腔闭式引流。

② 张力性气胸应立即行胸腔闭式引流。

③ 出现液胸时应立即拔出中心静脉置管，必要时行胸腔穿刺抽液，血胸严重时必须开胸止血。

四、心脏并发症

1. 发生原因

① 医生置管操作不熟练。

② 导管质地太硬。

③ 置入导管过深。

2. 临床表现 导管进入右心房或右心室内，可发生心律失常；导管质地较硬，可造成心肌穿孔，引起心包积液，甚至发生急性心脏压塞。

3. 预防

① 熟练操作。

② 导管质地不可太硬。

③ 严格掌握留置导管插入深度，避免过深。

④ 穿刺置管过程需连续监测 ECG、SpO_2、呼吸、血压，及时发现心律失常。

4. 处理

① 出现上述症状时，立即退出。

② 严密心电监护，对症处理。

③ 症状严重者，行开胸手术。

五、损伤神经

1. 发生原因

① 医生置管操作不熟练。

② 导管质地太硬。

③ 患者体位不合适，烦躁不配合。

2. 临床表现 臂丛神经损伤时，有放射到同侧手臂的触电样麻木感或酸胀、上臂抽动。

3. 预防

① 了解深静脉穿刺置管区域的局部解剖关系，防止影响血管解剖位置，避免同一部位反复穿刺。

② 掌握穿刺角度和置管深度。

③ 对不配合或烦躁患者可酌情使用镇静药。

④ 选择合适导管，导管质地不可太硬。

4. 处理

① 拔除穿刺针或导管。

② 患侧上肢进行肢体锻炼、按摩。

③ 神经刺激症状明显者，可适当应用一些营养神经的药物。

六、静脉血栓

1. 发生原因

① 患者凝血功能处于高凝状态。

② 治疗过程中未规范地冲管、封管。

2. 临床表现 液体不能滴入，或推注药物不畅，严重时栓子进入导致栓塞。

3. 预防

① 穿刺成功后应立即缓慢推注生理盐水，以免血液在导管内凝固，阻塞管腔，输血前后用生理盐水充分冲洗，输液完毕后正确地封管。

② 每次输液（输血）时必须用注射器回抽确认置管是否通畅，排除其他因素后方可使用。

③ 静脉穿刺成功后应进行回抽血液，测压完成后，应及时打开输液器输液，避免管道堵塞，并持续或间断滴入低剂量肝素，预防静脉血栓形成。

4. 处理

① 如遇输液不畅、疑有管腔堵塞时，严禁强行冲管，只能拔除导管，以防血块堵塞。

② 也可反复回抽，沿导管的走向逆行持续揉摩，边回抽边揉摩，直接将导管内血栓条抽出，再用生理盐水接导管口，回抽血液，观察判断针管内确无凝血块，方可继续保留导管。

③ 对导管内静脉血栓明确者，即应拔除导管，行溶栓治疗，尿激酶可用于导管血栓性堵塞的治疗。

七、导管堵塞

1. 发生原因

① 压力袋压力不足 300mmHg；冲洗液用完后未及时更换。

② 患者凝血功能处于高凝状态；患者有咳嗽、烦躁等增加胸腹腔压力的情况。

③ 管道打折或扭曲。

2. 临床表现 管道不通畅、导管内血栓形成、无法抽到回血、无法注入液体、无法显示波形。

3. 预防

① 确保压力袋的压力始终维持在 300mmHg；冲洗液不足时及时更换；对于高凝患者可配置 1U/mL 的肝素冲洗液。

② 经常检查管道，勿打折或扭曲管道。

4. 处理 可用抽吸法将血栓吸出，禁止高压冲洗，若仍不能恢复通畅，拔除导管。

八、空气栓塞

1. 发生原因

① 压力套装排气不完全，压力套装各接头未旋紧。

② 更换冲洗液时进气。

③ 置管操作不熟练。

2. 临床表现 轻者无症状，重症患者感到异常或不适或有胸骨后疼痛，随即发生呼吸困难和严重的发绀，并有濒死感。听诊心前区可闻及响亮的、持续的“水泡声”。心电图呈现心肌缺血表现。

3. 预防

① 取头低位穿刺，插管时嘱患者不要大幅度呼吸，导针放入导管的瞬间，嘱患者屏气，以防深吸气造成胸腔内负压增加，使中心静脉压低于大气压，空气从穿

刺针进入血管。

② 拔管后，应按压穿刺点至少 20min，然后严密包扎 24h。

③ 每日检查所有输液管道的连接是否牢固，对各个连接点进行必要的妥善固定，避免发生漏气或掉落。

④ 输液瓶液体快输完时及时更换液体，避免液体滴空。

⑤ 连接前检查压力套装，压力套装各接头旋紧，排净管路内的气体。

4. 处理

① 出现上述临床表现，应立即将患者置于左侧卧位，并保持头低足高位。

② 给予高流量氧气吸入，以提高患者的血氧浓度，纠正缺氧状态。

③ 经中心静脉导管抽吸心内气体。

④ 遇心跳停止时，按心肺复苏的原则积极抢救。

⑤ 密切观察患者病情变化，如有异常及时对症处理。

九、感染

1. 发生原因

① 连接管路不注意无菌操作；未及时更换更换敷贴、换能器或冲洗液。

② 反复穿刺造成插管部位炎症反应。

③ 导管留置时间过长。

2. 临床表现 穿刺点局部发红、化脓或伴有全身症状，如发热、寒战、低血压、精神淡漠等。

3. 预防

① 与导管相关的操作均应严格无菌操作，提高操作技术水平。

② 每班检查穿刺点有无发红、渗液情况，薄膜贴潮湿、有渗液时应及时更换敷贴，更换时需注意无菌操作。

③ 每 96h 更换换能器和冲洗液 1 次并注意无菌操作。

④ 每日评估导管留置的必要性，尽早拔管。

⑤ 加强基础疾病的治疗及护理，增强机体免疫力。

⑥ 使用多腔多用途导管较单腔管感染发生率高，宜选择单腔置管。

4. 处理 对于局部有炎性反应者，去除分泌物，用碘伏及酒精消毒。穿刺部位红肿或化脓，高度怀疑感染时，根据病情拔除导管，行血培养和导管尖端细菌培养，根据药敏结果全身应用抗生素。

（李正艳、吴春羚）

第三十二章
腹内压监测技术

【适用范围】

需通过腹内压监测技术进行预防、诊断、治疗的腹腔高压患者或腹腔间室综合征的患者。

【目的】

预防、诊断、治疗腹腔高压或腹腔间室综合征。

【操作流程】

确认有效医嘱→解释、评估→置平卧位→洗手、戴手套→夹闭尿管→消毒→连接“T”型管或三通接头→注入50mL生理盐水→连接输液器→以耻骨联合为零点，垂直拎高输液器→观察，测量水柱高度→安置患者→整理用物→洗手、记录。

【评分标准】

腹内压监测技术操作考核评分标准（100分）

病区______ 姓名______ 考试日期______ 监考人______ 得分______

项目	操作流程与标准	分值/分	扣分细则	扣分
准备	1. 着装符合要求，洗手，戴口罩	2	一项不符合要求 -1	
	2. 用物：输液器、50mL注射器、生理盐水50mL、“T”型管或三通接头、复合碘棉签等	4	缺1件 -1	
操作流程	1. 确认有效医嘱，携用物至床旁，核对患者身份	4	一项不符合要求 -2	
	2. 向患者解释操作目的、方法、注意事项	4	解释不到位 -2，未解释 -3	
	3. 评估患者病情、意识状态、自理能力、合作程度；患者腹部有无膨隆、肌紧张，有无压痛	5	评估不全面 -2，未评估 -3	
	4. 协助患者取平卧位	3	体位不适 -3	
	5. 洗手，戴手套	4	一项不符合要求 -2	
	6. 夹闭尿管引流管，消毒	6	一项不符合要求 -3	
	7. 在尿管和尿管引流管连接“T”型管或三通接头	5	连接不紧密 -5	
	8. 用复合碘棉签消毒	5	消毒不符合要求 -5	
	9. 抽取50mL 0.9%生理盐水注入导尿管内，注射生理盐水后等待30～60s使膀胱括约肌松弛	6	一项不符合要求 -3	

续表

项目	操作流程与标准	分值/分	扣分细则	扣分
操作流程	10. 输液器连接“T”型管或三通接头，输液器通大气，勿关闭	12	一项不符合要求 -4	
	11. 垂直拎高输液器，以耻骨联合为零点	6	零点位置不正确 -4	
	12. 观察输液器内水柱的上升高度	5	未观察 -5	
	13. 测量呼气末零点至水柱的高度	6	测量结果不正确不得分	
	14. 可以将测量结果换算成 mmHg 或 kPa（$1cmH_2O\approx 0.098kPa\approx 0.737mmHg$）	6	未换算 -3，换算不正确 -3	
	15. 撤离输液器，打开导尿管	6	一项不符合要求 -3	
	16. 整理床单元，将患者置于舒适体位	4	卧位不适 -2，未整理 -2	
	17. 整理用物，洗手，记录腹内压数值	4	一项不符合要求 -1	
评价	1. 操作准确，熟练，查对规范 2. 无菌观念强 3. 交流恰当，体现人文关怀	3	酌情扣分	
	4. 操作时间：10min		每超过 30s -0.5	

【注意事项】

① 测压时排空膀胱，患者取平卧位。

② 排除影响因素及呼吸末正压对腹腔压力的影响。

③ 正确评估患者的腹部情况。

④ 注意无菌操作，严密消毒各连接口，防止尿路感染。

⑤ 注射生理盐水后等待 30 ～ 60s，使膀胱括约肌松弛。

⑥ 测定时需注意应在无腹肌紧张状态下进行。

（李正艳、吴春羚）

第三十三章

普通引流管护理

【适用范围】

所有带有普通引流管的患者。

【目的】

① 防止发生逆行感染。

② 保证引流的有效性。

③ 观察引流液的量、颜色、性质。

【操作流程】

核对患者身份→解释、评估→患者取舒适体位→拉上床幔、关闭门窗→暴露引流管→检查并打开引流袋→固定引流袋→从置管顶端往下挤压引流管→夹闭引流管尾端上 3 ～ 6cm →正确消毒引流管接口周围→分离→消毒引流管的横截面→连接无菌引流袋→松开血管钳→再次从置管顶端往下挤压引流管→观察是否通畅→妥善固定→交代注意事项→安置患者→整理用物→脱手套，洗手，记录。

【评分标准】

普通引流管护理操作考核评分标准（100 分）

病区______　姓名______　考试日期______　监考人______　得分______

项目	操作流程与标准	分值/分	扣分细则	扣分
准备	1. 洗手，戴口罩、帽子 2. 用物：乳胶手套、消毒液、无齿血管钳 1 把、引流袋、无菌纱布、污物杯、计量容器等 检查一次性物品质量、有效期、外包装有无破损	4 5	一项不符合要求 -1 缺一项 -1	
操作流程	1. 携用物至床旁，核对患者身份 2. 向患者解释操作目的，取得合作；评估患者病情、伤口敷料、引流管状况 3. 协助患者取舒适体位（低半卧位或平卧位） 4. 拉上床幔、关闭门窗，注意保护隐私及保暖 5. 戴手套，暴露引流管	5 6 4 4 4	未查对 -3 解释不到位 -2，未评估不得分，评估不全面 -1 卧位不适 -2 暴露太多 -2，未保护隐私 -2 一项不符合要求 -2	

续表

项目	操作流程与标准	分值/分	扣分细则	扣分
操作流程	6. 打开引流袋外包装，检查无菌引流袋的质量，拧紧塞子，用记号笔写上更换日期，将引流袋正确挂于床沿，并把外包装翻转垫在引流管接口下面	10	一项不符合要求 -2	
	7. 从置管顶端往下挤压引流管，挤压后不松开，直接用血管钳夹住引流管尾端上 3 ～ 6cm	5	未挤压 -2，未夹闭 -3	
	8. 正确消毒引流管接口周围（环绕接口环形消毒一圈，然后以接口为起点，向上纵形消毒 2.5cm，再环绕接口环形消毒一圈，同法向下纵形消毒 2.5cm）	8	消毒方法不正确 -3，污染 -4	
	9. 取无菌纱布，包裹住接口处并进行分离	4	一项不符合要求 -2	
	10. 消毒引流管的横截面	4	消毒方法不正确 -4	
	11. 在纱布包裹下，连接无菌引流袋与引流管	5	一项不符合要求 -2	
	12. 松开血管钳，从置管顶端往下挤压引流管，观察是否通畅	8	一项不符合要求 -2	
	13. 妥善固定，宣教引流管放置的作用及注意事项	5	未宣教 -3	
	14. 妥善安置患者，整理床单位，垃圾分类处置	5	一项不符合要求 -2	
	15. 脱手套，洗手，记录更换的日期和时间，引流液量、色、性状，引流管处敷料情况及伴随症状	4	未执行手卫生、未记录各 -2	
评价	1. 操作熟练、动作流畅 2. 严格执行查对制度，无菌观念强 3. 沟通自然，爱伤观念强	10	酌情扣分	
	4. 操作时间：5min		每超时 30s -0.5	

【注意事项】

① 严格执行无菌技术操作，保持引流管通畅。

② 妥善固定，操作时防止牵拉，以防引流管脱落。

③ 保持引流口周围皮肤清洁，必要时局部涂氧化锌软膏，防止引流液浸渍引起局部皮肤破溃和感染。

普通引流管护理操作风险防范

一、感染

1. 发生原因

① 患者自身抵抗力下降，伴随糖尿病等基础疾病。

② 引流管置管口渗血渗液，未及时更换。

③ 更换引流袋及伤口敷料时不注意无菌操作。

④ 日常引流袋位置高于置管处，引流液逆流等。

2. 临床表现 引流口周围皮肤出现红、肿、热、痛，局部皮肤破溃和感染，严重可出现全身感染症状，如畏寒、发热、败血症等。

3. 预防

① 严格执行无菌操作技术。

② 保持引流袋位置低于引流口部位，引流袋 1 周更换 1 ～ 2 次，但引流液有颜色、性状改变时需及时更换。

4. 处理

① 遵医嘱给予抗菌药物治疗。

② 伤口渗血渗液明显时，予换药处理。

③ 严密观察病情，监测生命体征。

二、管道滑脱

1. 发生原因

① 置管时间较长，致使缝线松脱；引流管固定不合适，缺乏一定的活动度。

② 患者活动时未注意引流管的有效保护，不慎造成管路滑脱。

③ 引流袋与引流管连接不紧密。

④ 护士宣教、巡视不到位。

⑤ 患者自身因素：精神异常、术后谵妄等。

2. 临床表现 引流管不慎自皮肤伤口处滑脱，或自连接口处脱开。

3. 预防

① 引流管妥善固定，并有一定的活动度。

② 对患者和家属做好引流管的宣教指导，避免剧烈运动和牵拉。

③ 定时巡视，观察引流管是否在位及引流通畅情况。

4. 处理

① 安慰患者，并予低半卧位休息。

② 通知医生，并根据具体情况协助进行进一步处理。

③ 如引流管与引流袋接口处不慎脱开，用血管钳夹闭后，严格执行无菌消毒，更换新的引流袋。

三、引流管堵塞

1. 发生原因 引流管折叠、扭曲、受压，未定时挤压，有血凝块或坏死组织造成堵管。

2. 临床表现 引流管液体引流不畅或没有液体引出。

3. 预防

① 保持引流管通畅，定时挤压，避免引流管折叠、扭曲。

② 密切观察并准确记录引流液量、颜色、性状，有无血凝块等。

4. 处理

① 立即检查引流管有无移位、扭曲或血凝块堵塞。

② 疑有堵塞者，可反复挤压引流管，挤压时注意避免牵拉。

③ 必要时通知医生，做相应处理。

（李正艳、吴春羚）

第三十四章

头部引流管护理

【适用范围】

置有脑室、硬膜外、硬膜下引流管的患者。

【目的】

① 防止发生逆行感染。

② 保证引流的有效性。

③ 观察引流液的量、颜色、性质。

【操作流程】

核对患者身份→解释→患者取舒适体位→垫巾→检查并打开引流袋→挤压引流管→夹闭引流管尾端上 3cm →正确消毒引流管接口周围→取无菌纱布垫于引流管接口下方→正确消毒引流管管口的横断面→连接无菌引流袋→松开血管钳→再次挤压引流管→观察是否通畅→妥善固定→更换头部无菌治疗垫巾→观察→安置患者→交代注意事项→整理用物→脱手套，洗手，记录。

【评分标准】

头部引流管护理操作考核评分标准（100 分）

病区______　　姓名______　　考试日期______　　监考人______　　得分______

项目	操作流程与标准	分值/分	扣分细则	扣分
准备	1. 衣帽整洁，洗手，戴口罩 2. 环境：清洁、光线明亮 3. 用物：治疗车、治疗盘、复合碘消毒棉签、无菌纱布、弯盘、一次性引流袋、无菌手套、无菌透明敷贴、治疗巾、污物桶、血管钳等 检查一次性物品质量	2 2 4	一项不符合要求 -1 未评估环境不得分 缺一项 -1	
操作流程	1. 携用物至床旁，核对患者身份 2. 向患者或家属解释操作目的，取得配合 3. 协助患者取舒适体位，注意保护隐私、注意保暖	5 4 3	查对不认真 -2，未查对 -4 解释不到位 -2，未解释 -4 一项不符合要求 -1	

续表

项目	操作流程与标准	分值/分	扣分细则	扣分
操作流程	4. 铺治疗巾于引流管接口处，检查引流袋有效期，挤压包装袋检查其密闭性，戴无菌手套，打开外包装，取出引流袋，检查引流袋有无破损，关闭引流袋尾端的夹子，放于治疗巾上	5	未铺治疗巾或位置不对 -1，查对不符合要求一项 -1，未关闭引流袋尾端夹子 -1，未戴手套 -1	
	5. 挤压引流管，用清洁血管钳夹闭引流管尾端上 3 cm，去除敷料，正确消毒引流管接口周围（围绕接口环形消毒一圈，然后以接口为起点向上纵行消毒 2.5cm，再围绕接口环形消毒一圈，同法向下纵行消毒 2.5cm）	15	未挤压引流管 -2，夹闭不紧 -2，夹闭位置不正确 -2，消毒不符合要求 -4 污染一次 -5	
	6. 取无菌纱布垫于引流管接口下方。备无菌透明敷贴	5	未铺无菌纱布 -3，未备无菌透明敷贴 -2	
	7. 脱开连接处，正确消毒引流管管口的横断面	4	未消毒 -4	
	8. 连接无菌引流袋，用无菌透明敷料包裹接口处。将换下的引流袋头端套上盖子，扔于污物桶	8	连接不紧密 -4，包裹不符合要求 -2，换下的引流袋未套帽 -2	
	9. 松血管钳，挤压引流管，观察是否通畅	6	一项不符合要求 -2	
	10. 妥善固定引流袋（脑室引流瓶 / 袋入口处应高于外耳道 10 ～ 15cm，硬膜外、硬膜下引流管根据颅内压情况置于床面或遵医嘱调节。留置脑室引流管期间，如需摇高床头，需遵医嘱对应调整引流管高度）	5	引流袋高度不符合要求 -5	
	11. 更换头部无菌治疗垫巾，观察患者意识、瞳孔、生命体征的变化	12	未更换 -3，未观察患者一项 -2	
	12. 协助患者取合适卧位，交代注意事项	3	体位不适 -1，交代不全 -1，未交代 -2	
	13. 整理床单位，分类处理污物用物	3	未整理 -2，未按分类原则分类 -3	
	14. 脱手套，洗手，记录 24h 引流液的量、颜色、性质	4	未摘手套 -1，未洗手 / 记录 -2	
评价	1. 操作准确、熟练，查对规范 2. 与患者沟通有效 3. 无菌观念强 4. 操作时间：6min	10	酌情扣分 每超时 30s -0.5	

【注意事项】

① 引流袋悬挂高度应当高于脑平面 10 ～ 15cm，以维持正常颅内压。

② 搬动患者时先夹闭引流管，待患者安置稳定后再打开引流管，观察引流是否通畅。翻身时避免引流管牵拉、滑脱、扭曲、受压。

③ 适当限制患者头部活动范围。有精神症状、意识障碍者应适当约束。

④ 更换引流袋时严格遵守无菌操作原则，应先夹闭引流管再更换，以免脑脊液逆流。

⑤ 患者头枕无菌治疗巾，引流袋和无菌治疗巾需每日更换。

⑥ 引流期间，注意观察引流管内的液面有无随患者呼吸、脉搏上下波动，记录脑脊液的颜色及性状。正常脑脊液无色透明、无沉淀。术后早期脑脊液可略呈血性，以后转为橙黄色。注意意识、瞳孔、生命体征的变化，特别是体温的变化，早期发现有无颅内感染。

头部引流管护理操作风险防范

一、引流管堵塞

1. 发生原因

① 脑脊液蛋白含量过高。

② 脑室内出血，血液或血凝块可堵塞引流管。

③ 颅内感染，引流液有脓液或絮状物易堵塞引流管。

2. 临床表现 引流管液体引流不畅或没有液体引出。

3. 预防

① 保持引流管通畅，定时挤压，避免引流管折叠、扭曲。

② 密切观察并准确记录单位时间内引流液量、颜色、性质、有无凝血块等。

③ 严格执行无菌技术操作。

4. 处理

① 立即检查引流管有无移位、扭曲及血凝块堵塞。

② 疑有堵塞者，可反复挤压引流管，挤压时注意避免牵拉。

③ 必要时通知医生，做出相应处理。

二、感染

1. 发生原因

① 手术前皮肤准备不合要求。

② 引流管消毒不彻底。

③ 手术操作污染。

④ 术后换药未严格按照无菌技术操作。

⑤ 引流液逆行感染。

2. 临床表现

① 引流口周围皮肤出现红、肿、热、痛，局部皮肤破溃和感染。

② 严重可出现全身感染症状，如畏寒、发热、败血症等。

3. 预防

① 严格执行无菌技术操作。

② 保持引流袋处于医嘱高度，引流袋1周更换1次，使用抗反流引流袋。

③ 告知患者及家属留置脑室、硬膜外、硬膜下引流管期间安全防范措施，如不能随意移动引流袋位置，保持伤口敷料清洁，不可抓挠伤口等。

4. 处理

① 遵医嘱给予抗菌药物治疗。

② 伤口渗血渗液明显时，予换药处理。

③ 严密观察病情，监测生命体征。

三、管道滑脱

1. 发生原因

① 引流管固定不牢固。

② 患者躁动或牵拉。

③ 护士未对患者及家属做好引流管的宣教工作。

2. 临床表现　引流管不慎自皮肤伤口处滑脱，或自接口处脱开。

3. 预防

① 引流管妥善固定并有一定的活动度。

② 对患者和家属做好引流管的宣教工作，避免剧烈活动和牵拉。

③ 翻身时，避免引流管牵拉、滑脱、扭曲、受压；搬运患者时将引流管夹闭、妥善固定。

④ 定时巡视，观察引流管及引流通畅情况。

⑤ 适当限制患者头部活动范围，患者躁动时，可酌情予以约束。

4. 处理

① 安慰患者，予半卧位休息。

② 通知医生，并协助医生做进一步处理。

③ 如引流管与引流袋接口处不慎脱开，用血管钳夹闭后，严格执行无菌消毒，更换引流袋。

四、颅内压升高

1. 发生原因

① 引流袋未按要求放置。

② 引流管堵塞。

③ 引流管未按医嘱要求打开。

2. 临床表现　患者出现头痛、头晕、眩晕、恶心、呕吐、疲倦乏力、心率慢、血压高等表现。

3. 预防

① 早期引流（1～2h）应特别注意引流速度，切忌引流过快、过多。

② 观察脑室引流管水柱波动情况，注意检查管路是否堵塞。

③ 脑室引流瓶（袋）入口处应高于外耳道 10 ～ 15cm；硬膜外、硬膜下引流管根据颅内压情况置于床面或遵医嘱调节。

④ 脑室引流管拔管前遵医嘱先夹闭引流管 24 ～ 48h，观察患者有无头痛、呕吐等颅内高压症状。

⑤ 硬膜外、硬膜下引流液量及颜色突然改变时，及时通知医生给予处理。

4. 处理

① 适当控制输液量和输液速度。

② 遵医嘱按时使用脱水剂和激素。

③ 维持水、电解质的平衡。

④ 观察生命体征、意识状态、瞳孔、肢体活动状况。

⑤ 监测颅内压变化。

（李正艳、吴春羚）

第三十五章

“T”型管引流护理技术

【适用范围】

置有“T”型引流管的患者。

【目的】

① 防止发生逆行感染。

② 保证引流的有效性。

③ 观察引流液的量、颜色、性质。

【操作流程】

核对患者身份→解释、评估→患者取舒适体位→戴手套→检查置管处→检查并打开引流袋→挤压引流管→夹闭“T”型管尾端上 3 ～ 6cm 处→正确消毒“T”型管接口→分离→再次消毒引流管内及横截面→连接无菌引流袋→松开血管钳→再次挤压引流管→观察是否通畅→妥善固定→观察→脱手套→安置患者→交代注意事项→整理用物→洗手，记录。

【评分标准】

“T”型管引流护理技术操作考核评分标准（100 分）

病区______ 姓名______ 考试日期______ 监考人______ 得分______

项目	操作流程与标准	分值/分	扣分细则	扣分
准备	1. 着装整齐，洗手，戴口罩 2. 准备用物：治疗盘、无菌引流袋、乳胶手套、止血钳、无菌纱布、碘伏棉签、污物桶等 检查一次性物品质量	3 5	一项不合要求 -1 缺一项 -1	
操作流程	1. 备齐用物，携至床旁，核对患者身份 2. 向患者解释操作目的，取得合作 3. 评估患者腹部体征、“T”型管周围敷料及周围皮肤情况，评估“T”型管是否通畅，评估引流液颜色、性质和量 4. 酌情关闭门窗，拉床幔 5. 协助患者取合适的体位（低半卧位或平卧位）	5 4 5 3 3	查对不认真 -2，未查对 -4 解释不到位 -2，未解释 -4 评估少一项 -1，未评估不得分 一项不符合要求 -1 卧位不适 -2	

续表

项目	操作流程与标准	分值/分	扣分细则	扣分
操作流程	6. 戴乳胶手套，适当暴露“T”型管及右腹壁，检查置管处，注意保暖和保护患者隐私	5	未戴手套 -2，暴露太多或不充分 -3	
	7. 打开引流袋外包装，并把外包装垫在“T”型管接口下面，检查引流袋有无破损或管子扭曲，拧紧塞子，将新的引流袋正确挂于床沿	7	一项不合要求 -3	
	8. 从置管顶端往下挤压“T”型管，挤压后不松开，直接用血管钳夹住“T”型管尾端上 3 ～ 6cm 处	7	挤压不正确 -3，未挤压 -4，未夹闭 -3	
	9. 消毒“T”型管接口（用两根碘伏棉签消毒引流管接头上下各 3 ～ 4cm），用无菌纱布裹住接口处，旋转分离旧引流袋	10	消毒不规范 -3，未用无菌纱布包裹 -2	
	10. 用两根碘伏棉签分别消毒引流管内及横截面，连接引流袋，松开止血钳，从上至下挤压引流管，观察是否通畅，并妥善放置引流袋，保持引流袋的位置低于引流管的部位，观察引流液的颜色、量、性质，注明更换时间	10	引流袋位置不符合要求 -5，放置位置不合适 -2，未观察 -2	
	11. 更换后的引流袋放入医用垃圾袋内	2	未放入医用垃圾袋 -2	
	12. 脱手套，速干手消毒液洗手	4	一项不合要求 -2	
	13. 再次核对，协助患者取舒适卧位	4	卧位不舒适 -2，未再次核对 -2	
	14. 交代注意事项：引流袋应低于“T”型管引流口平面，保持敷料干燥清洁，翻身时勿将引流管折叠、受压，保持引流管通畅，引流期间观察患者有无胆漏及阻塞后反应（腹胀、腹痛、黄疸、体温变化、食欲变化）	9	交代不全 -4	
	15. 处理用物，洗手，记录	4	一项不合要求 -3	
评价	1. 操作准确、熟练，查对规范 2. 与患者沟通有效 3. 无菌观念强 4. 操作时间：8min	10	酌情扣分 每超时 30s -0.5	

【注意事项】

① 消毒“T”型管口时注意从接头处向近端螺旋消毒，注意无菌操作；分离“T”型管与引流袋时防止牵拉“T”型管导致滑脱。

② “T”型管与引流袋连接紧密，妥善固定，避免引流管牵拉、折叠、扭曲，保持“T”型管通畅，观察记录胆汁颜色、性质、量。

③ 普通引流袋每周更换 2 次，抗反流引流袋每周更换 1 次。

④ 严格执行无菌操作，保持引流袋低于引流口，防止胆汁反流引起感染。

⑤ 观察生命体征及腹部体征的变化，及早发现胆漏、胆汁性腹膜炎等并发症。

⑥ 掌握拔管指征：若引流出胆汁逐渐减少，色泽正常，在术后 10 天左右，试

行夹管1～2天，夹管期间观察有无发热、腹痛、黄疸等症状，若无不适，分离引流袋，夹闭“T”型管。术后6～8周拔除“T”型管，拔管后卧床休息半小时。

⑦“T”型管拔除后，观察伤口渗出情况，体温变化、皮肤巩膜黄染、呕吐、腹痛、腹胀等情况。

“T”型管引流护理技术操作风险防范

一、引流管堵塞

1. 发生原因

①“T”型管扭曲、折叠。

②“T”型管被凝血块、絮状物、泥沙样结石、脱落的坏死组织堵塞。

2. 临床表现 发热、腹痛、引流胆汁量明显减少，后期出现黄疸、皮肤瘙痒。

3. 预防

① 妥善固定“T”型管于腹壁，防止引流管折叠、扭曲、受压。

② 定时挤捏引流管，严密观察引流液的颜色、性质、量，如果发现异常及时通知医生。

4. 处理

① 若是引流管折叠、扭曲引起的堵塞，立即调整体位，从引流管口往下把引流管取直、捋顺，并重新妥善固定。

② 若是“T”型软管有堵塞物，挤捏“T”型管促进堵塞物排出，必要时通知医生用生理盐水低压冲洗或用50mL注射器负压抽吸，操作时避免诱发胆管出血。

二、逆行感染

1. 发生原因

① 长期带管者，引流管更换不及时。

② 更换引流管时，未遵守无菌操作原则，或者引流管远端抬高高于引流管口平面，引流液倒流，细菌沿引流管向腹内深部迁移，并生长繁殖，造成继发感染。

2. 临床表现 不明原因寒战、体温升高、腹痛，血常规检查示白细胞及中性粒细胞计数增高。

3. 预防

① 长期带管者，定期更换引流管，保持引流管口周围敷料清洁干燥。

② 更换引流袋时，遵守无菌操作原则。

③ 保持有效体位，维持有效引流，平卧时，“T”型管应低于腋中线，站立或活动时不可高于腹部引流口平面，防止引流液逆流。

4. 处理 当发生不明原因寒战、体温升高，应立即通知医生，根据医嘱查血常规或血细菌培养，遵医嘱应用抗菌药物进行治疗。

三、“T”型管脱出

1. 发生原因 引流管固定不牢或缝线腐蚀，活动或睡眠时不慎误拉“T”型管。

2. 临床表现 “T”型管自腹壁管口处脱出或引流管与引流袋衔接处脱出。

3. 预防

① 术后妥善二次固定引流管于腹壁，保证患者翻身、活动时“T”型管不受牵拉。

② 告知患者和家属放置引流管的目的及强调自身保护引流管的重要性，并提供非计划性拔管预防及紧急处理宣教。

③ 烦躁不安、躁动及意识障碍者，应酌情使用保护性约束工具，或根据医嘱给予镇静药物，护士应向陪护者告知宣教，严禁陪护者擅自解开约束。

④ 护理时动作应轻柔。

4. 处理

① 若是引流管与引流袋连接处脱落，立即反折“T”型管端，无菌操作下更换引流袋并妥善固定，向患者及家属做好宣教，并评估宣教效果，避免再次脱管。

② 若是“T”型管自腹壁管口处脱出，立即捏闭伤口或用无菌纱布覆盖伤口，通知医师并协助医师采取相应措施，同时安慰患者以缓解患者焦虑等情绪。

（李正艳、吴春羚）

第三十六章

胸腔闭式引流管护理技术

【适用范围】

带有胸腔闭式引流管的患者。

【目的】

① 保持引流管通畅，维持胸腔内压力。

② 防止逆行感染。

③ 便于观察胸腔引流液的性状、颜色、量。

【操作流程】

核对患者身份→解释、评估→检查并打开胸腔闭式引流瓶及生理盐水→倒生理盐水→正确连接管道→检查胸腔闭式引流瓶密闭性→再次核对→患者取舒适体位→检查伤口→垫巾→挤压引流管→夹闭引流管尾端上 3 ～ 5cm 处→正确消毒连接处→分离→再次消毒引流管口横断面→连接胸腔引流瓶→再次检查密闭性及连接是否正确→松开血管钳→再次挤压引流管→观察水柱波动→妥善固定引流管、引流瓶→安置患者→交代注意事项→整理用物→洗手，记录。

【评分标准】

胸腔闭式引流管护理技术操作考核评分标准（100 分）

病区______ 姓名______ 考试日期______ 监考人______ 得分______

项目	操作流程与标准	分值/分	扣分细则	扣分
准备	1. 着装整齐，洗手，戴口罩	3	一项不符合要求 -1	
	2. 用物：治疗盘、治疗巾、胸腔闭式引流瓶、血管钳 2 把、镊子 1 把、生理盐水、启瓶器、无菌纱布、胶布、弯盘、碘伏棉签、污物桶等 检查用物质量及有效期	5	缺一项 -1	
	3. 环境清洁、光线明亮	2	一项不符合要求 -1	
操作流程	1. 携用物至床旁，核对患者身份	4	查对不认真 -2，未查对 -4	
	2. 向患者解释操作目的，取得合作	2	解释不到位 -1，未解释 -2	

续表

项目	操作流程与标准	分值/分	扣分细则	扣分
操作流程	3. 评估患者病情、呼吸情况及合作程度，评估胸腔引流管置管时间、深度、通畅及水柱波动情况，评估引流液的颜色、性质、量，评估胸腔引流管周围敷料及周围皮肤情况	4	评估一项不符合要求 -1，未评估不得分	
	4. 酌情关闭门窗，拉床幔	2	一项不符合要求 -1	
	5. 检查并打开胸腔闭式引流瓶及生理盐水，将生理盐水倒入引流瓶内（注水量以水柱波动 4 ～ 6cm 为宜），正确连接管道，注意无菌技术和密闭性。拧紧瓶盖，在引流瓶的水平线上标注更换日期	8	一项查对不全 -1，横跨无菌区一次 -2，污染一次 -5，注水量不符合要求 -5，未标注 -2	
	6. 再次核对患者信息，协助患者取合适的体位（半卧位或平卧位）	4	未核对 -2，卧位不适 -1，暴露太多或不充分 -2	
	7. 检查伤口敷料，观察水柱波动及有无气泡逸出	6	一项不符合要求 -2	
	8. 垫治疗巾于引流管接口下，挤压引流管，用两把血管钳交叉夹闭引流管尾端上 3 ～ 5cm 处	8	未垫治疗巾 -2，未夹闭 -5	
	9. 正确消毒连接处（先围绕接口环形消毒一圈，然后以接口为起点向上纵形消毒 2.5cm，再围绕接口环形消毒一圈，同法向下纵形消毒 2.5cm）	8	消毒不符合要求 -4，消毒不规范 -2，横跨无菌区一次 -2，污染一次 -5	
	10. 取无菌纱布垫于引流管接口下方，脱开连接处，撤掉旧瓶	4	一项不符合要求 -2	
	11. 正确消毒引流管口横断面，并用无菌纱布包裹，连接胸腔引流瓶	6	消毒不符合要求 -3，连接不紧密 -5，污染 -4	
	12. 检查引流瓶是否连接正确，确保密闭及引流通畅，松开血管钳	6	一项不符合要求 -2	
	13. 再次挤压引流管，嘱患者做深呼吸，观察引流瓶内水柱波动情况	6	一项不符合要求 -2	
	14. 妥善固定引流管、引流瓶，保持引流瓶低于胸腔 60 ～ 100cm	6	引流瓶位置不符合要求 -2，未固定 -2	
	15. 更换过程中注意询问患者感受，适时安慰鼓励患者	2	一项不符合要求 -1	
	16. 协助患者取舒适卧位，交代注意事项	4	卧位不舒适 -1，交代不全 -1，未交代 -2	
	17. 整理床单位及用物	3	未整理 -2，漏一件 -1	
	18. 洗手，记录引流液量、颜色、性质、患者反应	3	一项不符合要求 -1	
评价	1. 操作准确、熟练，查对规范 2. 遵守无菌操作要求 3. 与患者沟通有效 4. 操作时间：8min	4	酌情扣分 每超时 30s -0.5	

【注意事项】

① 术后患者若血压平稳，应取半卧位，以利于引流。

② 胸腔闭式引流瓶应位于胸部以下，不可倒转，维持引流系统密闭，接头牢固固定。

③ 保持引流管长度适宜，翻身活动时防止受压、打折、扭曲、滑出。

④ 保持引流管通畅，注意观察引流液的量、颜色、性质，并做好记录。如引流液量增多，及时通知医师。

⑤ 更换引流瓶时，应用血管钳夹闭引流管防止空气进入。注意保证引流管与引流瓶的连接牢固紧密，切勿漏气。操作时严格执行无菌技术操作。

⑥ 出血量多于100mL/h，呈鲜红色，有血凝块，同时伴有脉搏增快，提示有活动性出血的可能，及时通知医师。

⑦ 拔除引流管后24h内要密切观察患者有无胸闷、憋气、呼吸困难、气胸、皮下气肿等。观察局部有无渗血、渗液，如有变化，要及时报告医师处理。

⑧ 使用中的胸腔闭式引流瓶有效期为一周，脓胸患者须每日更换。

更换一次性胸腔闭式引流装置操作风险防范

一、意外拔管

1. 发生原因

① 更换胸腔闭式引流瓶时过度牵拉，胸管固定不妥。

② 胸管放置时间过长。

③ 搬运或变换体位时胸管不慎滑出。

④ 宣教不到位。

2. 临床表现 患者可出现胸闷、气促、呼吸困难等，颜面部、颈胸部出现皮下气肿。

3. 预防

① 保持胸管长度适宜，妥善固定胸管，防止活动时受压、打折、扭曲、脱出。

② 鼓励患者咳嗽、咳痰，尽早拔管。

③ 指导患者和家属预防拔管的方法，提高其依从性，防止意外发生。

4. 处理

① 立即用手捏闭伤口处皮肤，消毒后用凡士林纱布封闭伤口，协助医师做进一步处理。

② 胸腔闭式引流瓶连接部位脱节时，立即将引流管反折，然后用血管钳夹闭引流管，更换新的装置。

二、感染

1. 发生原因

① 没有严格执行无菌技术操作。

② 伤口渗血、渗液多及胸腔闭式引流瓶更换不及时。

③ 引流瓶高于胸膜腔。

2. 临床表现 伤口可出现红、肿、热、痛，亦可见渗血、渗液。胸腔内感染时，可出现全身感染症状，如畏寒、发热、咳嗽、咳痰、败血症等。

3. 预防

① 遵医嘱更换引流瓶内的液体及引流瓶。

② 更换引流瓶时，先用两把血管钳交叉夹闭引流管，防止气体进入，更换时要严格执行无菌操作，防止发生感染。

③ 引流管不可倒置，也不可高于胸部，应安放在低于胸膜腔 60cm 的位置，以免液体逆流入胸膜腔。

4. 处理

① 遵医嘱给予抗生素治疗。

② 伤口渗血、渗液明显时，应告知医生，对伤口进行必要处理。

三、引流管堵塞

1. 发生原因

① 引流管受压、扭曲、折叠，未及时挤压引流管。

② 术后早期出血量多。

2. 临床表现 若引流管水柱无波动，患者出现胸闷气促、气管向健侧偏移等肺受压的表现。

3. 预防

① 术后早期如出血量多，应定期挤压引流管。

② 引流管要避免受压、扭曲、脱落、堵塞。

③ 密切观察并记录引流液颜色、性质、量及有无血块。

④ 采取床头抬高 30° ～ 45° 半卧位，以利呼吸与引流。

⑤ 鼓励患者咳嗽及做深呼吸运动，促使肺复张。

4. 处理

① 应立即检查引流管有无脱落、滑出、扭曲及血凝块堵塞，定时挤压引流管。

② 及时通知医师，必要时在无菌操作下调整引流管的位置。

四、气胸

1. 发生原因

① 引流瓶未保持直立状态，空气进入胸膜腔。

② 更换引流瓶时血管钳未完全夹闭引流管，空气进入胸膜腔。

2. 临床表现 患者可出现胸闷、气促、呼吸困难等缺氧症状。出现颜面部、颈胸部皮下气肿，血氧饱和度下降等病情变化，出现气管向健侧偏移等肺受压的表现。

3. 预防

① 引流瓶需保持直立状态。

② 更换引流瓶时必须用两把血管钳交叉夹闭引流管。

③ 引流管置管处及连接处固定妥当。

4. 处理

① 立即给予半卧位，鼻导管吸氧，心电监护。

② 立即通知医师，准备胸腔闭式引流。

（李正艳、吴春羚）

第三十七章

造口护理技术

【适用范围】

有造口的患者。

【目的】

① 评估造口，清洁造口及周围皮肤，保护造口周围皮肤，避免排泄物刺激造口周围皮肤。

② 帮助患者掌握正确护理造口的方法。

③ 保持大便通畅，预防和治疗造口及造口周围并发症。

【操作流程】

核对患者身份→解释、评估→患者取舒适卧位→解开衣裤→垫中单、置弯盘→戴手套→由上向下撕离造口袋→观察后对折处理造口袋→脱手套，洗手，戴手套→清洁造口及周围皮肤→观察造口及周围皮肤情况→测量造口大小并标记→正确裁剪造口袋底盘→撕去底盘的保护纸→由下向上将造口底盘贴上→排尽造口袋内空气→夹好便袋夹→脱手套→安置患者→交代注意事项→整理用物→洗手、记录。

【评分标准】

造口护理技术操作考核评分标准（100 分）

病区______ 姓名______ 考试日期______ 监考人______ 得分______

项目	操作流程与标准	分值/分	扣分细则	扣分
准备	1. 着装整齐，洗手、戴口罩	2	一项不符合要求 -1	
	2. 用物：无菌手套 2 副、棉球、造口袋及夹子、造口测量尺、治疗碗（内盛温水）、剪刀，必要时备造口护理粉、保护膜、防漏膏 / 防漏贴环、床幔（屏风）、污物桶、弯盘、中单、卫生纸、黄色垃圾袋等	5	缺一项 -1	
	3. 时间选择：餐前 0.5h 或餐后 2h，渗漏时随时更换	3	时机选择不正确 -1	
操作流程	1. 携用物至床旁，核对患者身份	4	查对不认真 -2，未查对 -4	
	2. 向患者解释操作目的，取得合作；评估患者造口类型、造口袋内排泄物及造口周围皮肤情况，患者自理程度及对护理造口方法和知识掌握程度，以决定护理的方式	6	解释不到位 -2，未解释 -4，评估少一项 -1，未评估不得分	

续表

项目	操作流程与标准	分值/分	扣分细则	扣分
操作流程	3. 酌情关闭门窗，拉上床幔（遮挡屏风）	3	一项不符合要求 -1	
	4. 协助患者取舒适卧位，解开衣裤，适当暴露造口部位	3	一项不符合要求 -1	
	5. 将一次性中单垫于同侧腰臀部，弯盘接造口排泄物	4	一项不符合要求 -2	
	6. 戴手套	2	未戴手套 -2	
	7. 由上向下撕离已用的造口袋，注意保护皮肤	7	方向不对不得分	
	8. 观察造口底盘溶胶和渗漏情况，对折造口袋弃入黄色垃圾袋	5	未观察 -3，未弃入垃圾袋 -2	
	9. 脱手套，再次洗手、戴手套	4	一项不符合要求 -2	
	10. 用温水棉球由外到内，轻柔地清洁造口及周围皮肤，再用卫生纸蘸干周围皮肤	6	操作不到位 -2，未清洁 -3	
	11. 观察造口形状、颜色，以及造口周围皮肤的颜色和完整性	3	观察不到位 -2，未观察 -3	
	12. 用造口测量尺测量造口根部的大小、形状，在造口袋底盘上绘线，做记号	7	未测量 -3，未标记 -3	
	13. 沿记号修剪造口袋底盘（注意造口底盘的开口应比造口出皮肤处稍大 1 ～ 2mm），检查边缘是否整齐，若有造口周围皮肤凹陷，可以使用防漏膏或防漏贴环；若造口处有支撑棒，可先把造口底盘“一”字形剪开 1 ～ 2 处，对准造口把支撑棒及肠管套入后再粘贴	8	空隙过大 / 过小各 -5	
	14. 待造口周围皮肤晾干后，撕去底盘的保护纸，按照造口位置由下向上将造口底盘贴上，轻压内侧周围，再由内向外侧加压，将造口袋与造口底盘扣合紧密，排尽造口袋内空气，夹好便袋夹	10	未待干 -2，方向不对 -5，未排尽空气 -2，未夹夹子 -3	
	15. 更换过程中注意询问患者感受	2	未询问 -2	
	16. 脱手套	2	未脱手套 -2	
	17. 协助患者取舒适卧位，向患者交代注意事项（更换造口袋后压造口底盘 15 ～ 20min；排泄物超过 1/3 ～ 1/2 时及时排放；造口底盘发白或卷边时宜尽快更换，造口底盘渗漏时应立即更换等），介绍清洗液的选择、并发症的观察，强调学会自我操作的重要性	4	卧位不适 -2，交代不到位一项 -1，未交代 -4	
	18. 整理床单位，分类处理用物	2	未整理 -2，漏一件 -1	
	19. 洗手、记录	2	未洗手 / 记录各 -1	
评价	1. 操作准确、熟练，查对规范 2. 与患者沟通有效 3. 爱伤观念强	6	酌情扣分	
	4. 操作时间：10min		每超时 30s -0.5	

【注意事项】

① 注意保护患者的隐私。

② 护理过程中应向患者及家属详细介绍操作步骤、操作要点及注意事项。

③ 更换造口袋时应当防止袋内内容物排出污染造口周围皮肤。

④ 撕离造口袋时动作要轻柔，注意保护皮肤，防止损伤；贴造口袋前一定要保证造口周围皮肤干燥。

⑤ 造口袋裁剪时与实际造口方向相反，不规则造口要注意裁剪方向。

⑥ 造口袋底盘与造口黏膜之间保持适当空隙（1 ～ 2mm）。缝隙过大，大 / 小便刺激皮肤易引起皮炎；过小，底盘边缘与黏膜摩擦易引起不适甚至出血。

⑦ 教会患者观察造口周围皮肤的血液循环情况及造口大小。

⑧ 如使用造口辅助用品，应当在使用前认真阅读产品说明书，如使用防漏膏，应当按压底盘 15 ～ 20min。

造口护理技术操作风险防范

一、机械性损伤

1. 发生原因

① 操作不当，暴力揭除。

② 皮肤脆弱。

③ 压力性损伤。

2. 临床表现　造口周围皮肤发红、破损、疼痛。

3. 预防

① 粘贴造口袋时，皮肤脆弱者使用皮肤保护膜保护皮肤。

② 轻柔揭除底盘，必要时使用温水湿润底盘或用黏胶去除剂，方便揭除。

③ 选择无胶带封边的造口底盘。

④ 避免局部受压。

4. 处理　损伤处用生理盐水棉球清洗后，拭干水分，护肤粉外涂后，扫去多余粉剂，涂皮肤保护膜，待干燥后再粘贴造口袋或酌情使用伤口敷料；若为压力性损伤，去除压力源；若为黏胶相关性皮肤损伤，宜选择无胶带封边的造口底盘。

二、造口出血

1. 发生原因

① 肠管黏膜血运丰富。

② 清洁时用力不当。

③ 底盘裁剪过小或边缘不齐。

④ 凝血功能障碍或造口周围静脉曲张等疾病影响。

2. 临床表现 造口黏膜表面或造口根部出血。

3. 预防

① 清洁时动作应轻柔。

② 底盘裁剪合适，边缘整齐。

③ 积极治疗原发病。

4. 处理 浅表渗血可压迫止血，若压迫无效可撒涂造口护肤粉或藻酸盐敷料按压；非造口肠腔的出血，可用浸有1‰肾上腺素溶液的纱布、云南白药粉等外敷，然后用纱布压迫止血或硝酸银烧灼止血；止血无效时报告医师。

三、粘贴不牢

1. 发生原因

① 造口周围皮肤清洁不彻底，残留物导致粘贴不牢。

② 清洁皮肤后未彻底待干。

③ 粘贴前又有粪水、肠液流出，未发现或清洁不彻底。

④ 粘贴后局部按压次数少。

⑤ 更换造口袋后下床活动早或过分活动。

2. 临床表现

① 局部翘边，松动。

② 底盘下有粪水、肠液渗入。

③ 底盘脱落。

3. 预防

① 换袋时彻底清洁皮肤，防止残留物影响粘贴，刺激皮肤。

② 清洁后充分待干。

③ 换袋时避开排泄高峰期，粘贴前确认无粪水及肠液流出。

④ 粘贴后增加按压底盘次数，确保皮肤与底盘贴合紧密。

⑤ 换袋后按压底盘10～15min方可下床活动，并避免过分活动。

4. 处理

① 底盘外周翘边不严重时，可使用水胶体敷料粘贴，增加牢固性。

② 底盘下有粪水、肠液渗入或底盘脱落时，应立即重新更换。

（李正艳、江泽仙）

第三十八章

鼻肠管置入技术

【适用范围】

① 误吸高风险患者。

② 经胃不耐受，反复高胃残留量致肠内营养减量者。

③ 肠道功能基本正常而胃功能受损。

④ 重症患者反复呕吐，误吸、反流。

⑤ 神经外科（脑损伤）胃瘫。

⑥ 重症胰腺炎早期。

【目的】

保证不能经口进食的患者摄入足够的营养、水分和药物，以利早日康复。

【操作流程】

① 置管：确认有效医嘱→核对患者信息→解释、评估→摆体位→铺巾置盘→清洁鼻孔→备胶布→检查并打开鼻肠管、注射器及石蜡油的包装→戴手套→测量长度并标记置入到胃部的长度→润滑鼻肠管→插入至胃部→确认鼻肠管在胃内→暂时胶布固定→抽取胃液，检测胃液在 pH 试纸上的显色（正常为橘红色）→置患者于右侧卧位→边注入温开水边进管→置管到目标位置→抽取肠液（一般为金黄色），检测肠液在 pH 试纸上的显色（一般为墨绿色）→胶布固定→暂时不撤离导丝→拍片确认鼻肠管的位置和走向→擦净患者口鼻，撤去弯盘，脱手套→鼻肠管末端置标识→安置患者→整理用物→洗手、记录。

② 拔管：核对患者信息→解释、评估→去除别针→铺巾置盘→去胶布→拔出鼻肠管→清洁口鼻部，撤巾→安置患者→整理用物→洗手、记录。

【评分标准】

鼻肠管置入技术操作考核评分标准（100 分）

病区______ 姓名______ 考试日期______ 监考人______ 得分______

项目	操作流程与标准	分值/分	扣分细则	扣分
准备	1. 着装整洁，洗手，戴口罩 2. 用物：一次性注射器（20mL）、听诊器、鼻肠管、	2 4	一项不符合要求 -1 缺一项 -1	

续表

项目	操作流程与标准	分值/分	扣分细则	扣分
准备	pH 试纸、石蜡油、棉球、无菌棉签、治疗巾、一次性手套、手电筒、纱布、压舌板、温水、鼻贴、胶布、弯盘、鼻肠管标识贴、手电筒等			
	3. 环境清洁、无异味	2	一项不符合要求 -1	
操作流程	1. 确认有效医嘱，携用物至床旁，核对患者身份	4	未确认 / 核对各 -2	
	2. 向患者解释操作目的，取得合作	2	未解释 -4，解释不到位 -2	
	3. 评估患者合作程度，询问有无插管经历；了解鼻腔状况，包括既往有无鼻部疾患、鼻中隔偏曲等，取下眼镜和假牙	3	评估少一项 -1，未评估不得分	
	4. 协助患者取平卧或半坐卧位，昏迷患者头稍后仰	2	卧位不适 -2	
	5. 将治疗巾垫在患者颌下，弯盘置于口角旁，清洁鼻孔	4	一项不符合要求 -2	
	6. 备胶布，检查并打开鼻肠管、注射器及石蜡油的包装	4	未检查 -2，打开方式不正确 -2	
	7. 戴手套，取出鼻肠管并检查是否通畅	4	未戴手套 -2，未检查 -2	
	8. 测量鼻肠管置入胃部的长度并标记（自前额发际至剑突，或由鼻尖经耳垂至剑突的距离），为 45 ～ 55cm	4	测量不准确 -4	
	9. 润滑鼻肠管前端，右手持鼻肠管，沿一侧鼻孔缓缓插入，插入鼻肠管 10 ～ 15cm 时，嘱患者做吞咽动作，同时顺势将鼻肠管轻轻插入所需长度（在插管过程中适时给予鼓励）	8	未润滑 -2，插管手法不对 -5，插管失败 -8，未指导 -3，未鼓励 -2	
	10. 将鼻肠管用鼻贴固定于鼻翼，验证鼻肠管是否在胃内	4	未验证 -4，验证一种方法或不规范 -3，固定不规范 -3	
	11. 确定鼻肠管在胃内后，抽取部分胃液放于 pH 试纸上，观察胃液在 pH 试纸上的显色，一般是橘红色	4	一项不符合要求 -2	
	12. 确认鼻肠管在胃内后，抽尽胃内气体及胃内容物	3	未抽吸 -3	
	13. 给予患者右侧卧位 30° ～ 45°，将鼻肠管向幽门方向置入，置入时先经鼻肠管向胃内注入 20 ～ 50mL 温水	4	温度及量不合要求各 -2，注入过快 -2	
	14. 再用空针抽 50mL 温水，与空肠管末端相连。一手边注温开水，一手据鼻孔约 5cm 处，在患者吸气时轻柔送管，管路被“吸入”	4	前后未注入温开水各 -2	
	15. 送管过程中观察手距鼻孔处的鼻肠管有无弯曲，如有弯曲，表明遇到阻力，可回撤后再推进	2	未观察 -2	
	16. 一般保证第一次 50mL 温水用完后鼻肠管置入大于 85cm	4	一项不符合要求 -2	

续表

项目	操作流程与标准	分值/分	扣分细则	扣分
操作流程	17. 换第二次 50mL 温水，继续缓慢置入鼻肠管，约95cm 以上处	4	一项不符合要求 -2	
	18. 置管到目标刻度后将鼻肠管用鼻贴固定于鼻翼，抽取肠液一般为金黄色，对肠液进行 pH 试纸测定，pH 试纸显示为墨绿色	6	一项不符合要求 -2	
	19. 暂时不撤离导丝，拍片确认位置和走向	2	未确认 -2	
	20. 置管完毕，擦净患者口鼻，撤去弯盘，脱手套，在鼻肠管末端 10cm 处标注置管时间、长度	4	一项不符合要求 -1	
	21. 撤去治疗巾，协助患者取舒适体位，指导患者维持原卧位 20 ～ 30min	3	未撤巾 -1，卧位不适 -2，未指导 -2	
	22. 经胸片最终确认位置无误后（金标准），拔除导丝，观察导丝有无折痕	2	未拔除导丝 / 观察各 -2	
	23. 拔管 ①核对、评估患者，向患者解释 ②去除别针，将治疗巾和弯盘置于患者颌下，去胶布 ③指导患者深呼吸，在患者呼气时拔管，到咽喉处迅速拔出，清洁口鼻部，撤巾	6	拔管一项不符合要求 -1	
	24. 整理床单位及用物，洗手，记录（鼻肠管：置管深度、时间，患者反应等；拔管：拔管时间、患者反应）	3	一项不符合要求 -1	
评价	1. 操作准确、熟练，查对规范 2. 体现人文关怀，与患者沟通有效，爱伤观念强 3. 操作时间：12min	2	酌情扣分 每超时 30s -0.5	

【注意事项】

① 置管 65 ～ 75cm，鼻肠管导管头端应在幽门口附近，要耐心缓慢操作，置管大于 85cm 可以判断鼻肠管位置。

② 妥善固定防脱管，经常检查有无移位。

③ 每次鼻饲前应证实鼻肠管通畅，并用少量温水冲管后再进行喂食，鼻饲完毕后再次注入少量温开水，防止鼻饲液凝结。

④ 鼻饲过程中，间断冲管防堵管，每 2 ～ 4h 用 30mL 温水脉冲式冲管 1 次。

⑤ 鼻饲后 30min 内应避免搬动患者或进行可能引起误吸的操作，如吸痰等。痰液较多的患者应在鼻饲前给予吸痰，鼻饲后保持半卧位 20 ～ 30min。

⑥ 长期鼻饲者每日口腔护理 2 次。

⑦ 昏迷患者插管时先将头后仰，插入 10 ～ 15cm 后将头前倾，下颌尽量靠近胸骨，再插入胃管。

⑧ 拔管后注意观察患者进食情况。

⑨ 禁忌证：食管静脉曲张、食管出血、肠道吸收障碍、肠梗阻、急腹症。

⑩ 并发症：腹泻、误吸、恶心、呕吐、鼻黏膜损伤、咽黏膜损伤、食管黏膜损伤、喂养管移位、脱出、喂养管周围瘘或皮肤感染。

（李正艳、江泽仙）

第三十九章

三腔二囊管准备技术

【适用范围】

食管 - 胃底静脉曲张破裂出血的患者。

【目的】

① 抽吸尽胃内积液（血）、积气，减轻胃扩张。

② 肝硬化食管 - 胃底静脉破裂出血的压迫止血。

③ 了解胃液的性状、量，为临床判断疾病和治疗提供依据。

【操作流程】

确认有效医嘱→核对患者身份→解释、评估→患者取舒适卧位→指导并训练患者做吞咽动作→检查并清洁鼻腔→备胶布→正确打开三腔二囊管、注射器→充气检查各气囊并做好标记→正确测量三腔二囊管放置长度→插管前用石蜡油润滑。

【评分标准】

三腔二囊管准备技术操作考核评分标准（100 分）

病区______ 姓名______ 考试日期______ 监考人______ 得分______

项目	操作流程与标准	分值/分	扣分细则	扣分
准备	1. 着装整洁，洗手，戴口罩、帽子 2. 用物：治疗盘、治疗巾、三腔二囊管、治疗碗（内装冷开水）、一次性注射器（50mL）、止血钳、弯盘、棉签、石蜡油、纱布、床边牵引装置、绳子、0.5kg 的牵引重物、牵引固定架、听诊器、记录本、胶布、绷带、剪刀、无菌手套、污物桶等 检查一次性物品质量 3. 环境整洁、安静，光线明亮	3 12 2	一项不符合要求 -1 缺一项 -1 一项不符合要求 -1	
操作流程	1. 确认有效医嘱，携用物至床旁，核对患者身份 2. 评估患者出血原因、生命体征、配合程度，观察患者神志，询问患者有无鼻息肉、鼻甲肥大，有无假牙等，向患者解释操作目的、注意事项，取得理解与配合	6 10	一项不符合要求 -1 未评估 -4，评估不全面 -1，未解释 -4	

续表

项目	操作流程与标准	分值/分	扣分细则	扣分
操作流程	3. 协助患者取舒适卧位，关闭门窗，屏风遮挡	6	一项不符合要求 -2	
	4. 指导并训练患者插管配合的吞咽动作	6	未训练不得分	
	5. 检查并清洁鼻腔，撕胶布 2 条	5	未清洁 -2，未备胶布 -3	
	6. 正确打开三腔二囊管、注射器	6	一项不符合要求 -2	
	7. 分别标记三腔通道外口，检查三腔管道是否通畅	8	未标记 -4，未检查 -2	
	8. 用 50mL 注射器分别向胃气囊管（200 ～ 300mL）和食管气囊管（100 ～ 150mL）通气，检查气囊膨胀是否均匀，在装水的治疗碗中试气，检查有无漏气、变形，抽净囊内气体备用	10	一项不符合要求 -2	
	9. 正确测量三腔二囊管放置长度	8	未测量长度不得分	
	10. 插管前用石蜡油润滑三腔管前端及气囊管	8	一项不符合要求 -1	
评价	1. 操作准确、熟练，查对规范 2. 严格执行查对制度，与患者沟通有效 3. 爱伤观念强	10	酌情扣分	
	4. 操作时间：6min		每超时 30s -0.5	

【注意事项】

① 准备过程中，气囊需及时做好标记，以免混淆。

② 气囊充气后，在水中应均匀全面试气，以检查有无漏气。

③ 气囊需抽尽空气备用。

三腔二囊管准备技术操作风险防范

一、上消化道黏膜损伤

1. 发生原因

① 患者紧张、恐惧、不合作或操作者技术欠熟练加上三腔二囊管质地较软，导致插入困难，强行插入损伤食管黏膜。

② 操作者动作粗暴或反复插管损伤食管黏膜。

③ 三腔二囊管置入前未充分润滑，造成食管黏膜损伤。

④ 气囊压迫时间过长、牵引力量过大，导致食管黏膜缺血、糜烂坏死、出血。

⑤ 患者因不能耐受三腔二囊管压迫止血所带来的不适或患者不合作，强行拔管。

⑥ 拔管困难的情况下强行拔管。

2. 临床表现 食管黏膜发生溃疡或缺血坏死，胸骨后有疼痛不适感。

3. 预防

① 食管气囊压力不宜过高，防止压迫食管黏膜发生溃疡。

② 每隔 12 ～ 24h 放气或缓解牵引一次，以免发生缺血坏死，一般放气 30min 后可再充气，放气前口服液体石蜡 20mL。

4. 处理

① 拔管时，先将食管气囊的空气抽出，再抽胃囊，然后口服 20 ～ 30mL 石蜡油，随后将管缓慢退出，以防加重黏膜损伤。

② 若病情允许，可以稍延长放气的时间然后再充气。

二、窒息

1. 发生原因

① 插管时三腔二囊管未完全通过贲门，使胃囊嵌顿于贲门口或食管下端即予充气，是导致胸闷、气急、呼吸困难的主要原因。

② 插管后口腔分泌物增多，或呕血被吸入气管，引起呼吸困难或窒息。

③ 患者剧烈恶心呕吐导致胃囊破裂，或胃囊漏气、胃囊充气不足，三腔二囊管由于牵引而从胃内滑出，食管气囊压迫咽喉部或气管，出现呼吸困难或窒息。

2. 临床表现 轻者呼吸困难、缺氧、面色发绀，重者出现面色苍白、四肢厥冷、大小便失禁、鼻出血、抽搐、昏迷，甚至呼吸停止。

3. 预防

① 使用前必须检查双囊是否漏气，使用前应该检查管和囊的质量，橡胶老化或气囊充盈后囊壁不均匀者不宜使用。

② 胃气囊充气应适量或牵引不宜过大，一般胃气囊注气量 200mL，牵引重物 0.5kg。

③ 密切监测患者神志、呼吸、氧饱和度情况。

4. 处理

① 若发生窒息，应立即剪断并拔出三腔二囊管。

② 胃气囊充气不足或牵引过大，会出现双囊向外滑脱，压迫咽喉，出现呼吸困难甚至窒息，应立即予以放气处理。

三、心律失常

1. 发生原因

① 置管时，胃囊嵌顿在贲门或食管下端，通过胃迷走反射而引起心律失常。

② 胃气囊漏气或充气不足，三腔二囊管向外滑出，进入食管下段挤压心脏。

2. 临床表现 因食管气囊压力过高或胃气囊向外牵拉力过大而压迫心脏，可能出现频繁早搏。

3. 预防

① 气囊压迫期间，须密切观察脉搏、呼吸、血压、心律的变化。

② 食管气囊压力不宜过高，一般注气量 150mL 左右，胃气囊充气量不宜过少，一般 200mL 左右。

4. 处理

① 出现频繁早搏时应抽尽囊内气体，将管向胃内送入少许后再充气。

② 如症状明显，应视病情暂缓压迫。

（李正艳、江泽仙）

第四十章
洗胃技术

【适用范围】

① 口服毒物中毒6h内，但超过6h者也不能轻易放弃洗胃。

② 胃手术前及检查前准备。

【目的】

① 解毒，清除胃内容物，避免毒物吸收，利用不同的灌洗液进行中和解毒。

② 减轻胃黏膜水肿。

③ 手术或某些检查前的准备。

【操作流程】

确认有效医嘱→核对患者身份、洗胃液名称→解释、评估→签订知情同意书→配制合适的洗胃液→正确连接洗胃机各管路→患者取舒适卧位→戴手套→清洁鼻腔→检查胃管→测量插管长度并标记→插入胃管→根据医嘱留取胃液送检→正确连接洗胃机各管道→洗胃→严密观察→洗胃结束，分离胃管与冲洗管→拔除胃管→漱口→擦净患者面部污物→整理用物→脱去手套→安置患者→交代注意事项→洗手、记录→再评估→正确清理洗胃机及各管路。

【评分标准】

洗胃技术（全自动洗胃机）操作考核评分标准（100分）

病区______ 姓名______ 考试日期______ 监考人______ 得分______

项目	操作流程与标准	分值/分	扣分细则	扣分
准备	1. 护士：按要求着装，洗手，戴口罩 2. 用物：电动洗胃机及附件、手套、手电筒、纱布2块、治疗巾、弯盘、棉签、石蜡油、牙垫、听诊器、50mL注射器、血管钳、有刻度的洗胃桶和污物桶、水温计等，根据病情准备洗胃液、消毒桶2个，必要时备压舌板、开口器 检查机器性能及用物有效期 3. 环境：清洁、光线明亮	2 4 1	一处不符合要求 -1 缺一项 -1 一处不符合要求 -0.5	
操作流程	1. 确认有效医嘱，核对患者身份、洗胃液名称 2. 评估患者意识、瞳孔，去除口鼻分泌物，有义齿摘下，保持呼吸道通畅，监测生命体征，建立静脉通路，仔细询	4 8	一项不符合要求 -2 一项不符合要求 -2	

续表

项目	操作流程与标准	分值/分	扣分细则	扣分
操作流程	问既往史、过敏史和毒物种类、途径、中毒时间，向患者及家属解释操作目的、注意事项并签订知情同意书，评估患者配合程度，必要时予以约束			
	3. 根据病情，配制合适的洗胃液，温度 25 ～ 38℃	4	洗胃液不正确 -2，未测温 -2	
	4. 正确连接洗胃机各管路，将进、排水管分别放入洗胃液桶（管口必须在液面以下）和污物桶，接电源，开机循环 2 次，排尽管内空气，按暂停 / 开始键，使其停止在出胃状态，按复位键，备用	10	一处不符合要求 -2	
	5. 患者取合适卧位（清醒者取坐位，中毒较重者左侧卧位，昏迷患者平卧头偏向一侧），注意保暖，备胶布，铺治疗巾，放弯盘	4	一处不符合要求 -1	
	6. 戴手套、清洁鼻腔（从口腔插管者需检查及取下活动义齿）	4	未戴手套 -2，未清洁鼻腔 -2	
	7. 检查胃管是否通畅，测量插管长度（前额发际至胸骨剑突），做好标记	6	未检查 -2，未测量 -2，未标记 -2	
	8. 用牙垫保护口腔，用石蜡油润滑胃管前端（15cm）后自鼻腔或口腔插管，插管至咽部（插入 14 ～ 16cm）时，对于清醒患者嘱其头略低并做吞咽动作（对于昏迷患者，用左手将患者头部托起，使下颌靠近胸骨），随后迅速插入胃管至所量长度（一般 55 ～ 60cm），验证胃管在胃内（抽吸胃液或注入 10 ～ 20mL 空气听气过水声），妥善固定，根据医嘱留取胃液送检	8	未润滑 -2，长度不准确 -5，置管一次不成功 -5，未验证 -3，未固定 -2，未留标本 -2	
	9. 连接洗胃机管道，按暂停 / 开始键，自动反复灌洗（按液量平衡键，调整液体进出平衡），灌洗量 300 ～ 500mL/次，至洗出液澄清无味为止	10	连接不合要求 -2，不会正确使用“液量平衡键”此项不得分	
	10. 洗胃过程中，随时注意观察洗出液的性质、颜色、气味、量及患者面色、腹部体征、生命体征变化	4	未询问 -2，未鼓励 -2，未观察 -3，洗胃不彻底 -2	
	11. 洗胃结束，分离胃管与冲洗管，反折胃管口或将其前端夹住，轻柔缓慢拔管，拔管至咽部时，嘱屏气，迅速拔出，放入弯盘内	6	一处不符合要求 -2	
	12. 协助患者漱口（昏迷者禁忌漱口），擦净患者面部污物	4	一处不符合要求 -2	
	13. 整理床单元及用物，脱去手套，协助取舒适体位，交代注意事项	4	一处不符合要求 -2	
	14. 洗手，记录（灌洗液名称、量，洗出液的颜色、气味、性质、量，患者的全身反应）	4	未洗手 -2，未记录 -2，记录不全 -1	
	15. 再评估有无损伤胃黏膜，患者胃内毒物清除状况，中毒症状有无缓解	4	未再评估 -4	

续表

项目	操作流程与标准	分值/分	扣分细则	扣分
操作流程	16. 正确清理洗胃机及各管路：将各连接管分别放入500mg/L 含氯消毒液中，开机运转 30min，将其提出水面，水排空后，分别放入清水中运转 3 ～ 5 次，水排空后关机，分离。仪器外表面用浸有含氯消毒液（500mg/L）的微湿布巾进行擦拭，30min 后用微湿的清水布巾擦拭	6	未正确清理洗胃机及管路 -2，其他酌情扣分	
评价	1. 操作准确、熟练，查对规范 2. 急救意识及爱伤观念强 3. 操作时间：10min	3	酌情扣分 每超时 30s -0.5	

【注意事项】

① 呼吸、心搏骤停者，应先复苏，后洗胃。

② 洗胃前应检查生命体征，如有呼吸道分泌物增多或缺氧，应先吸痰，再插胃管洗胃。

③ 尽早开放静脉通道，遵医嘱给药。

④ 插胃管时，用石蜡油充分润滑，动作应轻柔、快、准，防止损伤黏膜，避免误入气管。

⑤ 当中毒物质不明时，洗胃液选择温开水或生理盐水；吸或抽出的胃内容物应送检；毒物性质明确后采用高效解毒剂洗胃。

⑥ 幽门梗阻患者洗胃宜在饭后 4 ～ 6h 或空腹进行，并记录胃内潴留量。

⑦ 洗胃过程中，密切观察患者面色、脉搏、呼吸、血压及洗出液的性质、颜色、气味、量。一旦排出液呈血性或患者感觉腹痛、血压下降，应立即停止洗胃，及时通知医生予以处理。

⑧ 洗胃原则：快进快出，先出后入，出入平衡，反复冲洗，直至水清无色味。

⑨ 洗胃过程中应注意变换体位，以利毒物排出；结束时胃管保持一定时间（有机磷中毒者，胃管应保留 24h 以上），以利再次洗胃；拔管时嘱患者屏气，然后反折胃管快速拔出，防止误吸。

⑩ 洗胃禁忌证：强腐蚀性毒物中毒（可给予药物或物理性拮抗剂，如牛奶、豆浆、蛋清、米汤等）、肝硬化伴食管胃底静脉曲张、胸主动脉瘤、近期内有上消化道出血及胃穿孔、胃癌等。

洗胃技术操作风险防范

一、上消化道出血

1. 发生原因

① 插管创伤。

② 慢性胃病经毒物刺激使胃黏膜充血、水肿、糜烂。

③ 患者剧烈呕吐造成食管黏膜撕裂。

④ 当胃内容物基本吸尽、排尽后，胃腔缩小，胃前后壁互相贴近，胃管直接吸附于局部胃黏膜，易因洗胃机的抽吸造成胃黏膜破损和脱落而引起胃出血。

⑤ 烦躁、不合作的患者，强行插管引起食管、胃黏膜出血。

2. 临床表现 洗出液呈淡红色或鲜红色，清醒患者主诉胃部不适、胃痛，严重者脉搏细弱、四肢冰凉、血压下降、呕血、黑便等。

3. 预防

① 选用合适的胃管，不宜太粗。

② 插管动作要熟练、轻柔，成人插入深度为 55 ～ 60cm。

③ 洗胃压力适宜，控制在 ±50kPa 之间。

4. 处理

① 立即停止洗胃。

② 通知医生，建立静脉通路，遵医嘱用药。

③ 大量出血时应及时备血、输血，以补充血容量。

二、胃穿孔

1. 发生原因

① 多见于误食强酸强碱等腐蚀性毒物而洗胃者。

② 患者患有活动性消化道溃疡，近期有上消化道出血、肝硬化并发食管静脉曲张等洗胃禁忌证者。

③ 洗胃管堵塞，出入量不平衡，短时间内急性胃扩张，继续灌入液体，导致胃壁过度膨胀，造成破裂。

④ 医务人员操作不慎，大量气体被吸入胃内导致胃破裂。

2. 临床表现 患者自感腹痛、腹胀，脸色苍白，脉细速，X 线示膈下游离气体，腹部 B 超检查可见腹腔有积液。

3. 预防

① 严格掌握洗胃指征，误服腐蚀性化学品者，禁忌洗胃，洗胃前详细询问病史，有消化道溃疡病史但不处于活动期者洗胃液应相对减少，一般 300mL/ 次左右，避免穿孔。

② 注意出入液量的平衡。

③ 电动洗胃机洗胃时压力不宜过大。

④ 洗胃过程中严密观察病情变化，如神志、瞳孔、呼吸、血压及上腹部是否饱胀，有无烦躁不安、腹痛等。

4. 处理 立即停止洗胃，通知医生，做好术前准备。

三、窒息

1. 发生原因

① 清醒患者可因胃管或洗胃液的刺激引起呕吐反射，昏迷患者因误吸而窒息。

② 口服毒物对咽喉部的刺激损伤造成喉头水肿，尤其是严重有机磷中毒的患者，有机磷毒物引起的毒蕈碱样症状主要表现为平滑肌痉挛及腺体分泌亢进，气道分泌物增多，流涎，易导致呼吸道阻塞，造成呼吸困难、缺氧。

③ 胃管的位置判断错误，洗胃液误入气管引起窒息。

2. 临床表现 躁动不安、呼吸困难、发绀、呛咳，严重者可出现心搏骤停。

3. 预防

① 插管前在胃管涂石蜡油，以减少对喉头的摩擦和刺激。

② 患者取侧卧位，及时清除口、鼻腔分泌物，保持呼吸道通畅。

③ 医务人员熟练掌握插管技术，严格按照验证胃管在胃内的 2 种方法进行检查，确认胃管在胃内后，方可进行洗胃操作。

④ 洗胃过程中，护士不可离开，严密观察生命体征变化，注意灌洗液出入平衡。

⑤ 昏迷患者禁止催吐，防窒息。

4. 处理

① 立即将患者置于平卧位，头偏向一侧，清除口腔呕吐物，在喉镜明视下吸出气道内异物。

② 面罩加压给氧，心电监测。

③ 必要时行气管插管、机械通气。

四、心搏、呼吸骤停

1. 发生原因

① 心脏病患者，可由于插管给患者带来痛苦、不适、呕吐甚至挣扎，情绪紧张，心脏负荷加重，诱发心力衰竭。

② 胃管从口腔或鼻腔插入经食管移行处时，刺激迷走神经，反射性引起呼吸、心搏骤停。

③ 患者处于深昏迷、抽搐、呼吸衰竭状态，强行洗胃可致缺氧加重引起心搏骤停。

2. 临床表现 患者神志突然丧失，大动脉搏动和心音消失，呼吸停止。

3. 预防

① 昏迷及心脏病患者洗胃宜慎重。

② 插管洗胃过程中，动作应轻柔、规范、迅速。

③ 洗胃过程中心电监护，专人护理。

④ 使用阿托品可起到预防作用。

4. 处理 心跳停止者立即给予心肺复苏。

五、虚脱及寒冷反应

1. 发生原因 患者恐惧、躁动不安、恶心、呕吐，机械性刺激迷走神经，张力亢进，心动过缓加之保温不好，洗胃液过凉等因素。

2. 临床表现 患者面色苍白、口唇发绀、全身皮肤湿冷、寒战、脉搏细弱。

3. 预防

① 清醒患者洗胃前应做好心理疏导，尽可能消除患者紧张恐惧的情绪，以取得合作，必要时使用适当镇静剂。

② 洗胃液温度应控制在 25 ～ 38℃之间。

4. 处理

① 给患者保暖，及时更换浸湿衣物。

② 遵医嘱用药，减少腺体分泌。

③ 心理护理，缓解紧张情绪。

（李正艳、江泽仙）

第四十一章

末梢毛细血管血糖测量技术

【适用范围】

糖尿病患者及需要了解血糖波动情况的患者。

【目的】

监测患者血糖水平，评价代谢指标，为临床治疗提供依据。

【操作流程】

确认有效医嘱→血糖仪质控→核对患者身份→解释→确认是否进餐和（或）进餐时间→检查患者采血部位皮肤情况→插入试纸，自动开启血糖仪→核对并调整血糖仪编码→消毒皮肤，待干→再次核对→采血→擦去第一滴血→出现滴血的符号时吸取足量的血液→按压止血→读取血糖值并告知患者→再次核对→洗手、记录→安置患者→交代注意事项→整理用物→洗手。

【评分标准】

末梢毛细血管血糖测量技术操作考核评分标准 (100 分)

病区______ 姓名______ 考试日期______ 监考人______ 得分______

项目	操作流程与标准	分值 / 分	扣分细则	扣分
准备	1. 着装整洁，洗手，戴口罩	2	一项不符合要求 -1	
	2. 用物：治疗盘、血糖仪、匹配的血糖试纸、一次性采血针头、质控液、75% 酒精、无菌棉签、记录单、弯盘、锐器盒等	6	缺一项 -1	
	检查物品的质量和有效期	2	未仔细检查 -2	
操作流程	1. 核对医嘱	3	核对不认真 -1，未核对 -3	
	2. 血糖仪质控：插入试纸自动开启血糖仪，将质控液摇匀，弃去第一滴，滴或吸在试纸上。查看并判断质控结果，洗手并记录	13	试纸污染 -3，质控液未摇匀 -3，未弃去第一滴 -3，未洗手 -2，未记录 -2	
	3. 携用物至床旁，核对患者身份。向患者解释测血糖的目的、方法。确认是否进餐和（或）进餐时间	9	未核对 -3，未解释 -3, 未确认进餐时间 -3	

续表

项目	操作流程与标准	分值/分	扣分细则	扣分
操作流程	4. 检查患者采血部位皮肤情况，检查是否清洁，指导患者手臂下垂 5 ～ 10s	6	未检查皮肤情况 -2，不清洁 -2，未指导下垂 -2	
	5. 插入试纸，自动开启血糖仪。核对并调整血糖仪编码，使之与试纸编码一致（免调码血糖仪无需核对调整）	5	编码不一致 -3	
	6. 选择指腹两侧任一部位（避开指腹神经末梢丰富部位，减轻疼痛），75% 酒精消毒皮肤，待干	6	选择部位不正确 -2，污染一次 -2，酒精未干 -2	
	7. 再次核对，将采血针紧紧压住采血部位，按下释放按钮	6	未核对 -3，采血针使用不规范 -3	
	8. 擦去第一滴血，显示滴血界面时，滴（或吸）于试纸合适的需血量，干棉签按压止血，等待结果	16	未擦去第一滴血 -2，滴或吸血过早 -2，采血过多或过少 -2，测量一次不成功 -10	
	9. 读取血糖值，告知患者	4	未读取 -2，未告知患者 -2	
	10. 再次核对，消毒手并记录测量时间、血糖结果，签名	6	未核对 -3，记录缺一项 -1	
	11. 协助患者取舒适卧位，交代注意事项	4	卧位不适 -2，交代不全 -1，未交代 -2	
	12. 整理用物，洗手	4	未整理 -2，未洗手 -2	
评价	1. 操作准确、熟练，衔接流畅 2. 操作中体现人文关怀 3. 操作时间：6min	8	酌情扣分 每超时 30s -0.5	

【注意事项】

① 选择采血部位：一般选择无名指、中指和小指的指尖两侧；婴幼儿可从拇指或足跟部采血；偏瘫患者在健侧采血；不在输液侧肢体采血；避开水肿或感染部位；注意部位交替轮换，以免形成疤痕；不要反复用力挤压采血部位。

② 血糖试纸：保存在阴凉干燥的地方，不可放在冰箱内或阳光下。每次只取用 1 张试纸，取出试纸时注意不要触碰试纸条的测试区，并且迅速盖紧瓶盖。一瓶新试纸应在其规定的时间内用完（厂家不同期限不同）。

③ 运动后应休息 30min 再测血糖；避免患者过度紧张，因其会升高血糖。

④ 采血部位待酒精干后实施采血。

⑤ 滴 / 吸血于试纸后观察血量是否合适。

⑥ 血糖异常，应汇报医生，遵医嘱采取措施，必要时复检静脉生化血糖。

⑦ 血液中红细胞比容、缺氧状态、吸氧等均可影响末梢血糖测定结果，必要

时复检静脉生化血糖。

⑧ 按不同血糖仪的要求，定期对仪器进行清洁与校正。

末梢毛细血管血糖测量技术操作风险防范

一、感染

1. 发生原因

① 操作前未洗手。

② 采血前后未严格执行无菌操作。

③ 采血针重复使用。

2. 临床表现　采血部位红肿热痛，局部压痛明显。

3. 预防

① 采血前洗手，严格无菌操作，采血部位消毒符合要求。

② 采血针头一人一用一废弃。

③ 采血部位避免太靠近指甲，以免增加感染的危险。

4. 处理　针刺局部感染，可外涂含碘消毒液；感染严重者，控制感染，必要时遵医嘱使用抗菌药物。

二、疼痛

1. 发生原因

① 采血部位不规范。

② 酒精未干透就进行采血。

③ 采血针头重复使用。

④ 采血针头刺入过深。

2. 临床表现　采血部位刺痛。

3. 预防

① 采血前向患者解释，消除紧张心理，取得患者配合。

② 采血在酒精干透后进行。

③ 将采血针紧靠指腹侧面采血，切勿在指尖采血。无名指指腹血管丰富而神经末梢分布较少，相对不痛而且出血充分。

④ 避免采血针头重复使用。

⑤ 根据手指皮肤情况调节采血针头刺入的深度。

4. 处理　安慰患者。

三、血糖测量结果不准确

1. 发生原因

① 错误的操作程序。

② 试纸保存不当。

③ 采血方法不正确、血量不足等。

④ 血糖仪不清洁。

⑤ 其他因素影响：温度、湿度、pH 值、海拔高度、干扰物质（对乙酰氨基酚、维生素 C、水杨酸、尿酸、胆红素、甘油三酯等内源性和外源性物质）。

2. 表现 血糖的实际值与检测值误差超过 ±15%。

3. 预防

① 熟练掌握血糖仪的操作程序，使用每台血糖仪前仔细阅读说明书。

② 妥善保管试纸，防止试纸变质、变性。

③ 酒精干透后采血，采血量应合适，采血时避免因血流不畅而过度挤压等。

④ 血糖仪要定期检查、清洁、保养，尤其是采用光化学技术的血糖仪。

⑤ 测定环境符合要求并关注其他影响因素，例如血液比积偏差，血液中的其他糖类、内源性物质、药物影响等。

4. 处理 查找原因，重新测量，必要时更换血糖仪，做生化比对等。

（李正艳、江泽仙）

第四十二章

胰岛素笔注射技术

【适用范围】

使用胰岛素的患者。

【目的】

纠正胰岛素绝对或相对不足，控制血糖水平。

【操作流程】

确认有效医嘱→核对患者身份→解释→正确安装笔芯→75%酒精消毒笔芯前端橡皮膜→正确安装针头→摘去针头保护帽→排气→核对剂型，调至所需剂量→患者取合适的体位→选择正确注射部位→消毒皮肤并待干→再次核对→正确方法注射→注射完毕（回零），停留至少10s，快速拔针→按压片刻→正确处理针头→再次核对→安置患者→交代注意事项→整理用物→洗手，记录。

【评分标准】

胰岛素笔注射技术操作考核评分标准（100分）

病区______　姓名______　考试日期______　监考人______　得分______

项目	操作流程与标准	分值/分	扣分细则	扣分
准备	1. 着装整洁，洗手，戴口罩	2	一项不符合要求 -1	
	2. 用物：300U/3mL胰岛素制剂（与胰岛素笔匹配）、胰岛素笔、注射用针头、75%酒精、棉签、锐器盒、弯盘等	5	缺一项 -1	
	3. 检查物品质量和有效期，胰岛素笔的旋钮和推杆是否正常	2	漏检查一项 -1	
操作流程	1. 确认有效医嘱，携用物至床旁，核对患者身份	4	未核对各 -2	
	2. 向患者解释，询问患者是否备餐	5	未解释 -2，未询问 -3	
	3. 扭开笔芯架，将推杆归位，安装笔芯（特充装置省略此步骤）	6	推杆未归位 -3，安装不熟练 -3	

续表

项目	操作流程与标准	分值/分	扣分细则	扣分
操作流程	4. 如注射的胰岛素为混悬液，应先将胰岛素笔水平滚动和上下翻动各10次，直到药液成为均匀的云雾状白色液体	7	未混匀 -5，混匀方法不正确 -2	
	5. 75% 酒精消毒笔芯前端橡皮膜	3	未消毒 -3	
	6. 正确安装针头（垂直刺入，拧紧）	4	安装不正确 -4	
	7. 摘去针头保护帽，排气（调节2单位胰岛素剂量，针尖垂直向上，直至有一滴药液出现在针尖上，如无药液，重复操作）	6	未排气 -2，排气方法不正确 -2，污染针头 -2	
	8. 核对剂型，调至所需剂量	6	未核对 -3，未调节 -3	
	9. 协助患者取合适的体位，选择正确注射部位（腹部、大腿外侧、上臂三角肌下缘、臀部），观察注射部位皮肤情况	6	体位不当 -2，部位选择不合理 -2，未观察 -2	
	10. 用 75% 酒精消毒皮肤待干	3	消毒手法不正确 -1，范围不够 / 污染 -2	
	11. 再次核对	2	未核对 -2	
	12. 判断是否捏皮，右手握笔式，垂直或45°快速进针［使用4mm或5mm针头时，大部分患者无需捏皮垂直进针；≥ 6mm针头需捏皮和（或）45°进针］。右拇指按压旋钮缓慢匀速推注药液	9	未判断捏皮 -2，持握手法不正确 -3，进针角度不正确 -2，速度不符合要求 -2	
	13. 注射完毕（回零），针头在皮下停留至少10s，快速拔针，用无菌干棉签轻压针眼	8	未归零 -3，未停留或停留时间过短 -3，未按压 -2	
	14. 套上外针帽，卸下针头，弃于锐器盒	4	针头未卸 -2，未置锐器盒 -2	
	15. 再次核对	2	未核对 -2	
	16. 协助患者取舒适卧位，告知患者胰岛素注射后的进餐时间、低血糖的症状和防范措施	6	卧位不适 -1，未告知 -5	
	17. 整理用物，洗手，记录	6	一项不符合要求 -2	
评价	1. 操作准确、熟练，无菌观念强 2. 体现人文关怀 3. 操作时间：8min	4	酌情扣分 每超时 30s -0.5	

【注意事项】

（1）用物准备时要检查一次性胰岛素笔或笔芯，确保未破裂或折断，检查胰岛素的剂型、失效期及外观。

（2）注射前必须排气，以确保注射通畅及剂量准确。

（3）观察与评估注射部位皮肤情况。

（4）注意注射部位的轮换。

（5）胰岛素注射后的进餐时间

① 速效和预混速效［赖脯胰岛素注射液（优泌乐）、门冬胰岛素注射液（诺和

锐）、精蛋白锌重组赖脯胰岛素混合注射液（优泌乐 25）、门冬胰岛素注射液 30（诺和锐 30）]：注射后即刻到注射后 15min 内，必要时可在餐后立即给药（如果患者特殊情况，不确定能吃进多少饭，餐前先不注射，可在餐后立刻根据进食情况补注射）。

② 短效和预混短效［重组人胰岛素注射液 R（优泌林 R）、混合重组人胰岛素注射液（混合优泌林）、生物合成人胰岛素注射液 R（诺和灵 R）、精蛋白生物合成人胰岛素注射液 30R（诺和灵 30R）］：注射后 30min。

③ 中效胰岛素［生物合成人胰岛素注射液 N（诺和灵 N）、重组人胰岛素注射液 N（优泌林 N）］如果进食的话，则在注射后 45 ～ 60min。

④ 长效胰岛素［甘精胰岛素注射液（来得时）］与进食时间无关，因其吸收无高峰。

胰岛素笔注射技术操作风险防范

胰岛素注射可引起低血糖反应、皮下脂肪增生和萎缩、疼痛、出血、虚脱、针头弯曲或针体折断等并发症。疼痛、虚脱的发生原因、临床表现、预防及处理详见皮内注射技术操作风险防范，其他并发症的风险防范如下：

一、低血糖反应

1. 发生原因 皮下注射胰岛素剂量过大，注射部位过深，在运动状态下注射，注射后局部热敷、按摩引起温度改变，导致血流加快而胰岛素的吸收加快。

2. 临床表现 突然出现饥饿感、头晕、心悸、出冷汗、软弱无力、心率加快，重者虚脱、昏迷，甚至死亡。

3. 预防

① 严格给药剂量、时间、方法。

② 根据患者的营养状况、针头长度选择合适的进针角度，避免误入肌肉组织。

③ 避免注入皮下小静脉血管中。

④ 注射后勿剧烈运动、按摩、热敷、日光浴、洗热水澡等。

4. 处理 注射胰岛素后，密切观察患者情况，如发生低血糖症状，立即监测血糖，同时口服糖水、糖块等易吸收的碳水化合物，严重者可静脉推注 50% 葡萄糖 40 ～ 60mL。

二、皮下脂肪增生和萎缩

1. 发生原因

① 同一部位反复长期注射、针头重复使用、长时间使用胰岛素。

② 注射部位感染。

③ 胰岛素结晶引发的机体对脂肪细胞产生的局部免疫反应可造成脂肪萎缩。

2. 临床表现

① 皮下脂肪增生表现：注射部位皮下组织呈现增厚的“橡皮样”病变，质地硬，或呈瘢痕样改变。

② 皮下脂肪萎缩表现：脂肪细胞缺失，表现为皮肤不同程度的凹陷。

3. 预防

① 轮换注射部位，避免在同一处多次反复注射，避免在瘢痕、炎症、皮肤破损处注射。

② 胰岛素注射针头应一次性使用。

③ 操作者严格执行无菌技术操作，防止注射部位感染。如皮肤不洁者，先用清水清洗干净，再消毒，酒精干后再注射。

4. 处理 已形成皮下增生和萎缩者，应停止在皮下增生和萎缩的部位注射，一般不久就会消退。

三、出血和淤血

1. 发生原因

① 注射时针头刺破血管。

② 患者本身有凝血机制障碍，拔针后局部按压时间过短，按压部位欠准确。

2. 临床表现 拔针后少量血液自针眼流出。对于迟发性出血者可形成皮下血肿，注射部位肿胀、疼痛，局部皮肤淤血。

3. 预防

① 正确选择注射部位，避免刺伤血管。

② 对凝血机制障碍者，注射完毕后，按压部位要准确，适当延长按压时间。

4. 处理

① 如针头刺破血管，立即拔针，按压注射部位，重新更换注射部位。

② 形成皮下血肿者，可根据血肿的大小采取相应的处理措施。

四、针头弯曲或针体折断

1. 发生原因

① 针头质量差，如针头过细、过软；一次性注射针头重复使用；针头钝，欠锐利；针头有钩，针头弯曲等。

② 进针部位有硬结或瘢痕。

③ 操作人员注射时用力不当或患者不配合。

2. 临床表现 患者感觉注射部位疼痛。若针体折断，检查见针头不完整，折断的针体停留在注射部位上，患者惊慌、恐惧。

3. 预防

① 胰岛素注射针头一次性使用，注射前认真检查针头质量。

② 不可在局部皮肤有硬结或瘢痕处进针。

③ 协助患者取舒适体位，操作人员注意进针手法、力度及方向。

4. 处理

① 若出现针头弯曲，更换针头后重新注射。

② 一旦发生针体断裂，医护人员要保持镇静，立即用一手捏紧局部肌肉，嘱患者放松，保持原体位，勿移动肢体或做肌肉收缩运动（避免残留的针体随肌肉收缩而游动），迅速用止血钳将折断的针体拔出。若针体已完全没入体内，需在X线定位后通过手术将残留针体取出。

（李正艳、江泽仙）

第四十三章

听诊胎心音技术

【适用范围】

孕妇。

【目的】

监测胎儿宫内情况。

【操作流程】

核对患者身份→解释、评估→孕妇取仰卧位，暴露腹部→判断胎背的位置→确定胎心位置→选择宫缩间歇期听诊→鉴别→听诊完毕擦净腹部→安置患者→再次核对→交代注意事项→洗手、记录→整理用物。

【评分标准】

听诊胎心音技术操作考核评分标准（100 分）

病区______ 姓名______ 考试日期______ 监考人______ 得分______

项目	操作流程与标准	分值/分	扣分细则	扣分
准备	1. 着装整洁，洗手，戴口罩	3	一项不合要求 -1	
	2. 用物：治疗盘（内放多普勒胎心仪）、卫生纸、医用耦合剂、弯盘等 检查仪器工作状态	5	缺一项 -1	
操作流程	1. 携用物至床旁，核对患者身份	5	查对不认真 -2，未查对 -4	
	2. 向患者解释操作目的及配合方法，评估孕周、胎位及腹部形状，了解妊娠史及本次妊娠情况	5	解释不到位 -2，未解释 -4，漏评估一项 -1	
	3. 病室温度适宜，关闭门窗，拉上床幔	5	未酌情遮挡 -2	
	4. 协助孕妇取仰卧位，暴露腹部	6	未予协助 -2，暴露过多或过少 -3	
	5. 评估腹部皮肤情况。用四部触诊法判断胎背的位置	10	一项不合要求 -4	
	6. 用多普勒胎心仪确定胎心位置（枕先露于脐下左或右；臀先露于脐上左或右；横位于脐周围）	10	胎心位置判断错误不得分	

续表

项目	操作流程与标准	分值/分	扣分细则	扣分
操作流程	7. 选择宫缩间歇期，打开多普勒胎心仪开关，听到如钟表的“嘀嗒”双音后，计数1min	10	未在宫缩间歇期 -5，计数时间不符合要求 -5	
	8. 听胎心音时，需与子宫杂音、腹主动脉音、胎心音及脐带杂音相鉴别。若胎心＞160次/分或＜120次/分，应当立即触摸孕妇脉搏做比较，必要时吸氧，改变体位，进行胎心监护，通知医生	8	未观察、询问 -5，异常时处理不当 -5	
	9. 听诊过程中注意观察及询问孕妇感受	4	未观察、询问各 -2	
	10. 听诊完毕用纸巾擦净腹部	4	未擦拭 -3	
	11. 协助孕妇穿好衣服，并取舒适体位	4	未予协助 -1，卧位不适 -1	
	12. 再次核对	3	未核对 -3	
	13. 洗手，记录胎心次数，告知产妇胎心情况及交代注意事项	5	未记录 -2，未告知 -2，交代不全 -1，未交代 -2	
	14. 整理床单位及用物	3	未整理 -2，漏一件 -1	
评价	1. 操作准确、熟练，查对规范 2. 交流恰当，健康指导充分 3. 爱伤观念强 4. 操作时间：6min	10	酌情扣分 每超时 30s -0.5	

【注意事项】

（1）保持环境安静，注意保暖和遮挡，孕妇轻松配合。

（2）听诊胎心音的部位：妊娠24周前，胎心音多在脐下正中或稍偏左或右听到；妊娠24周后胎心音多在胎儿背侧听得最清楚；临产产妇在宫缩间歇期听胎心。

（3）听到胎心音，与子宫杂音、腹主动脉音、胎动音及脐带杂音相鉴别。

① 胎心音：胎心音呈双音，似钟表的滴答声，速度稍快。

② 子宫杂音：为血流流过扩大的子宫血管时出现的柔和的、吹风样的低音响。

③ 腹主动脉音：为单调的咚咚样强音，与孕妇脉搏一致。

④ 脐带杂音：为脐带血流受阻出现的与胎心音一致的吹风样低音响，改变体位可消失。

（4）如胎心音＜120次/分或＞160次/分，需立即触诊孕妇脉搏做对比鉴别，必要时吸氧，改变孕妇体位，进行胎心监护，通知医生。

听诊胎心音技术操作风险防范

过敏

1. 发生原因 与涂抹耦合剂有关。

2. 临床表现 与探头接触的局部皮肤瘙痒，起皮疹。

3. 预防 少量涂抹耦合剂，及时清洗。

4. 处理 清洁皮肤，去除残留耦合剂，出现皮肤痒时，用清水擦拭，严重时可以使用炉甘石洗剂；忌辛辣刺激性饮食。

（李正艳、江泽仙）

第四十四章

新生儿脐部护理

【适用范围】

新生儿、早产儿。

【目的】

保持脐部清洁、干燥，避免排泄物污染，预防感染。

【操作流程】

核对患儿身份→解释、评估→患儿体位舒适→暴露新生儿脐部→由内向外环形消毒→有出血等情况者，用无菌纱布覆盖包扎→向家属交代注意事项→再次核对→整理用物→洗手、记录。

【评分标准】

新生儿脐部护理操作考核评分标准（100 分）

病区______ 姓名______ 考试日期______ 监考人______ 得分______

项目	操作流程与标准	分值/分	扣分细则	扣分
准备	1. 着装整洁，修剪指甲，洗手，戴口罩	3	一项不符合要求 -1	
	2. 用物：治疗盘、碘伏、75% 酒精、无菌棉签、无菌纱布、弯盘等，必要时备 3% 过氧化氢溶液	5	缺一项 -1	
	3. 环境清洁、安静，温湿度适宜	2	一项不符合要求 -1	
操作流程	1. 携用物至床旁，核对患儿身份	4	查对不认真 -2，未查对 -4	
	2. 向家属解释操作目的及过程，取得合作；评估新生儿精神反应情况、生命体征及相关化验值，新生儿脐带有无红肿、渗血、渗液、异常气味	6	解释不到位 -2，未解释 -4	
	3. 患儿体位舒适	3	体位不适 -3	
	4. 暴露新生儿脐部，注意保暖	6	一项不符合要求 -3	
	5. 用碘伏棉签从脐窝根部由内向外环形消毒。有分泌物者，用 3% 过氧化氢溶液棉签深入硬痂下面清洗数次，再用碘伏棉签消毒。消毒过程中动作迅速到位，观察患儿反应，注意保暖	20	消毒方法不对 -10 消毒不严密 -2 有分泌物时消毒不到位 -8 污染一次 -5	
	6. 有脐轮红肿的新生儿，先用 75% 酒精棉签消毒，再以同样方法用碘伏棉签消毒一遍。必要时用 75% 酒精纱布湿敷脐轮部	20	横跨无菌区一次 -2 未观察患儿反应 -2	

续表

项目	操作流程与标准	分值/分	扣分细则	扣分
操作流程	7. 消毒完成后有出血等情况者，用无菌纱布覆盖包扎（如无异常情况，不宜包裹，保持干燥即可）	6	包扎不符合要求 -6	
	8. 新生儿用包被包好，向家属交代注意事项	6	交代不全 -2，未交代 -4	
	9. 再次核对患儿腕带信息	4	核对不认真 -2，未核对 -4	
	10. 整理用物，按分类原则进行处置	3	未整理 -2，漏一件 -1	
	11. 洗手，记录	6	一项不符合要求 -3	
评价	1. 操作准确、熟练，查对规范 2. 沟通有效，体现人性化关怀 3. 患儿脐部清洁 4. 未发生意外	6	酌情扣分	
	5. 操作时间：5min		每超时 30s -0.5	

【注意事项】

① 脐部护理时，应严密观察脐带有无特殊气味、脓性分泌物及周围皮肤状况，发现异常及时报告医生。

② 脐带未脱落前，勿强行剥落，结扎线如有脱落应重新结扎。

③ 脐带应每日护理 1 ～ 2 次，直至脱落。

④ 保持脐部的清洁、干燥，尿布不可覆盖脐部，以防尿液浸湿脐部。

⑤ 沐浴时注意保护好脐部，沐浴后要及时擦干脐部。

新生儿脐部护理操作风险防范

出血

1. 发生原因

① 操作者动作粗暴。

② 患儿凝血功能障碍或患有出血性疾病。

2. 临床表现 操作后脐部出血不止或出血量较大。

3. 预防

① 操作者动作应轻柔，避免暴力操作。

② 操作前查看患儿化验相关值。

4. 处理

① 给予无菌纱布覆盖包扎。

② 汇报医生，遵医嘱给予止血药物使用。

（李正艳、江泽仙）

第四十五章

新生儿沐浴护理

【适用范围】

新生儿、病情稳定的早产儿。

【目的】

去除皮肤污垢，保持皮肤清洁，促进其生长发育。

【操作流程】

核对患儿身份→评估→测体重并记录→洗脸方法正确→洗头方法正确→轻放患儿于水中→患儿呈仰卧位，头颈部高于水面→洗躯干、四肢及会阴部方法正确→用正确方法将患儿抱出水中→擦干水→检查患儿全身皮肤→按需给予口腔、皮肤、脐部、颈部护理→穿好纸尿裤、衣服→安置好患儿→再次核对→整理用物→洗手，记录。

【评分标准】

新生儿沐浴护理操作考核评分标准（100 分）

病区______ 姓名______ 考试日期______ 监考人______ 得分______

项目	操作流程与标准	分值/分	扣分细则	扣分
准备	1. 着装整洁，取下手表，修剪指甲，穿洗澡衣，洗手，戴口罩	2	一项不符合要求 -1	
	2. 用物： 浴台上：婴儿纸尿裤及衣服、大毛巾、面巾、浴巾、水温计、台秤、沐浴露或肥皂等 治疗盘：无菌棉签、弯盘、口腔脐部护理用物 浴池：浴盆、温水（夏季 37 ～ 38℃，冬季 38 ～ 39℃）或流动温水	5	缺一项 -1	
	3. 环境准备：关闭门窗，调节室温于 26 ～ 28℃；光线明亮；浴台上铺好台垫	3	一项不符合要求 -1	
操作流程	1. 检查患儿腕带，核对患儿	4	未检查 / 核对各 -2	
	2. 评估患儿病情平稳，1h 内未喂奶	3	漏评估 -3	
	3. 在浴台上脱去患儿衣服，测体重并记录	3	一项不符合要求 -1	

续表

项目	操作流程与标准	分值/分	扣分细则	扣分
操作流程	4. 用大毛巾包裹患儿全身（保留纸尿裤）	3	未包裹 -3	
	5. 洗脸			
	①单层面巾擦眼（由内眦向外）	3	擦眼方向不正确 -3	
	②更换面巾部位以同法擦另一眼、脸部（额头、鼻翼、面部、下颌）和双耳	4	洗脸顺序不正确 -2	
	③根据情况用棉签清洁鼻孔	2	未清洁鼻孔 -2	
	6. 洗头			
	①抱起患儿，用左手掌托住头颈部，左拇指与中指分别将患儿双耳郭折向前方，并轻轻按住，堵住外耳道口，头微后仰	5	手法不正确 -2，耳朵进水 -3	
	②左臂及腋下夹住患儿臀部及下肢	4	动作粗暴 -2	
	③右手搓皂洗头、颈、耳后，然后用清水冲净、擦干头发	5	未冲净 -3，未擦干头发 -2	
	7. 解开巾单，平铺于浴台上，去掉纸尿裤	4	一项不符合要求 -2	
	8. 一手托住患儿左肩及腋窝处，使头颈部枕于操作者前臂；另一手托住患儿臀部，轻放患儿于水中（或托板上）	4	手法不正确 -2	
	9. 患儿呈仰卧位，保持头颈部高于水面	10	患儿溺水不得分	
	10. 洗躯干、四肢及会阴部			
	①取浴巾湿水或流动水淋湿患儿全身，擦肥皂或沐浴液，边洗边冲净，依次为颈下、前胸、腋下、腹、腹股沟、手、臂	6	擦洗顺序不正确 -2，未冲净 -2	
	②再将患儿转为俯卧位，依次洗后颈、背、腰、腿、脚、会阴及臀部	4	漏洗一部位 -2	
	11. 一手拎双脚，另一手托躯干和头将患儿抱出水中	2	动作粗暴 -2	
	12. 将患儿抱起放于大毛巾上，迅速包裹擦干水	3	未擦干水 -3	
	13. 检查患儿全身皮肤，按需给予口腔、皮肤、脐部、颈部护理	4	未检查不得分，未按需给予相关护理 -2	
	14. 穿好纸尿裤、衣服	4	一项不符合要求 -2	
	15. 安置好患儿，再次核对患儿身份	2	未再次核对 -2	
	16. 整理用物，洗手，记录	4	一项不符合要求 -2	
评价	1. 操作熟练，动作轻柔 2. 患儿全身清洁，未发生意外 3. 沟通有效，体现人性化关怀	7	酌情扣分	
	4. 操作时间：12min		每超时 30s -0.5	

【注意事项】

① 沐浴时注意保暖，室温控制在 26 ～ 28℃，夏天需暂时关掉冷气。

② 沐浴不宜太饱或太饿，避免在喂奶前后 1h 内沐浴。

③ 禁用肥皂或沐浴露清洗面部；沐浴时不可将肥皂或沐浴液直接涂在患儿身上，应先在手掌心打成泡沫，再擦于患儿身上。

④ 沐浴过程中应注意与患儿的交流，动作应轻、快、准，避免患儿耳、眼、口、鼻进水。

⑤ 沐浴顺序要求：自上而下、从左到右、从前到后。

⑥ 沐浴时应密切观察患儿的面色、呼吸等，如有面色发绀、呼吸困难等，立即停止沐浴并给予紧急处理。

⑦ 有静脉留置针、PICC 导管的患儿应注意保护，避免敷料进水。

（李正艳、江泽仙）

第四十六章
暖箱的使用

【适用范围】

体重＜2000g者；体温偏低或不升者，如硬肿症患儿等；需要保护性隔离者，如剥脱性皮炎患儿等。

【目的】

为新生儿创造一个温度和湿度均适宜的环境，以保持其体温的恒定，并促进新生儿的发育。

【操作流程】

① 入暖箱：核对患儿身份→评估、解释→检查暖箱→关闭玻璃门→水箱内加入灭菌注射用水→接通电源预热暖箱→称体重→调节暖箱温度、湿度→再次核对→将患儿放入暖箱→严密观察并记录→及时处理报警→保持暖箱清洁→洗手、记录。

② 出暖箱：核对患儿身份→评估→穿衣→再次核对→出箱→切断暖箱电源→倒掉水箱里的灭菌注射用水→彻底消毒暖箱→标注消毒日期备用。

【评分标准】

暖箱的使用操作考核评分标准（100分）

病区______　姓名______　考试日期______　监考人______　得分______

项目	操作流程与标准	分值/分	扣分细则	扣分
准备	1. 着装整洁，洗手，戴口罩 2. 用物：已消毒的暖箱、纸尿裤、消毒床单、灭菌注射用水、体温计、温度计、湿度计、婴儿体重秤，并根据情况准备氧气、心电监护仪等 检查仪器工作状态	3 5	一项不符合要求 -1 缺一项 -1	
操作流程	1. 核对患儿身份 2. 评估患儿病情、胎龄及体重 3. 向患儿家属解释应用暖箱的目的及注意事项，取得家属理解配合 4. 检查暖箱消毒日期、各部件是否处于完好备用状态，暖箱位置是否合理并锁紧脚轮	4 5 5 8	核对不全面 -2，未核对 -4 评估不全面 -1，未评估本项不得分 解释不到位 -2，未解释 -5 检查少一处 -2，未检查 -4，暖箱位置不合理 -2	

续表

项目	操作流程与标准	分值/分	扣分细则	扣分
操作流程	5. 关闭所有玻璃门，在水箱内加入适量灭菌注射用水以保持相对湿度（55% ～ 65%）。接通电源预热暖箱	4	关闭不全 -2，灭菌注射用水量及湿度不符合要求各 -3，未预热 -2	
	6. 单布包裹患儿，称体重	6	包裹不合要求 -2，未称体重 -4	
	7. 根据患儿的体重及日龄调节暖箱温度、湿度	12	暖箱温度、湿度调节不符合要求 -12	
	8. 待暖箱温度达到标准，再次核对患儿信息	4	核对不全面 -2，未核对 -4	
	9. 将患儿放入暖箱，并根据病情选择合适的体位，可置侧卧、仰卧和俯卧位	5	体位放置不舒适 -5	
	10. 严密观察患儿生命体征变化，每 4h 测量体温 1 次，记录箱温和患儿体温。各项护理操作集中进行，维持暖箱温度恒定	10	未及时观察 -3，测体温次数不符合要求 -2，暖箱温度不恒定 -5	
	11. 密切观察暖箱的各项指标是否正常，如有报警及时寻找原因妥善处理	8	观察不到位 -3，不能及时解决报警原因 -5	
	12. 使用过程中要保持暖箱的清洁，持续使用的暖箱外表面用消毒湿巾擦拭，内表面用清水擦拭。暖箱内的灭菌注射用水每日更换。长期使用暖箱的患儿，每周更换一次暖箱并进行彻底消毒，使用过程中定期进行细菌学监测（口述）	6	暖箱清洁不符合要求 -2，灭菌注射用水更换不及时 -2，长期使用暖箱时处理不到位 -2	
	13. 患儿达到出暖箱条件时，给患儿穿衣，包好包被，再次核对腕带及床头卡后出箱。患儿出暖箱后，切断暖箱电源，倒掉水箱里的灭菌注射用水，并对暖箱进行彻底消毒并标注消毒日期备用	6	一项不符合要求 -1	
评价	1. 操作准确、熟练，查对规范 2. 沟通有效，体现人文关怀 3. 消毒隔离观念强 4. 患儿未发生意外 5. 操作时间：8min	9	酌情扣分 每超时 30s -0.5	

【注意事项】

① 暖箱应避免阳光直射，冬季避开热源及冷空气对流处。

② 预防交叉感染。每天清洁暖箱，每天更换水槽内的灭菌蒸馏水。长期使用暖箱的患儿，每周更换一次暖箱并进行彻底消毒。使用过程中定期进行细菌学监测。

③ 各项治疗、护理尽量在暖箱内集中进行，避免过多搬动刺激患儿。注意安全，及时关闭暖箱门。如须将患儿抱出暖箱做治疗护理时，应注意保暖。

④ 密切观察患儿生命体征变化，注意面色、呼吸、心率、体温等，做好记录。密切观察箱温和使用情况，严格交接班，发现问题及时妥善处理。

⑤ 经常检查暖箱，检查各仪表显示是否正常，出现报警要及时查找原因并予

处理，必要时切断电源，请专业人员进行维修。在使用中严格执行操作规程，以保证安全。

暖箱的使用操作风险防范

一、继发感染

1. 发生原因

① 暖箱日常消毒不到位。

② 操作中未严格执行手卫生。

③ 长期使用者未按照要求更换暖箱。

2. 临床表现 患儿经过住院治疗，病情稳定，情况好转，在暖箱内体温维持正常一段时间后，突然出现发热或体温过低，同时伴有精神反应差、纳奶减少、面色苍白、皮肤花纹等异常症状。

3. 预防

① 严格执行消毒隔离制度。操作前严格执行手卫生。

② 每日消毒暖箱，并更换水槽中的灭菌注射用水。

③ 长期使用暖箱的患儿，每周更换一次暖箱并进行彻底消毒。

④ 定期对暖箱进行微生物学检测。

4. 处理

① 更换暖箱，将患儿用过的暖箱进行严格彻底消毒。

② 报告医生，根据医嘱做好抗感染等对症支持处理。

二、发热

1. 发生原因

① 箱温设置不合理或未及时调整。

② 暖箱性能出现故障或放置位置不合适。

2. 临床表现 体温增高，腋温＞37.5℃。

3. 预防

① 根据患儿胎龄、体重及病情设置箱温。

② 每 4h 监测体温 1 次，并根据患儿体温和病情及时调整箱温。

③ 使用中严格执行操作规程，定期检修暖箱，保持性能良好。

④ 暖箱避免放置在阳光直射或取暖设备附近。

4. 处理

① 及时调整箱温进行散热。

② 如为暖箱故障或位置不合适，及时更换暖箱或调整放置位置。

③ 必要时遵医嘱行物理或药物降温。

（李正艳、江泽仙）

第四十七章

光照疗法

【适用范围】

高胆红素血症的患儿。

【目的】

对高胆红素血症的患儿进行光照疗法，促进胆红素的排泄。

【操作流程】

① 光照疗法：确认有效医嘱→核对患儿身份→解释、评估→清除灯管及反射板上的灰尘→给箱内湿化器水箱加水→设置预热温度、湿度→接通电源开关→关闭所有玻璃门→再次核对→清洁患儿皮肤→测量体温并记录→戴遮光眼罩→开启灯管开关→记录→严密观察生命体征的变化、有无并发症的发生→及时处理、记录。

② 停止光疗：核对患儿身份→测量体温→脱下眼罩→更换尿布→清洁全身皮肤→穿衣、包裹→再次核对→返回病床→整理用物→清洁光疗箱→洗手、记录。

【评分标准】

光照疗法操作考核评分标准（100分）

病区______　姓名______　考试日期______　监考人______　得分______

项目	操作流程与标准	分值/分	扣分细则	扣分
准备	1. 着装整洁，洗手，戴口罩	3	一项不符合要求 -1	
	2. 用物：已消毒的光疗箱、遮光眼罩、经皮胆红素测量仪、体温计、笔、记录单及一次性遮光尿裤等	5	缺一项 -1	
	3. 检查光疗箱线路及灯管亮度，检查仪器性能是否正常	2	漏检查一项 -1	
操作流程	1. 核对医嘱，确认患儿身份	4	查对不全 -2，未查对 -4	
	2. 向患儿家属解释实施光照疗法的目的及重要性	5	未解释 -4，解释不到位 -2	
	3. 评估患儿精神反应、生命体征、黄疸程度及胆红素结果	5	评估少一项 -1，未评估不得分	
	4. 清除灯管及反射板上的灰尘，给箱内湿化器水箱加水至 2/3 满，根据患儿日龄及体重设置预热温度及湿度	5	未清洁 -2，水量不符合要求 -3	

续表

项目	操作流程与标准	分值/分	扣分细则	扣分
操作流程	5. 接通电源开关，关闭所有玻璃门，箱温预热至 30 ～ 32℃（早产儿 32 ～ 35℃），湿度达 55% ～ 65%	7	未预热 -2，箱内温度、湿度不符合要求 -5	
	6. 再次核对患儿信息	4	查对不全 -2，未查对 -4	
	7. 清洁患儿皮肤，避免皮肤涂抹粉剂和油剂，给患儿剪短指甲	5	一项不合要求 -1	
	8. 给患儿测量体温并记录	3	未测量体温 -2，未记录 -1	
	9. 戴遮光眼罩，避免蓝光损害视网膜，用一次性遮光尿裤遮住会阴部，保护双足外踝，防止皮肤损伤，将患儿裸体放入预热好的光疗箱内	5	未遮盖一处 -1，未裸体放入 -5	
	10. 开启灯管开关，记录入箱及灯管开启时间	4	一项不符合要求 -1	
	11. 光疗期间严密观察患儿各项生命体征的变化，每 2h 测量体温 1 次，观察体温改变情况，按需哺乳及时更换尿布，保持眼罩及一次性遮光尿裤无滑落	4	一项不符合要求 -2	
	12. 光疗过程中，注意患儿有无皮疹、体温超过 37.8℃、拒奶、腹泻、脱水、青铜症等异常情况出现，如出现以上情况应考虑暂停光疗并及时通知医生处理	4	观察不到位一处 -1，测体温次数不符合要求 -1，未观察 -3，出现异常处理不及时 -5	
	13. 观察患儿反应、哺乳吸吮、全身皮肤黄疸消退情况，有补液者需每小时记录入液量	3	观察不到位一处 -1	
	14. 停止光疗			
	①光疗结束后测量体温	3	未检测 -3	
	②脱下眼罩，更换尿布，清洁全身皮肤	6	一项不符合要求 -2	
	③给患儿穿衣、包裹	4	未保暖 -4	
	④核对患儿的姓名、住院号，返回病床	4	漏核对 -2，未送回病房 -2	
	15. 整理用物，清洁光疗箱（关闭电源，将湿化器水箱内水倒尽，消毒光疗箱）备用	4	未清洁备用 -4	
	16. 洗手，记录光疗箱停止时间、体温、脉搏、呼吸及黄疸情况	3	未洗手 -1，漏记录一项 -1	
评价	1. 操作准确、熟练，查对规范 2. 沟通有效，体现人文关怀 3. 消毒隔离观念强 4. 患儿未发生意外	8	酌情扣分	
	5. 操作时间：10min		每超时 30s -0.5	

【注意事项】

① 患儿入箱前予以裸露，清洁皮肤，剪指甲，戴眼罩，遮盖会阴，测体温、

体重并记录。注意患儿洗浴后不要擦抹爽身粉，防止降低光疗效果。

② 患儿入箱后，单面疗法每 2h 翻身 1 次，2 ～ 4h 测体温一次，观察患儿精神反应、呼吸、脉搏、皮肤完整性，观察四肢张力有无变化及黄疸进展程度并记录。

③ 光照过程中患儿出现烦躁、嗜睡、高热、皮疹、呕吐、拒奶、腹泻及脱水等症状时，及时与医师联系，妥善处理。

④ 患儿光疗时，如体温高于 37.8℃或者低于 35℃，应暂时停止光疗。

⑤ 患儿光疗时，应当随时观察患儿眼罩、会阴遮盖物有无脱落，注意皮肤有无破损。

⑥ 光疗不良反应有发热、腹泻、皮疹、维生素 B_2 缺乏、低血钙、贫血、青铜症等，注意监护。

⑦ 根据光源的性质及要求，更换灯管，灯管使用 1000h 必须更换。保持灯管及反射板的清洁，每日擦拭，防止灰尘影响光照强度。

光照疗法操作风险防范

一、发热

1. 发生原因

① 蓝光灯的热能所致。

② 光疗箱装置通风不良。

③ 环境温度相对过高。

2. 临床表现　体温升高达到 37.8℃或以上，皮肤潮红，尿少等。

3. 预防

① 光疗前，检查光疗箱是否显示为完好工作状态。

② 调节室温至 24 ～ 30℃。

③ 每 2h 监测体温一次。

④ 两次喂奶之间喂水，必要时补液。

4. 处理

① 暂停光疗，查找原因。

② 告知医师，遵医嘱物理降温或药物降温。

二、腹泻

1. 发生原因

① 光疗分解产物经肠道排出时刺激肠壁引起。

② 光疗时肠蠕动增加，胆酸盐排泄增多。

2. 临床表现　大便稀薄呈绿色，每日排便 5 ～ 6 次，甚至更多。

3. 预防

① 注意补充水分，防止脱水。

② 注意患儿皮肤护理，及时更换尿布，以防引起红臀。

4. 处理

① 出现红臀时，清洗后可涂抹鞣酸软膏、3M 液体敷料等以保护皮肤。

② 注意观察有无口干、皮肤干燥等脱水表现，口服补充水分或遵医嘱补液治疗。

三、青铜症

1. 发生原因

① 患儿在光疗前就有肝功能障碍。

② 由于胆汁淤积，光疗后阻止了胆管对胆红素氧化产物的排泄。

2. 临床表现 患儿皮肤呈青铜色，血及尿呈暗灰棕色。

3. 预防

① 重度黄疸患儿往往发生胆汁淤积，光疗前须测结合胆红素，如＞ 68.4μmol/L，可引起青铜症，不可继续光疗。

② 光疗过程中，加强巡视，注意患儿全身皮肤颜色等情况。

4. 处理

① 光疗过程中，一旦发现皮肤颜色异常者，立即停止光疗，并做好记录。

② 青铜症一般不需做特殊处理，停止光疗后，可以逐渐消退。

四、眼和外生殖器损伤

1. 发生原因

① 医护人员疏忽大意，光疗时未给患儿遮挡眼睛和外生殖器。

② 光疗时眼罩、尿布固定不牢，由于患儿烦躁，眼罩和外生殖器遮挡物松动或滑脱。

2. 临床表现 表现为球结膜充血、角膜溃疡、视网膜损伤及生殖细胞破坏等。

3. 预防

① 加强责任心，光疗前给患儿佩戴眼罩和遮挡外生殖器。

② 光疗过程中，严密观察患儿有无烦躁、哭闹等，避免扯脱眼罩及遮挡物。

4. 处理

① 一旦出现损伤，立即停止光疗。

② 发生眼部损伤者，遵医嘱应用滴眼液。

（李正艳、江泽仙）